ODONTOIATRIA TOSSICA

Il collegamento tra l'odontoiatria e le malattie croniche

Dr. Graeme Munro-Hall BDS FIAOMT
Dr. Lilian Munro-Hall BDS

Autori
Dr. Graeme Munro-Hall BDS FIAOMT
Dr. Lilian Munro-Hall BDS

Editori
Dr. Graeme Munro-Hall BDS FIAOMT
Dr. Lilian Munro-Hall BDS

Redattore
Alastair Hall

Tipografo
Alastair Hall

Il redattore-tipografo può essere contattato all'indirizzo mail
labasta@yahoo.com

Ringraziamento
Gli autori ringraziano sentitamente la signora Gala Robak
per la sua eccellente traduzione in lingua italiana della presente opera ed il
sig. Ernst B. Beech, per il paziente lavoro di correzione delle bozze

Seconda edizione (colore)

I dottori Graeme Munro-Hall e Lilian Munro-Hall hanno assunto il pieno diritto di essere identificati come gli autori di quest'opera, come risulta dall'Atto 1988 dei Diritti d'Autore, Progetti e Brevetti.

Tutti i diritti sono riservati. Nessuna parte di questa pubblicazione può essere riprodotta, archiviata, o inviata sotto qualunque forma o per qualunque scopo, per via elettronica, meccanica, fotocopia, registrazione o altro, senza previa autorizzazione dei titolari dei diritti d'autore.

Prima pubblicazione fatta dagli stessi autori. 2009

Dedica

Questo libro è dedicato ai nostri meravigliosi pazienti, dai quali abbiamo imparato molto, ai membri dell'Accademia Internazionale di Medicina Orale e Tossicologia (IAOMT), con una menzione speciale al dottor Rich Fischer, al dottor David Kennedy e al compianto dottor Michael Ziff, già direttore dello IAOMT. Gli siamo grati per il loro supporto e per le conoscenze specialistiche forniteci lungo il corso degli anni.

Dichiarazione di non responsabilità

Questa pubblicazione è stata realizzata a solo a scopo informativo. Le teorie e le pratiche descritte sono basate unicamente sulle opinioni personali degli autori. Il contenuto del libro si basa sulla letteratura scientifica e sull'esperienza professionale degli autori. Il contenuto del libro non riflette l'opinione corrente dominante né della medicina né dell'odontoiatria; per lo meno, non ancora. In questo libro non s'intende per niente diagnosticare e curare eventuali malattie o patologie. Non è per niente un consiglio medico o odontoiatrico, né deve essere interpretato come tale. Chiedete sempre al vostro medico qualificato prima di fare cambiamenti che riguardano la vostra dieta, la prescrizione di farmaci, lo stile di vita, le vostre attività fisiche o prima di sottoporvi a qualsiasi intervento odontoiatrico.

GLI AUTORI

Il dottor Graeme Munro-Hall BDS FIAOMT
È membro della BDS (British Dental Society) e della FIAOMT (Fellow of the International Academy of Oral Medicine and Toxicology). Laureatosi nel 1971 presso l'Università di St. Andrews (Scozia), tra 1977 e il 1981 ha completato con successo la specializzazione presso il Pank Institute for Advanced Dental Education in Miami, Florida, USA. Nel 1984 è diventato un dentista mercury-free. Nel 1989 è diventato membro del IAOMT (International Academy of Oral Medicine and Toxicology), dove, nel 1993, si è aggiudicato una borsa di studio per il lavoro pionieristico nel trattamento odontoiatrico.

La dottoressa Lilian Munro-Hall BDS
È nata in Danimarca. Si è laureata nel 1988 presso l'Università di Lund, in Svezia. Ha lavorato in vari paesi del mondo e parla cinque lingue.

Insieme al dottor Graeme, dopo approfondite indagini sul pH, sulla dieta, sulle tossine e le infezioni dentali, ha sviluppato la terapia denominata V-Tox, un trattamento odontoiatrico estremamente sicuro. Nel 1999 insieme hanno fondato la prima clinica odontoiatrica ortomolecolare nel Regno Unito, che offre il trattamento odontoiatrico più sicuro possibile. Sono stati tra i primi ad acquistare uno scanner Cavitat in Europa. Il Cavitat ha dimostrato che le infezioni dentali sono un problema molto più serio di quanto si pensasse nel passato. Le tossine dentali provenienti dai metalli e le infezioni possono essere estremamente dannose per la salute.

INDICE

Prefazione
Prefazione I	I
Prefazione II	IV

Introduzione
Gli autori	VI
Informazioni sul libro	IX
A chi è rivolto questo libro	XI
Possono aiutarvi i medici convenzionali?	XI
Noi possiamo aiutarti	XII

1 LE MODERNE MALATTIE CRONICHE: COSA, COME E PERCHÉ LA MALATTIA
Che cosa sono le moderne malattie croniche	1
La soluzione convenzionale	4
Come curare le mcd (modern chronic diseases)	5
Le cause delle mcd	8
Teoria delle origini delle moderne malattie croniche	18
Riassunto	20

2 LE MODERNE MALATTIE CRONICHE: IL COLLEGAMENTO TRA TOSSINE E NUTRIZIONE
Che cosa sono le tossine?	21
Da dove provengono le tossine	22
Gli effetti delle tossine	27
La relazione tra nutrizione e tossine	29
Riassunto	37

3 SPIEGAZIONE DEL CONCETTO DI "TOSSINE DENTALI"

I materiali dentali	39
La tossicità del materiale odontoiatrico	41
I trattamenti dentali possono causare problemi di tossicità	67
Il trattamento medico	101
Riassunto	106

4 LA SOLUZIONE

Che cosa è la vera odontoiatria olistica?	107
La terapia denominata V-Tox	109
Riassunto	145

5 LA SOLUZIONE PRATICA

Malattie croniche moderne e terapia V-Tox	147
Riassunto	203

6 CANCRO E STERILITÀ

Il cancro	205
Infertilità	214
Le malformazioni congenite	219
Riassunto	222

7 STRATEGIE DI PREVENZIONE

1. Nutrizione	223
2. Riduzioni del carico tossico	230
3. Stile di vita	233
Pianificazione	235
Riassunto	236

8 SIETE SOTTO ATTACCO

Tattiche intimidatorie	237
Gruppi di interesse speciale	238
Come proteggersi dai moderni mezzi di comunicazione e dai medici, dai dentisti, e dallo sfruttamento medico, dentistico, e industriale	250
Dove la medicina occidentale eccelle e dove fallisce	253
Consigli generali	254
La nostra posizione	254
Riassunto	255

9 E ORA CHE COSA FACCIO

Dentisti	256
Medici e operatori alternativi	258
I pazienti	261
Conclusione	268
Riassunto	270

ELENCO DEI CASI STUDIO 271

PREFAZIONE I

Se stai leggendo questa introduzione, sei probabilmente preoccupato per la tua salute, o per la salute di qualcuno a cui vuoi bene. Potresti aver già esaminato o anche provato molti approcci diversi, sia "ortodossi" che "alternativi", nel tuo sforzo per superare il cattivo stato di salute contro cui stai strenuamente lottando.

Forse invece hai già iniziato il viaggio a ritroso in direzione della salute perduta, e stai esplorando le risorse che possono contribuire a questo cammino di rinascita, o forse invece ti senti disperato, nel tentativo di intraprendere una volta per tutte una strada di vera guarigione. Ebbene: tu non sei solo.

La specie umana è sempre più gravata dalle conseguenze di un carico crescente di tossine ambientali "legalizzate", alle quali il nostro sistema immunitario fatica a far fronte. Ma proprio al fine di cercare di affrontare la gamma sempre più crescente di moderne malattie croniche (MCD) che risultano da questo sistema inquinante, quantitativi sempre maggiori di veri e propri veleni vengono somministrati dalle persone che hanno sottoscritto il giuramento di Ippocrate. Che cosa sta succedendo?

LA MEDICINA ORTODOSSA

La parola "guarigione" (in inglese "healing") deriva dal termine inglese antico "hoelan", che a sua volta affonda le radici in lingue ancora più arcaiche, e che significa "rendere integro, sano e buono". Sopprimere i sintomi o controllarli con i farmaci genera un cattivo stato di salute che alla fine diventa, nel migliore dei casi, una salute "normalizzata". La tradizionale pratica medica, inserita com'è nella cultura in cui essa opera, è sempre influenzata dalle convinzioni predominanti, dagli atteggiamenti e dai valori dominanti del proprio periodo storico. E, a sua volta, essa stessa vi esercita la propria influenza.

Date un'occhiata al mondo come è oggi, e rendetevi conto che ciò che si vede non è affatto il risultato di un approccio risanante che rispetta la vita degli esseri – del regno animale, vegetale e minerale – che abitano questa terra. Sfortunatamente, è vero il contrario.

CIARLATANI

Si noti che la parola "ciarlatano" – in inglese "quacker" – è l'abbreviazione di "quacksalver", dall'olandese "kwaksalver", che significa "venditore ambulante di salve". In lingua inglese la parola "salve" indica una preparazione semisolida, di solito contenente un farmaco, applicata esternamente come rimedio per calmare l'irritazione: chiaro riferimento a colui che schiamazzava in piazza del mercato circa le sue "mercanzie mediche", alcune delle quali erano innocue, ma inefficaci, mentre altre avevano un contenuto che poteva persino essere velenoso, come l'arsenico o il mercurio.

Anche se la parola "salve" si riferisce principalmente all'unguento, la somiglianza evidente con la parola "quicksilver", cioè argento vivo, cioè mercurio, non può essere ignorata. Si noti che "ciarlataneria" ha anche una antica associazione semantica con i concetti di magia, alchimia e con gli spettacoli teatrali, compresi quelli dei predicatori itineranti – vale a dire con quelle persone che di mestiere creano illusioni. Per questo coloro che oggigiorno impunemente spacciano per buono il mercurio dentale che mettono nelle vostre bocche e riescono ad ingannare il pubblico con false rassicurazioni sulla sua innocuità, hanno effettivamente un pedigree antico e ignobile, associato alla ciarlataneria e alla professione dei saltimbanco.

PENSATE "FUORI DAGLI SCHEMI"

I principi tradizionali di guarigione e di salute sono stati dirottati dalle tecniche persuasive di marketing dell'industria farmaceutica. Medici e dentisti che hanno la vera vocazione di guarire le persone, vengono sistematicamente traditi dagli interessi commerciali ormai saldamente legati alla loro professione, con i quali i medici a loro volta, colludono, consapevolmente o meno.
Oggi, tuttavia, non ci sono scuse e giustificazioni di ignoranza. C'è una quantità enorme di informazioni di dominio pubblico che in precedenza erano nascoste ai professionisti medici e ai pazienti.
Tuttavia, ci vuole un grande coraggio per qualsiasi medico a mettersi a pensare "fuori dagli schemi", ad iniziare a "unire i puntini", vedendo ciò che in realtà è ovvio e ad agire di conseguenza. Nella migliore delle ipotesi, lui o lei rischia l'incomprensione o il ridicolo,

e nel peggiore dei casi, sono garantite per lui la disapprovazione, l'ostracismo, o addirittura la persecuzione vera e propria da parte del proprio entourage professionale. Questo è esattamente il tipo di coraggio che è stato ben rappresentato dalla condotta dei dottori Graeme e Lilian Munro-Hall, che hanno dedicato tutta la loro vita professionale a scoprire e praticare quel tipo di verità che davvero dà come risultato il guarire e il curare, anche nei casi più estremi che "confondono" la scienza medica.

IL FUTURO DELLA MEDICINA TRADIZIONALE

Oggigiorno, dar seguito alla verità dell'efficacia dei metodi curativi naturali non è più una questione di scelta, ma di sopravvivenza, e richiede in noi un radicale "cambio di paradigma". La buona notizia è che questo è possibile, come dimostrano le storie che si incontrano in questo libro. Sono infatti disponibili a tutti procedure curative che aiuteranno la vostra salute anziché distruggerla. La medicina del futuro sarà una combinazione di tecnica scientifica, se necessario, e di una sana comprensione naturopatica della necessità di disintossicazione radicale, attuata attraverso la cura delle infezioni nascoste e il sostegno intelligente della capacità del corpo di guarire se stesso.

IL FUTURO È ADESSO

I dottori Munro-Hall sono da annoverare nel numero crescente di pionieri su questo cammino, che rappresenta un vero e proprio modo "olistico" di guarigione. Stiamo parlando di nientemeno che di una rivoluzione, come se ci svegliassimo da una "trance" collettiva, indotta dalle false affermazioni dell'ortodossia medica, sostenute dalla cosiddetta "ricerca", spesso finanziata proprio da coloro che trarranno profitto dalle sue "conclusioni".
Se mi avete letto fino a questo punto, è probabile che queste argomentazioni tocchino una corda dentro di voi. Perciò, sulla base di ciò che potrete leggere oltre, vi dico: preparatevi a sentirvi anche profondamente scioccati e insieme sollevati, come accade a chi sente finalmente qualcuno che gli dice la verità e gli parla con la voce del buon senso, in particolare sui problemi di salute legati all'odontoiatria,

e gli offre anche la saggezza ed i consigli pratici che lo aiuteranno nella sua guarigione.

Melanie Reinhart, autore di "Chirone e il viaggio di guarigione"

PREFAZIONE II

Circa vent'anni fa venni introdotto mio malgrado nella cosiddetta "guerra dell'amalgama", poco tempo dopo aver pubblicato alcuni lavori che dimostravano che l'esposizione al mercurio, lungo gli anni, dei tessuti del cervello umano sano, causava la stessa anomalia biochimica che si osservava nel cervello dei malati di Alzheimer. Sia i miei colleghi che io ripetemmo questo esperimento, facendo respirare ai ratti di laboratorio i vapori di mercurio, ed ottenemmo la stessa anomalia biochimica. La reazione ai nostri dati, pubblicati in autorevoli riviste scientifiche fu notevole. Fui criticato e accusato di essere un radicale, uno "scienziato spazzatura" anche se i finanziamenti del NIH (National Institutes of Health) e le pubblicazioni erano buoni.
Gli attacchi provenivano principalmente dal settore dell'industria dentale ed erano sintomatici dell'azione di un gruppo che cercava di proteggere un importante flusso di capitali, oltre che di sfuggire ad una serie azioni legali nei propri confronti.
Da quel momento ho lavorato per risolvere il problema della tossicità dell'amalgama e già allora venne sottolineata la mia seguente dichiarazione: "Mi sento come uno che è rimasto otto anni a discutere con l'ubriacone della città".
Sono passati vent'anni e nessun progresso è stato realizzato con le nostre agenzie sanitarie federali, tanto è vero che la FDA (Food and Drug Administration of America) ha recentemente concluso che le otturazioni in amalgama sono sicure e adatte ad essere collocate in tutti gli esseri umani, anche quelli in dialisi renale, in gravidanza, o malati di infezioni, ecc.
Ecco perché questo libro è assolutamente necessario e opportuno. Siamo in un'epoca in cui le nostre agenzie sanitarie governative

lavorano in realtà per tutelare il reddito delle industrie e delle organizzazioni sindacali in campo odontoiatrico e medico, al punto che la sicurezza dei pazienti passa in secondo piano o, a dire il vero, non la si considera affatto.

Questo libro descrive i pericoli dell'esposizione al mercurio derivata dalle amalgame dentali; descrive altresì il coinvolgimento della politica in tutto questo e conduce sulla strada giusta per aiutare i pazienti che cercano di migliorare la propria salute, influenzata negativamente da anni di respirazione dei vapori di mercurio tossico proveniente dalle loro otturazioni di amalgama.

Boyd Haley, Professore Emerito di Chimica dell'Università del Kentucky

INTRODUZIONE

GLI AUTORI
GRAEME MUNRO-HALL

Ho iniziato la vita professionale come dentista convenzionale, con trapano, otturazione e conto finale (vale a dire, in inglese, "drill, fill and bill"). Questo significava lavorare con l'amalgama e con l'oro e fare esattamente ciò che mi era stato insegnato nella scuola di odontoiatria. Era tutta una odontoiatria fatta così: "metti una pezza e ripara", con poca soddisfazione intrinseca per me.

Problemi cardiaci

Verso la fine dei miei trent'anni mi trovavo ad una conferenza dell'American Dental Association (ADA), negli USA, dove mi fu offerto un controllo cardiaco gratuito. Mi misi in fila per eseguire gli esami di routine, cioè l'elettrocardiogramma (ECG), il controllo della pressione sanguigna, e la misurazione del peso e dell'altezza, dopodiché uscii fuori per incontrarmi con l'infermiera che valutava i dati.

Dieci minuti dopo la stessa infermiera mi invitò a recarmi dal cardiologo nella cabina accanto: SUBITO!

Ero l'unico, scelto tra una lunga fila di dentisti di gran lunga più anziani di me. Poiché mi sentivo molto bene, me ne chiesi il perché, intuendo che non era né per la mia personalità frizzante, né per il bell'aspetto!

Il cardiologo esaminò l'ECG, ascoltò il cuore, e mi disse che l'asse orizzontale del mio cuore si era mosso e che, con una pressione arteriosa di 185 su 135, avevo un immediato bisogno di un'analisi del sangue per verificare il livello dei trigliceridi. Quando l'analisi fu fatta, mostrava in maniera massiccia i livelli elevati di colesterolo "cattivo", tutti fattori predisponenti per un grosso, e probabilmente fatale, imminente attacco di cuore. Inoltre, tutte queste indicazioni erano un segno di stress sul cuore e dunque avevo bisogno urgente di fare qualcosa a tal proposito, anche se lo specialista non poté suggerire esattamente ciò che avrei dovuto o potuto fare.

La soluzione medica

Tornando a casa nel Regno Unito, portai questi risultati ad un altro più anziano cardiologo. Per tutta risposta, questo riuscì a dirmi solo che ero a rischio di un attacco di cuore prima piuttosto che poi.

Egli mi poté offrire soltanto il consiglio di ridurre lo stress, mantenendo bassa la pressione sanguigna tramite alcune compresse. Non mi sentivo in condizioni di stress eccessivo, né volevo fare affidamento su qualche pasticca per sopprimere una parte dei sintomi per la restante parte della mia vita, che egli stimò non più lunga di 5–10 anni. Inoltre, gli effetti collaterali dei farmaci avrebbero ridotto la qualità di questi 5–10 anni, e non avrebbero prolungato la mia vita. Sarebbe stato meglio non fare nulla e godere di ciò che mi restava.

Avevo visto quello che era successo ad altre persone sottoposte ad un simile regime e non ero convinto che fosse realmente utile a qualcosa, se non agli interessi finanziari della società farmaceutica produttrice dei farmaci. Questa soluzione dunque non era né incoraggiante né di grande aiuto; quindi, in sostanza, io ero da solo.

La mia soluzione

I miei problemi erano interamente dovuti al mercurio delle amalgame dentali. Oltre ad avere amalgame e otturazioni d'oro, io avevo usato l'amalgama ogni giorno, senza alcuna protezione nel mio lavoro, fin da quando ero uno studente alla scuola di odontoiatria. Mi feci eseguire la rimozione dell'amalgama e degli altri metalli dentali, utilizzando una forma di protocollo di rimozione del metallo che usiamo ancora oggi con i nostri pazienti.

Nonostante in quel momento mi fossi messo nella posizione di una cavia sperimentale, non solo sopravvissi, ma dopo la rimozione, iniziai a sentirmi meglio. Capii allora che eravamo incappati casualmente in qualcosa di veramente rilevante. Il fatto che io oggi sia qui, a più di 60 anni di età, con una pressione arteriosa di 125 su 80, una chimica del sangue da fare invidia ad un trentenne, con nessun ispessimento delle arterie, il cuore al suo posto e un livello basso di colesterolo, è assolutamente da attribuire a tutti i nostri sforzi e ricerche in questo campo.

LILIAN MUNRO-HALL
Trombosi e allergie

L'esempio di Lilian era diverso. Verso i 40 anni si svegliò un giorno con una trombosi al braccio. Divenne improvvisamente allergica a una serie di sostanze. Gli esami del sangue rivelavano che aveva i valori degli enzimi epatici alle stelle, il che significava la rottura delle cellule del fegato. Questa notizia fu un vero shock per una persona che beveva poco alcol, non aveva mai fumato, e esercitava un'attività fisica regolare.

La soluzione medica

La soppressione dei sintomi era l'unico consiglio che i medici tradizionali poterono offrirle. Il percorso alternativo di auto-vaccini per le allergie avrebbe soltanto peggiorato le cose, come avviene di solito in questo caso.

La soluzione di Lilian

I test mostrarono che il problema di Lilian era una reazione al palladio contenuto in una corona dentale che era stato fissata alla radice di un dente devitalizzato, e quindi non era il mercurio alla base di tutto. Quindi il suo problema era dovuto ad un metallo odontoiatrico: il palladio, oltre che ad un dente infetto devitalizzato, lavori entrambi effettuati sei anni prima.

La rimozione di questo dente in modo corretto risolse i problemi di Lilian rapidamente e definitivamente, cosa che nessun intervento medico sia convenzionale che alternativo avrebbe mai potuto fare.

Entrambe le nostre patologie, che mettevano in pericolo le nostre vite, erano dovute esclusivamente agli effetti dell'odontoiatria convenzionale e gli esiti di entrambe sono stati da noi rovesciati, applicando protocolli odontoiatrici olistici sensati scientificamente.

"Non è la scienza del missile, ma il buon senso della comune massaia", per citare Lilian.

INFORMAZIONI SUL LIBRO

Il contenuto di questo libro potrebbe sembrare discutibile per alcuni. Tuttavia, tutto ciò che è detto qui, si basa su studi pubblicati su riviste accreditate e sui risultati della nostra esperienza nell'applicazione di queste conoscenze, nella pratica quotidiana, su un grande numero di pazienti malati. Tutti i casi clinici pubblicati in questo libro provengono dai nostri dati, così come tutte le fotografie cliniche. Noi non siamo guerrieri della poltrona dentistica, ma dentisti che esercitano la loro professione cercando di fare del nostro meglio per i nostri pazienti e di lasciare che anche altri dentisti abbiano accesso alla nostra conoscenza ed esperienza. Ormai sappiamo cosa funziona e con che tipo di paziente ciascun trattamento sia efficace.

I CAPITOLI

Questo libro è diviso in capitoli. Alla fine di ogni capitolo, ci sarà una sintesi del contenuto, in modo che i lettori possano facilmente riassumere ciò che hanno letto e anche fare riferimento alla sintesi durante la lettura delle altre sezioni.

> **Attenzione:** Prima di fare qualunque passo, consultate sempre un medico professionista esperto. Non abbiate fretta nell'eseguire il trattamento. Un trattamento riuscito è come una danza: per essere efficace deve essere eseguito in sequenza, un passo dopo l'altro. Mancare la sequenza dei passi può fare, di una situazione già cattiva, qualcosa di molto peggio.

capitolo 1

Il "cosa, come e perché", le cause delle moderne malattie croniche, come tutto è cominciato e perché.

capitolo 2

La soluzione ai problemi illustrati nel capitolo 1, delineando diagnosi e trattamenti pratici che possono essere applicati.

capitolo 3

Una serie di casi studio, i trattamenti che abbiamo eseguito a pazienti reali, mostrando che tipo di trattamento è stato fatto, perché, come è successo e in quale intervallo di tempo. Tutti i casi di studio sono scelti tra pazienti che abbiamo curato. I casi includono le fotografie, le illustrazioni e i risultati di laboratorio che mostrano la varietà di malattie che possono essere trattate col nostro metodo.

capitolo 4

È il "capitolo antipanico" ed è per i pazienti che sono stati recentemente sottoposti ad una diagnosi di grave patologia e sono nel panico su cosa fare. Il capitolo antipanico è per chi ha fretta e può essere letto prima, ma non escludendo le prime tre parti.

capitolo 5

Un'applicazione pratica del capitolo 2. La soluzione: mostra storie di casi reali su come trattare le malattie neurologiche, le allergie, la sensibilità chimica multipla, la ME e la sindrome da stanchezza cronica, la sindrome dell'intestino irritabile, la psoriasi, l'eczema, le dermatiti, il diradamento e la perdita di capelli, l'ansia, la depressione, il disturbo ossessivo compulsivo (OCD), gli attacchi di panico, l'irritabilità, la perdita di memoria a breve termine, l'annebbiamento mentale, la mancanza di concentrazione e la perdita di fiducia, i disturbi cardiovascolari, l'artrite, l'artrite reumatoide, la spondilite anchilosante, la sclerosi multipla, la sindrome di Sjogren, la tiroidite di Hashimoto, l'irite cronica, il glaucoma, e tutte quelle patologie dei cosiddetti pazienti "privi di etichetta".

capitolo 6

Tratta del cancro e della sterilità, entrambi drammaticamente in aumento nella società moderna. Per il cancro, l'accento è posto sulla prevenzione più che sulla cura. L'infertilità, che può colpire sia i maschi che le femmine, deve essere considerata più come un disturbo cronico moderno piuttosto che una vera "entità malattia".

capitolo 7

Il come e perché sono potute accadere le dinamiche che conducono alla tossicità e alle malattie croniche moderne. Indica inoltre le modalità di protezione vostre personali e della vostra famiglia.

capitolo 8

Come medico dentista, medico o come paziente, la domanda che mi pongo è: "Cosa devo fare adesso"? Questo capitolo affronta proprio questa domanda.

A CHI È RIVOLTO QUESTO LIBRO?

Il libro è concepito sia per l'uso del paziente dalla mentalità aperta che è alla ricerca di nuove informazioni, sia del dentista. Perciò è scritto in termini non tecnici per facilitarne la comprensione.

POSSONO AIUTARVI I MEDICI CONVENZIONALI?

È richiesta esperienza per sapere che prove ed esami predisporre, come leggerne i risultati e come organizzare la sequenza di eventi necessari per riportare il paziente a recuperare la propria salute. Che questo coordinatore sia un medico o un dentista, o un altro esperto professionista della salute, non importa. Ciò che conta è la conoscenza, l'abilità, l'esperienza e l'atteggiamento di coloro che svolgeranno questo compito.

Non è qualcosa che il vostro dentista abituale o medico di base può ragionevolmente decidere di fare: forse loro non ne sono ancora interessati, in quanto si tratta di un lavoro ben oltre la loro normale zona di "comfort professionale".

Come sostenitori della medicina allopatica o convenzionale, i dentisti non hanno certo l'intenzione di ammettere che stanno sbagliando.

> "So che la maggior parte degli uomini, compresi coloro che hanno dimestichezza con problemi della più grande complessità, raramente riesce ad accettare la verità più semplice e ovvia, se questa li costringe ad ammettere la falsità delle conclusioni che essi hanno orgogliosamente insegnato ad altri e che hanno intessuto, un filo dopo l'altro, nell'ordito della propria vita".
>
> Lev Tolstoj, "Che cos'è l'arte"?, 1897

NOI POSSIAMO AIUTARTI

La vita dovrebbe essere gioiosa, piena di energia e vitalità. Se la tua vita non è così, le informazioni contenute nel presente manuale potrebbero aiutarti a cambiarla. Non esiste una bacchetta magica, perché solo il buon senso, lo sforzo e la dedizione funzioneranno.

Nota: In molti casi non importa che etichetta è stata posta su un paziente. La nostra esperienza è che circa l'80% dei pazienti otterrà miglioramenti significativi seguendo i consigli di questo libro. Il rimanente 20 % richiederà altri "trucchi" che abbiamo imparato attraverso gli anni per ottenere un miglioramento della sua salute. Purtroppo alcuni pazienti sono al di là di ogni possibilità di aiuto.

Nessuno può fornirti la soluzione su misura per te. La tua mente è come un paracadute: otterrai i risultati migliori quando è aperta.

Drs Graeme and Lilian Munro-Hall

CAPITOLO 1
LE MODERNE MALATTIE CRONICHE: COSA, COME E PERCHÉ

CHE COSA SONO LE MODERNE MALATTIE CRONICHE?

Le "Moderne Malattie Croniche" (MCD) sono una vera epidemia che miete vittime in tutte le nazioni del primo e del terzo mondo. Con il termine MCD intendiamo sia le malattie a drammatico incremento e a lunghissimo decorso come il cancro o la depressione, che le nuove arrivate del gruppo, come ad esempio l'Alzheimer, l'asma, la sindrome da fatica cronica, la sindrome X, la sensibilità chimica multipla, le allergie, la spondilite anchilosante, l'artrite, la dermatite, la psoriasi, oltre a tutte le altre che sono in costante aumento e che costituiscono altri esempi di MCD.

LA MALATTIE E LE ETICHETTE DEI PAZIENTI

I pazienti giungono a noi con ogni sorta di "etichetta" o di diagnosi attribuitagli da qualcuno. Eccone un esempio; e la lista non è esaustiva.

Malattie neurologiche	Malattie del sistema immunitario
Neuropatia periferica	Morbo di Sjorgren
Sclerosi multipla	Tiroidite di Hashimoto
Autismo	Artrite
Morbo di Alzheimer	Spondilite anchilosante
Morbo di Parkinson	Irite Cronica
Sclerosi Laterale Amiotrofica	Sindrome dell'intestino irritabile
	Morbo di Crohn

Malattie mentali	Malattie allergiche
Ansietà	Sindrome di fatica cronica (CFS)
Depressione	Sensibilità chimica multipla (MCS)
Confusione	
Timidezza eccessiva	Asma
Perdita di memoria	Dermatite
Aggressività	Allergie
Comportamento ossessivo compulsivo	Intolleranze alimentari
	Fibromialgia
Fobie	Eruzioni cutanee
Cancro	**Infiammazioni croniche**
Tutti i tipi	(precursori di tutte le MCD)
	Vene varicose
	Gengive sanguinanti
	Emorroidi
	Ernia
	Disordini(patologie) del tessuto connettivo
Cuore e circolazione	**Difficoltà riproduttive**
Livelli anormali di colesterolo	Infertilità maschile e femminile
Infarti cardiaci	Endometriosi
Ictus	Tensione premestruale
	Cicli irregolari e dolorosi

Questa lista non include tutte le MCD, infatti possiamo aggiungere ad esempio anche l'ipersensibilità alla luce e all'elettricità, la difficoltà di equilibrio, gli acufeni, la perdita dell'udito, i disturbi della vista e dell'olfatto, il diabete, e così via, quasi all'infinito.

"È tutto nella tua testa?".

Molti pazienti faticano ad avere specifiche etichette attribuibili ai loro sintomi. Oppure hanno sintomi che non sono attribuibili ad una diagnosi definita. Sono i più sfortunati, perché, se uno ha una gamba rotta, l'etichetta lo cataloga subito, ma così nessuno ti prende seriamente. Sono i cosiddetti pazienti "è tutto nella tua testa" ed essi, secondo i medici, dovrebbero "darsi una scrollata e farsi forza". L'orribile realtà è che questi pazienti si sentono soli e abbandonati, spesso chiedendosi che cosa ci sia nella loro testa che non funziona. In realtà si tratta di pazienti avvelenati.

È per loro che questo libro è stato scritto. La salute può essere recuperata in molti casi, persino quando le medicine tradizionali e alternative hanno dimostrato la loro inefficacia. In fondo si tratta di "buon senso della casalinga", niente di trascendentale. Se siete avvelenati, siete sulla strada giusta per ammalarvi. Ovvio.

Caso studio 1
I sintomi e le cause

Riguarda una famiglia che aveva esaurito tutte le possibilità esistenti di cura. Padre e madre sulla cinquantina: la madre con un dolore cronico all'intestino, il padre precocemente in pensione a causa di un grave problema cardiaco. Entrambi presentavano otturazioni di amalgama e denti devitalizzati. La figlia più grande era sui venticinque anni ed era costretta a casa, a causa della sindrome da fatica cronica. Aveva sette otturazioni in amalgama e quattro denti del giudizio infetti. Il figlio più giovane era sui vent'anni ed aveva abbandonato l'università a causa della medesima sindrome da fatica cronica, iniziata circa diciotto mesi prima, dopo che aveva rimosso due denti del giudizio che avevano sviluppato infezioni da cavitazione. Aveva anch'egli ben sette otturazioni d'amalgama.

Il trattamento

Tutti loro passarono attraverso lo stesso tipo di trattamento, con un programma di integratori individualizzato, basato sui loro livelli di pH. Dopo di che ebbero la rimozione delle amalgame effettuata in maniera corretta, secondo il nostro protocollo, ed insieme fu loro somministrata un'alta dose di vitamina C per via endovenosa. I denti infetti vennero rimossi e le infezioni da cavitazione furono pulite. Il trattamento fu portato avanti correttamente secondo il protocollo V-Tox così come è descritto più avanti (vedi pagina 109).

La guarigione

Il risultato finale fu che entrambi i figli ritrovarono la salute, ricominciarono a frequentare l'università e si laurearono, mentre i genitori migliorarono la salute e la propria funzionalità. I figli poterono condurre da allora vite normali, lavorare, sposarsi... I loro sintomi rimasero solo una memoria lontana. Senza il corretto trattamento che verrà ben delineato in questo libro, è piuttosto probabile che nulla di tutto ciò sarebbe potuto accadere.

LA SOLUZIONE CONVENZIONALE

La medicina convenzionale non ha nulla da offrire, non importa quanto simpatico sia il dottore. Il paziente viene mandato da molti specialisti per numerosi, costosi ed esasperanti esami e test. Tutti i test tornano indietro come "normali" e così la richiesta di aiuto va avanti e continuano e continuano fino a quando il paziente non esaurirà la pazienza, il denaro o gli specialisti a cui rivolgersi.

Lo stesso scenario può ripetersi anche per coloro che si rivolgono ad una serie di professionisti di medicina alternativa. Come un paziente brevemente mi spiegò: "Ho speso 10.000 sterline in esami per sentirmi dire dai dottori che ero malato, ma quello lo sapevo già prima!".

Fino a quando non ci si indirizza alla causa profonda e radicale del problema non esisterà nessun trattamento che ci offrirà un successo a lungo termine.

I trattamenti convenzionali, così come esistono oggi, sono quasi esclusivamente interessati a ridurre i sintomi. Sono farmaci che usualmente consistono in sostanze in grado di ridurre la risposta del sistema immunitario, farmaci steroidi come il prednisolone o il cortisone.

Farmaci che, se usati ad esempio per la sclerosi multipla, possono risultare molto utili, ma sono mirati esclusivamente ad un sollievo della sintomatologia, a rendere la vita più facile a breve termine per il paziente. Non possono essere presi a lungo a causa degli effetti collaterali pesanti, come ad esempio l'assottigliamento della pelle, il gonfiore del volto (faccia di luna) e l'incrementato rischio di cancro. Essi sono, dopo tutto, soppressori del sistema immunitario che, annullando le vostre difese immunitarie, vi daranno problemi nel lungo periodo.

Altri farmaci sono stati creati solo per impedire le contrazioni e i dolori muscolari. Persino la somministrazione di L-DOPA nei pazienti di Parkinson funziona solo per un tempo limitato; infatti di solito questi farmaci sono molto efficaci all'inizio, ma dopo un po' rimangono solo gli effetti negativi, mentre tutte le risposte positive se ne sono andate per sempre.

COME CURARE LE MCD

Lasciateci chiarire sin dall'inizio che non esiste cura allopatica efficace per tutti questi disturbi. Tanto meno non esiste pillola o pozione che sia in grado di rimuoverne la causa. Soltanto il sollievo dai sintomi può essere a volte possibile, ma la sottostante causa viene raramente toccata dai moderni medicinali.

Spesso la medicina e l'odontoiatria fanno parte più del problema che della soluzione, poiché sono in grado solo d'incrementare il peso tossico su un paziente anziché ridurlo. I materiali tossici e i metodi impiegati dalla moderna odontoiatria verranno descritti ampiamente nel capitolo 3 (vedi pag. 39). La riduzione dei sintomi piuttosto che l'eliminazione del disturbo è all'ordine del giorno.

> "È compito del medico divertire il paziente mentre risana se stesso".
>
> Voltaire

Ciò è vero oggi, così come quando Voltaire lo disse per la prima volta, ma oggigiorno il medico tende ad aggiungere altri pesi al carico tossico del paziente, con medicinali che spesso rendono ancora più difficoltosa la cura. Invece, identificare e rimuovere gli insulti tossici dal corpo in una maniera controllata, permetterà al corpo di guarire se stesso.

A volte il danno fatto al corpo dalle tossine è così grande che va oltre la capacità del corpo stesso di autoripararsi.

Infatti, dopo il trattamento di solito la malattia rallenta, ma può accadere che continui come prima. Non c'è modo di misurare dove è situato il punto di non ritorno di ciascun individuo. Stando così le cose, vale sempre la pena di rimuovere le tossine, per dare al paziente almeno una chance di recupero.

L'unica soluzione è un approccio veramente olistico, come sarà dettagliatamente descritto nel capitolo 4 (vedi a pag. 107). Questo semplicissimo concetto è l'esatto contrario del credo medico che ha speso anni ed anni a categorizzare e ad etichettare i sintomi.

> "È importante ricordare che il nome dato ad ogni disagio, disturbo o espressione di sintomo o malattia varierà sulla base della struttura genetica del paziente, della natura delle tossine e della durata del tempo in cui il paziente è stato ed è esposto ad esse".
>
> Dottori G. e L. Munro-Hall

In molti casi, non importa quale etichetta sia stata messa su un paziente. La nostra esperienza è che circa l'80% dei pazienti acquisiranno un significativo miglioramento rimuovendo le tossine nella maniera corretta e sostenendo il naturale meccanismo di guarigione del corpo. Il rimanente 20% potrebbe aver bisogno di altri trucchetti che abbiamo imparato nel corso degli anni, per migliorare la propria malattia.

> "Nessuna guarigione può avvenire finché non si instaura un regime nutrizionale corretto, fintanto che le tossine non vengono rimosse e le infezioni trattate. Fino a quando non viene fatto questo, correttamente, in sicurezza e nel giusto ordine, tutti gli altri trattamenti servono solo a sopprimer i sintomi".
> Drs G e L. Munro-Hall

Se viene creato l'ambiente corretto nel corpo attraverso la buona nutrizione e la rimozione di tossine e infezioni, il corpo può iniziare a guarire se stresso, senza altri interventi esterni.

> "Nessun farmaco o dottore può curare alcuna malattia".
> Dottori G. e L. Munro-Hall

È fondamentale cogliere questo punto. Il meglio che possiamo fare, non importa quale approccio alla malattia o trattamento intendiamo utilizzare, è il creare i presupposti per permettere alla guarigione di accadere, a condizione che il corpo abbia ancora la capacità di guarire. Se un corpo abbia ancora la capacità di guarire o abbia passato il punto di non ritorno è impossibile da stabilire a priori, e impossibile da misurare. La capacità di risanarsi di ciascuna persona non può essere misurata; abbiamo visto nella nostra carriera talmente tante guarigioni sbalorditive e sorprendenti, da parte di persone che sembravano in situazioni senza speranza, da sapere che in realtà c'è quasi sempre speranza.

> Caso studio 2
> Una giovane donna venne da noi con una malattia neurologica degenerativa progressiva, che non era mai stata

> etichettata dai medici. Dopo un anno dall'esordio della malattia, la donna era attaccata ad un respiratore per tutto il giorno ed era in grado di muovere un solo dito. Durante i tre mesi in cui le rimuovemmo in maniera adeguata tutte le sue tossine, fu in grado di stare seduta a letto e di conversare con noi, il che era qualcosa che avremmo definito senza dubbio impossibile da realizzarsi all'inizio del trattamento. La storia, sfortunatamente non ebbe un finale felice. Circa un anno più tardi, dopo un lento ma costante progresso, si recò in un ospedale britannico per un controllo; prese un'infezione da batteri ospedalieri e morì in 48 ore.

LE CAUSE DELLE MCD
1. LE TOSSINE

In breve, gli insulti tossici al corpo provenienti da fonti chimiche, virali, batteriche e fungine, di solito in combinazione tra loro, sono sotto all'esplosione delle MCD. I sintomi o le manifestazioni di queste tossine su un particolare paziente dipenderanno dalla natura della tossina, e dal genotipo individuale. In altre parole, nel corso del tempo le tossine specifiche causeranno uno specifico sintomo dovuto alla mappa genetica dell'individuo o alla debolezza. Una persona sotto la medesima influenza tossica potrebbe avere sintomi di sclerosi multipla, mentre un altro individuo con geni differenti potrebbe avere una psicosi. In entrambi i casi la causa è la stessa in entrambi i casi, ma i sintomi e le relative etichette sono differenti.

> **Nota:** le MCD sono causate da un accumulo di tossine che, nel tempo, sopraffanno la disintossicazione del corpo e il sistema di difesa. La quantità e il tipo di tossine che agiscono sullo specifico genotipo del paziente determineranno quali sintomi verranno mostrati. La stessa tossina in pazienti differenti può mostrare sintomi completamente differenti.

L'esposizione su base quotidiana ad un carico sempre maggiore di tossine alla fine sopraffà la capacità del corpo di affrontarle e combatterle. L'esposizione quotidiana deriva da cibo, acqua, medicinali, inquinamento ambientale, e soprattutto da lavori odontoiatrici. Queste tossine causano, tra le altre cose, una bassa utilizzazione dell'ossigeno. I metalli pesanti, come il mercurio e il cadmio usati in odontoiatria, possono negativamente influire sulla funzione cellulare in una grande varietà di modi, così come accade ai metalli di transizione - come il titanio ad esempio. Tali metalli sono tossine essi stessi. Le tossine da sole, agendo su di un corpo indebolito che ha un pH scorretto, possono causare un crollo delle normali funzioni del corpo e dare inizio ai processi degenerativi delle malattie. In termini assoluti, la quantità di tossine rilasciate dall'odontoiatria tossica può anche essere esigua, ma gli effetti dannosi delle tossine sul corpo possono essere enormi.

> "I sintomi prodotti non sono proporzionali alla quantità di tossine rilasciate e possono essere localizzati ovunque, in qualsiasi sistema del corpo".
>
> Dr Weston Price

GLI EFFETTI DI ANNI DI AVVELENAMENTO (LA GOCCIA CHE FA TRABOCCARE IL VASO)

Tutte le moderne malattie croniche non sono piombate su sfortunati individui per caso, né sono capitate all'improvviso, da un giorno all'altro. Esse viceversa derivano dall'avvelenamento cronico del paziente, anno dopo anno. I sintomi mostrati dal paziente sono in realtà il risultato del tipo di tossine, della loro concentrazione e della durata di esposizione ad esse.

La miscela di tossine e di debolezza genetica del paziente determinano quali sintomi compariranno. La stessa esposizione alle tossine che provoca in un paziente il Parkinson, potrebbe dare in un altro una diversa malattia, oppure anche nessun sintomo evidente. Le etichette attribuite ai pazienti sono interessanti solo per il tipo di sintomi che si mostreranno e per la velocità di progressione della malattia. Un evento improvviso può causare un catastrofico esordio dei sintomi. Una chirurgia minore, un'otturazione di metallo o l'esposizione ad una tossina possono dare la sensazione di agire da fattori scatenanti, ma è un errore attribuire l'evento sintomatico all'immediato rilascio della tossina. Quello che è accaduto è avvenuto in realtà nel corso degli anni precedenti, in cui la capacità del corpo di far fronte alle tossine è stata ridotta, fino al giorno in cui non è rimasta più alcuna capacità di riserva a proteggere il corpo. Quando questo accade, anche il più piccolo evento può avere le conseguenze più drammatiche. Molto spesso i sintomi arrivano gradualmente, ma occasionalmente un evento improvviso causa la comparsa dei sintomi.

Immaginate di camminare lungo una scogliera in riva al mare. Voi ammirate il panorama, respirate l'aria a pieni polmoni e tutto va bene. Eppure, per tutto il tempo che state camminando, venite spinti a poco a poco sempre più verso il bordo del precipizio. Di rado notate la spinte che ricevete e, anche se lo fate, è possibile ancora scrollarsi di dosso la coscienza dello spostamento e alzare le spalle, e andare avanti con la camminata come se niente fosse. Alla fine, dopo spinte sufficienti, vi ritrovate a camminare proprio sul margine della scogliera. Voi vi sentite ancora bene, tutto è come era e come dovrebbe essere. Quindi, con voi in bilico sul bordo della scogliera, un'altra minuscola spinta vi arriva. Questa volta finite però oltre la scogliera e cadete in basso. Questa conseguenza catastrofica è dovuta alla somma di tutte le spinte, e non solo all'ultima. La rimozione dell'ultima spinta, se anche fosse possibile, non vi riporterà al costone roccioso, ora che giacete come relitti di un povero corpo martoriato sul fondo del dirupo.

Volete tornare in cima alla scogliera, ma quando i soccorritori arrivano, scuotono il capo, vi offrono un antidolorifico e vi dicono che, prima o poi a seconda delle lesioni, siete destinati a morire.

A volte, ovviamente, la caduta dalla scogliera è un colpo fatale o un attacco cardiaco e il risultato finale è la morte improvvisa. Tuttavia l'attacco di cuore non nasce dall'ultimo pacchetto di sigarette, ma è dovuto all'effetto cumulativo di tutti i pacchetti di sigarette fumati nel corso degli ultimi vent'anni, in combinazione con una dieta carente di antiossidanti.

Quello che dovete fare è trovare qualcuno in grado di gettarvi una corda, che quindi vi renda abbastanza forti per risalire dal fondo del precipizio dove siete precipitati, fino su, in cima alla scogliera. Quando si è finalmente in cima alla scogliera – e uno sforzo sovrumano è quello che ci vuole perché ciò accada – è necessario aver cura di camminare ben lontano dal bordo. È altresì utile e importante fare grandi sforzi per evitare tutte le eventuali nuove spinte verso il bordo della scogliera, oppure la stessa dinamica si ripresenterà e, se lo fa, è molto improbabile che abbiate la forza di risalire la corda ancora una volta.

Questo libro è il punto di partenza per trovare la corda necessaria per salire sulla rupe della salute.

LA RISPOSTA KINDLING (DI RIACCENSIONE)

È opportuno ricordare qui che il corpo ha una memoria e che questa si chiama "risposta di riaccensione" (kindling). Ciò significa che eventuali sollecitazioni sul corpo in futuro, provenienti da qualunque causa, creeranno gli stessi sintomi di cui avete inizialmente sofferto perché il corpo "ricorda" che in questo modo aveva risposto alle sollecitazioni del passato. Il trattamento del cancro illustra bene questo punto.

Quante volte avete sentito parlare del paziente oncologico in corso di trattamento, bruciato dalle radiazioni e avvelenato con la chemioterapia, il cui cancro, trattato "con successo", ritorna a ruggire di nuovo come prima solo qualche anno più tardi?

A meno che la causa del cancro originario non venga trattata, ovviamente il male è pronto a tornare, ed è esattamente la stessa cosa che accade con le altre malattie croniche o MCD. Per tornare alla salute, e camminare in cima alla scogliera, dovete fare i conti con le tutte le cause profonde della vostra condizione di malattia. Questo richiede tempo e sforzi. Ci vuole tempo per esaminare la vostra storia medico dentistica passata, le questioni ambientale e psichica, e individuare ciò che deve essere affrontato. Ci vuole un grande sforzo per trovare il professionista medico che sia veramente in grado di guidarvi attraverso il labirinto del giusto trattamento per riguadagnare la vostra salute.

Il corpo ha una capacità di riserva di grandi dimensioni; questo significa che può far fronte ad un sacco di danni prima che si manifestino i primi sintomi. Tuttavia, quando i sintomi si avviano, significa che un sacco di guasti si sono già verificati. Invertire tale danno è di solito un processo lungo. Nessuno si ammala durante la notte e nessuno recupera durante una sola notte. Il tempo di recupero è proporzionale alla tossicità e alla durata di esposizione alle tossine, nonché al patrimonio genetico e mentale del paziente. I principi di tutto questo furono spiegati per la prima volta dal dottor Hans Selye nel suo libro *Lo stress della vita*. Egli ha giustamente ricevuto un premio Nobel nel 1964 per questo suo lavoro.

AVVELENAMENTO CONTRO SENSIBILITÀ E ALLERGIA

Le tossine possono causare due tipi di problemi per il corpo: l'avvelenamento e la sensibilità accentuata, che significa risposta allergica.

> **Ricordate il mantra:** rimuovete tutte le tossine e creerete le condizioni per il corpo di guarire se stesso.

- **L'avvelenamento** è "dose dipendente". Ciò significa che, più restate esposti al veleno, peggiori saranno gli effetti che il veleno ha su di voi. Il veleno scorre e chiude i battenti al sistema di funzionamento del corpo. Esso interferisce con i meccanismi di risposta, corrode le molecole messaggero, interrompe l'utilizzazione dell'ossigeno e tutta una serie di altre cose in base alle sue proprietà.
- **Allergie** o risposte di sensibilità estrema non sono "dose dipendenti". Le tossine, persino in dosi minute, costringono il sistema immunitario ad innescare una reazione. Questo può essere visibile in una violenta eruzione cutanea, oppure nella sindrome del colon irritabile o nella sindrome da fatica cronica, o in una miriade di altre reazioni.

Molti pazienti avranno sia avvelenamento che risposte di sensibilità alle varie tossine, contemporaneamente.

2. CATTIVA ALIMENTAZIONE

Insufficienti minerali e vitamine, troppo pochi grassi salubri, troppi grassi cattivi e consumo di alimenti troppo elaborati generano nel corpo un ambiente dal pH sbagliato. Ciò riduce l'efficacia del sistema corporeo ad affrontare le infezioni e le tossine. Ne è buon esempio un sistema immunitario indebolito. Gran parte dei pazienti sono affetti da deficit nutrizionali di un tipo o di un altro, che riducono la loro capacità di guarigione e rendono ancora peggiore una già cattiva situazione.

Se avete un'infezione userete una quantità maggiore di vitamine e minerali di quanto fareste in circostanze normali. Se i nutrienti non sono immediatamente disponibili al corpo, la guarigione viene ritardata. Allo stesso modo, se vi trovate in una sorta di bancarotta nutrizionale – e moltissima gente lo è – la vostra capacità di difesa iniziale contro le infezioni è ridotta, rendendo più facile per voi essere vittima, appunto, di un'infezione – di natura virale, batterica o fungina – che potrà svilupparsi in qualche parte del corpo. L'azione diretta o indiretta di queste infezioni, rilasciando tossine, può essere sufficiente per causare un catastrofico crollo della salute.

3. STRESS

Lo stress, o piuttosto l'angoscia, può essere strutturale, mentale, o indotto da infezioni che indeboliscono il sistema immunitario e può consentire alla malattia vera e propria di dilagare. Tossine, cattiva nutrizione e stress sono interconnessi l'uno all'altro. L'uno abbassa la resistenza degli altri.

Ad esempio è noto a tutti che un paziente ansioso e depresso, o uno con una attitudine mentale negativa, ha meno resistenza alla malattia che un paziente con un'attitudine positiva. Lo stato mentale del paziente riduce la sua resistenza alle infezioni: ciò è brillantemente descritto da Candice Pert nel suo libro Molecole di emozione: lo stato mentale del paziente ha un effetto diretto sul lavoro fisico del corpo. Uno degli effetti tossici del mercurio rilasciato dalle amalgame dentali è la depressione, cosicché un circolo vizioso negativo di cattiva salute viene facilmente messo in moto.

.

Stress dalle infezioni

Cosa dire di malattie infettive – come ad esempio la malattia di Lyme – che si manifestano come fatica cronica e allergie? Similmente, cosa dire della malaria o del morbillo a questo riguardo? Esistono due aspetti delle malattie infettive: l'immunodeficienza del paziente e l'organismo infettivo. Molte di queste infezioni sono opportunistiche, cioè esse possono attaccare e prendere piede solo se le difese immunitarie del paziente non sono all'altezza del loro compito. Le difese immunitarie possono essere indebolite dalle tossine. Così l'infezione è l'indicazione di un problema più profondo: un sovraccarico tossico, più che un evento occasionale. Certamente si deve mirare allo specifico agente patogeno, ma, senza che venga risolto il sottostante problema sarà solo questione di tempo prima che accada un altro evento patologico. Ciò che noi sosteniamo è che, per la maggior parte dei pazienti, la rimozione delle tossine nella maniera prescritta è, di per se stessa, sufficiente per risolvere molte situazioni negative di salute e di infezioni.

Il corpo in questo modo può mobilitare le sue difese e fare ciò di cui ha veramente bisogno per riguadagnare uno stato di salute ideale. Un corpo appesantito dalle tossine sta combattendo una battaglia con una mano legata dietro alla schiena, cosicchè l'organismo patogeno nascosto sotto l'etichetta della cosiddetta malattia è solo un fattore minore nel trattamento del paziente. Il corpo del paziente sa bene come riconquistare un'ottima salute, più di quanto noi stessi possiamo sapere: dunque creare le condizioni che permettano al paziente di riguadagnare la salute perduta è proprio la prima mossa da fare.

Rimuovete dunque le tossine nella maniera prescritta e accertatevi anche che lo "status" nutrizionale del paziente sia eccellente. La promozione delle difese dell'organismo e la cura dei sintomi sono parte di qualsiasi trattamento, ma ciò non significa certo antibiotici a lungo o medio periodo che, ad esempio per la malattia di Lyme, possono essere controproducenti.

La malaria e altre malattie trasmesse dalla puntura degli insetti possono essere considerate sostanzialmente simili alla malattia di Lyme. Il morbillo invece è completamente un'altra cosa.

Le malattie infantili giocano un importante ruolo nello sviluppo e nella maturazione di un sistema immunitario nell'adulto. La soppressione di tali malattie infantili attraverso i vaccini è, nella visione dell'autore, alla lunga svantaggiosa e dannosa per la salute. Sembrerebbe proprio che il virus del morbillo abbia subito una mutazione nel vaccino, fino a rendersi molto più virulento di quanto fosse in origine. Questo aspetto della questione, insieme alla presa d'atto della evidente natura più debole dei bambini moderni, rispetto ai loro genitori, a causa del carico tossico che hanno subito, spiegherebbe la maggiore incidenza della malattia oggi.

Caso studio 3
I sintomi

In questo caso la paziente è una donna, sulla cinquantina, con tre figli e un'avviata carriera politica e lavorativa, che trovava sempre più difficile affrontare a mano a mano che il tempo passava. I sintomi erano iniziati con una perdita dell'olfatto all'età di otto anni, subito dopo la sua prima otturazione in amalgama. Negli ultimi 15 anni aveva sviluppato una sindrome da fatica cronica, tale da impedirle di andare in vacanza, e spesso non era in grado neppure di alzarsi dal letto. Allergie multiple, che andavano progressivamente aumentando in intensità, erano ormai presenti da molti anni, ed aveva frequenti infezioni urinarie e respiratorie. Nessuna terapia o trattamento medico, sia convenzionale che alternativo, l'aveva aiutata durante tutto questo tempo.

Non era una fumatrice accanita, consumava piccolissime quantità di alcol (tipicamente, abbiamo rilevato, questi pazienti hanno una tolleranza alcolica molto bassa) aveva una dieta equilibrata basata su alimenti biologici (nessun cibo pronto o precotto), assumeva alcuni integratori, e inoltre beveva parecchia acqua di buona qualità. Innumerevoli esami erano stati effettuati con grande spesa lungo il corso degli anni, ma la ragione della sua malattia rimaneva un mistero per la moderna medicina. Le uniche offerte di trattamento che riceveva dalla medicina ufficiale erano antibiotici, tranquillanti, anti depressivi e steroidi, che lei assennatamente rifiutava.

Le cause

I nostri esami mostrarono subito due otturazioni d'amalgama, un inserto in oro, tre perni sotto le otturazioni in amalgama, due otturazioni in composito, cinque corone metallo-ceramica (fatte con una lega di metalli non preziosi) e tre denti con devitalizzazioni canalari.

Presentava anche uno stress derivato da una sollecitazione strutturale: il morso della sua masticazione era prossimo al collasso. Era troppo chiuso e entrambe le articolazioni della mandibola erano spinte indietro nel cranio. Non c'era libertà di movimento anteriore e svolgeva molte funzioni solo con i denti posteriori.

In questo modo quando chiudeva la bocca i denti si univano e bloccavano l'articolazione in una sola posizione possibile causando uno spasmo nei muscoli delle articolazioni della mandibola.

Era pure presente stress sotto forma di infezione. Il suo pH era acido, circa intorno al 5,2 per la saliva e 5,6 per l'urina, con una piccola fluttuazione rispetto a questi livelli.

La temperatura corporea basale era di 36,4°C, piuttosto bassa. In molti casi, laddove il pH delle urine è più alto di quello della saliva, c'è una infezione cronica da qualche parte del corpo. Questi pazienti di solito impiegano più tempo a guarire rispetto ai pazienti con un pH più standard, e con livelli urinari che sono inferiori ai livelli di saliva.

Il trattamento

La fase di preparazione consistette in una supplementazione (integrazione della dieta) data per le tre settimane antecedenti al trattamento, associata ad un preciso regime nutrizionale, allo scopo di elevare il livello di pH ed iniziare a guarire e risanare l'intestino. Questo fu un complesso caso di restauro dentale, ma per riassumere possiamo dire che venne estratto il dente devitalizzato e che tutti i metalli vennero rimpiazzati da materiali non contenenti metalli, ed esteticamente più piacevoli, tra l'altro. La masticazione venne corretta, il che significò trovare la corretta relazione tra le ossa della mandibola e i contatti dei denti. Il dente perduto venne rimpiazzato tramite ponti fissi. Il cemento usato per il restauro dei ponti fu lo stesso materiale impiegato per i ponti stessi.

Mentre veniva eseguito il lavoro (impiegammo due giorni consecutivi) e per altri tre giorni di seguito, le vennero somministrate iniezioni di vitamina C, glutatione e altri minerali, per via endovenosa. Le endovenose consistevano in 40 g di vitamina C, più 400 mg di glutatione, con minerali vari (selenio...) diluiti in lattato Ringer. La supplementazione venne perfezionata, ridimensionata e continuata per altri otto mesi.

In questo consiste il Trattamento Hall V-tox.

La guarigione

Entro due settimane ci fu un enorme miglioramento della sintomatologia. In sole quattro settimane le ritornò il senso dell'olfatto, le allergie iniziarono rapidamente a svanire e la fatica non fu più così intensa. Dopo cinque mesi la paziente ci comunicò che non si era sentita tanto bene sin da quando era bambina e disse che si era letteralmente dimenticata di quanto fosse bello sentirsi in questo modo, con una quasi totale regressione e risoluzione dei

> sintomi. Ricominciò a condurre una vita attiva. Questo accadde nel 2002 e da allora la paziente è sempre rimasta a questo elevato livello di salute. I livelli di pH si sono alzati e sono rimasti stabili, e la temperatura basale da allora è risalita di 0,4°C. Guarire e ripristinare le funzioni intestinali, rimuovere i metalli, instaurare una masticazione corretta, rimuovere le infezioni e mantenere una buona dieta fu la chiave per recuperare quella buona salute che non sperimentava da anni. Inoltre la signora aveva di suo una attitudine mentale molto positiva e una mente molto aperta, doti che furono di vitale importanza per la sua risposta di guarigione.

TEORIA DELLE ORIGINI DELLE MODERNE MALATTIE CRONICHE

1. TOSSINE ESTERNE
Farmaci, prodotti chimici (come tinture per capelli, pesticidi, diserbanti, fertilizzanti, prodotti per la cura personale e per la pulizia della casa), gas di scarico...

+

2. TOSSINE INTERNE
Otturazioni in amalgama, metalli dentali, infezioni focali, traumi, masticazione scorretta.

+

3. TRATTO DIGESTIVO
Intestino pigro, intestino infiammato o infetto, cattiva alimentazione, malassorbimento.

↓

4. FEGATO E RENI
Difettosi meccanismi di disintossicazione, accumulo di carico di tossicità.

+

+

5. SISTEMA IMUNITARIO

Segnali sbagliati (autoimmuni): il sistema non può più far fronte al sovraccarico tossico.

+

6. INIZIO DELL'INFIAMMAZIONE CRONICA

Squilibri nel pH (nell'equilibrio acido basico), effetti nel tessuto connettivo.

+

7. DEBOLEZZA GENETICA DEL PAZIENTE

↓

8. MCD: MODERN CHRONIC DISEASES (MODERNE MALATTIE CRONICHE)

Le MCD irrompono ad un certo punto, di solito dopo molti anni.

Il primi sei passi successivi (1,2,3 – 4,5,6) portano inevitabilmente al punto 7, e quindi alla malattia (punto 8).

RIASSUNTO

- Le moderne malattie croniche (MCD) sono principalmente causate da un accumulo nel corpo di tossine provenienti da varie fonti, che avviene nel corso del tempo.
- Queste tossine sono estremamente potenti e possono causare importanti sintomi, senza alcuna proporzione rispetto alla quantità di tossine.
- Le diete moderne e un tratto digestivo malfunzionante riducono la capacità del corpo a far fronte alle tossine.
- I pazienti possono avere o non avere etichette diagnostiche su di loro (ad esempio quella di allergia); in tutti i casi è sempre un accumulo di tossine la radice profonda del problema.
- La medicina convenzionale può solo offrire un sollievo dai sintomi e non raggiunge mai la causa profonda del problema. Lo stesso si può affermare anche riguardo a molti tipi di medicine alternative.
- L'identificazione della natura del peso tossico, la successiva rimozione delle tossine, l'ottimizzazione della nutrizione, il risanamento e la normalizzazione della funzione intestinale, permetteranno tutte insieme al corpo di guarire se stesso.

SEMPLICE, MA NON FACILE

CAPITOLO 2 — LE MODERNE MALATTIE CRONICHE: IL COLLEGAMENTO TRA TOSSINE E NUTRIZIONE

CHE COSA SONO LE TOSSINE?

La definizione di tossine, secondo l'Istituto Nazionale della Salute (NIH in Inghilterra) è: "qualsiasi sostanza che possa agire come un veleno". È una definizione molto generica.

La definizione medica di tossina è invece: "uno dei numerosi veleni prodotti da certe piante, animali e batteri".

Il termine "tossina" è frequentemente usato per riferirsi specificamente ad una particolare proteina prodotta da alcune piante superiori, da animali o da batteri patogeni (che causano malattia). Una tossina tipica ha un alto peso molecolare (se comparata a un semplice veleno chimico), è antigenica (induce la risposta degli anticorpi) ed è altamente velenosa per le creature viventi. La parola "tossina" venne introdotta in medicina nel 1888 come nome di veleni prodotti da agenti patogeni.

> In sintesi noi useremo questa definizione: *"Una tossina è qualcosa che agisce come un veleno e può causare allergie"*.
> Dottori G. e L. Munro-Hall

Lasciateci ripetere quali sono le cause delle Moderne Malattie Croniche (MCD). Le moderne malattie da "civilizzazione" sono causate da tre principali fattori:

1. **Cattiva alimentazione:** insufficienti minerali e vitamine, troppo pochi grassi buoni, e troppi grassi cattivi e cibi raffinati e trasformati, forniscono al corpo un ambiente dal pH sbagliato in

cui lavorare. Questo riduce l'efficacia dei sistemi corporei ad affrontare le infezioni e le tossine.
2. **Esposizione quotidiana** ad un sempre maggiore carico di tossine che alla fine sopraffà la capacità del corpo di combatterle.
3. **Stress** o piuttosto angoscia, sia esso strutturale, chimico, mentale, elettrico o proveniente da infezioni.

I sopracitati fattori consentono alle infezioni – virali, batteriche, fungine – di prender piede in qualche parte nel corpo. La diretta e indiretta azione di queste infezioni (ad esempio rilasciando tossine) può essere sufficiente per causare un disastroso crollo della salute. Le tossine da sole, agendo su di un individuo indebolito con un pH scorretto, causano una catastrofe delle normali funzione corporee e il processo della malattia potrà a questo punto iniziare. I sintomi di questo processo di malattia saranno sproporzionati rispetto all'ammontare delle tossine rilasciate e potranno verificarsi in qualunque parte o sistema del corpo.

Le tossine possono essere anche semplici veleni, come il mercurio, l'arsenico, il fluoro, e persino l'oro.

DA DOVE PROVENGONO LE TOSSINE?
PRODOTTI CHIMICI REALIZZATI DALL'UOMO

Le tossine che vi fanno ammalare sono state per la maggior parte create dall'uomo negli ultimi 150 anni. Sono le tossine della civilizzazione, nate per soddisfare le esigenze consumistiche che ci vengono imposte e quindi per il profitto. Ogni anno, approssimativamente, diecimila nuove sostanze chimiche vengono realizzate nel mondo con piccoli sforzi, solo per vedere come interagiscono l'una con l'altra e quali siano i loro effetti su di noi. A questa categoria appartengono i prodotti agrochimici, i farmaci e le cosiddette droghe ricreative, i cosmetici, i prodotti derivati dal petrolio, le plastiche varie, i prodotti per la casa e così via.

Voi siete nati con almeno 280 moderne tossine chimiche nel vostro flusso sanguigno.

Nell'anno 2005 l'associazione no profit "gruppo di lavoro sull'ambiente" ha pubblicato i risultati di uno studio sulle tossine trovate nei neonati. Dopo aver analizzato il sangue dei neonati degli Stati Uniti, hanno scoperto e riscontrato 287 tossine chimiche e di altra natura. Uno dei pesticidi che si manifestò con maggiore presenza fu un sottoprodotto del DDT, un pesticida proibito nel 1972.

Di queste 287 tossine chimiche scoprirono anche che:
- 76 causano cancro negli uomini e negli animali;
- 94 sono tossiche per il cervello ed il sistema nervoso;
- 79 causano difetti congeniti e sviluppo anormale del feto.

E non sono solo i neonati ad avere un sovraccarico tossico. Non troppo tempo fa il servizio televisivo pubblico (PBC) degli Stati Uniti trasmise un programma speciale su quali tossine erano state riscontrate nel sangue di uno dei suoi impiegati. Essi riscontrarono ben 84 distinte sostanze chimiche, solventi e tossine, note per essere nocive per la salute. Questi residui chimici, definiti "il carico chimico corporeo" sono presenti in ogni essere umano del pianeta, indipendentemente da dove viva o che lavoro svolga.

Il dottor Michael McCally, della Scuola di Medicina del Monte Sinai di New York, che condusse la ricerca per la rete televisiva PBS, fece questo commento:

"L'attuale carico corporeo definito normale di diossina e di molte altre sostanze chimiche negli esseri umani non è molto distante dal valore in cui si verificano effetti tossici negli animali da laboratorio".

> **Nota:** ciò che questo indica chiaramente è che gli studi su animali mostrano che la persona media supporta nel suo corpo tossine sufficienti a causargli seri problemi di salute.

Le malattie della civilizzazione sono la diretta e indiretta conseguenza di queste esposizioni, in combinazione con una nutrizione inadeguata e la disidratazione.

Odontoiatria

Anche i metalli e le procedure usate comunemente in odontoiatria producono tossine. Il mercurio dalle amalgame, il titanio dagli impianti, il palladio, l'oro, il nickel, il cromo, solo per menzionarne alcuni, possono avere conseguenze tossiche sugli ignari pazienti. Banali procedure dentali come la devitalizzazione possono altresì causare l'esposizione a molte sostanze tossiche, come ad esempio la formaldeide.

Non dobbiamo poi dimenticare le tossine naturali o biologiche a cui possiamo essere esposti: le infezioni e le tossine rilasciate dalle stesse infezioni. Le infezioni focali sono quelle che rilasciano tossine, causando però sintomi in parti del corpo a grande distanza dal sito originario dell'infezione. Queste possono derivare dai siti di estrazione dei denti, da infezioni delle cavitazioni, da devitalizzazioni canalari, da denti morti, e da infezioni gengivali o del periodonto.

Acqua
Fluoro

La peggior tossina nell'acqua è costituita dall'acido idrofluorosilicico che vi viene aggiunto, nelle aree fluorizzate, nella convinzione che esso impedisca la formazione della carie dentaria. Acido idrofluorosilicico è il nome esatto del cosiddetto "fluoro" che viene immesso nell'acqua potabile (non in Italia). Non solo non è stato testato come innocuo per la salute umana, ma neppure si può affermare che sia in grado di contrastare la formazione della carie. Il fluoro potrebbe in effetti ridurre la carie dentale solo se venisse applicato intorno al dente, localmente, al fine di uccidere i batteri. È come ingerire crema solare per prevenire le scottature: un'idea idiota e dannosa. Nessuna scienza rispettabile è in grado di dimostrare che bere acqua "arricchita" di acido idrofluorosilicico riduca la carie dentaria.

L'acido idrofluorosilicico è anche un distruttore degli enzimi, peggiore del fluoro stesso (il fluoro è presente come risultato della scissione parziale di acido idrofluorosilicico). L'acido idrofluorosilicico incrementa l'assorbimento del piombo nel cervello, laddove il fluoruro di sodio "vecchio stile" non lo fa.

Il fluoro, che è un disgregatore di enzimi, viene immagazzinato nelle ossa. Questo causa invecchiamento precoce e un incremento del 10% del rischio di cancro. Altro che scienza! Inoltre altera le funzioni cerebrali, il che conduce, in alcuni gruppi razziali, ad un incremento del crimine.

In un tubetto di dentifricio c'è fluoro sufficiente a riuscire ad uccidere un bambino di sette anni. Bambini sono morti per aver ingerito dentifricio al fluoro. Il fluoro inoltre aumenta il rischio di cancro. Il dottor Dean Burke, responsabile scientifico del National Cancer Institute, ha dichiarato sotto giuramento ad una conferenza internazionale che "nulla può causare o far esplodere il cancro in un corpo più velocemente del fluoro".

Se sei uno scienziato in un laboratorio e vuoi attivare un ceppo di cellule cancerose, puoi o abbassargli l'ossigeno o aggiungergli del fluoro. Il dottor Burke ha constatato che l'aggiunta di fluoro all'acqua incrementerebbe la velocità di diffusione del cancro almeno del 10.%

Nessuno ha messo in dubbio la sua affermazione. Persino se il fluoro aggiunto all'acqua fosse efficace per ridurre la carie dentale, il maggior rischio di cancro sarebbe un prezzo tropo alto da pagare. Il fluoro è tra l'altro registrato come un vero e proprio veleno di classe 2.

Cloro e altre sostanze chimiche

L'acqua del rubinetto viene trattata, per rimuovere i batteri nocivi, attraverso l'aggiunta di cloro. Il cloro stesso però ha dimostrato di avere conseguenze tossiche in acqua, come quella ad esempio di aumentare l'incidenza del cancro al colon (secondo il Centro di controllo e prevenzione delle Malattie) e nulla è in grado di fare per quanto riguarda la rimozione dall'acqua di elementi chimici dannosi, che includono sostanze dell'agricoltura provenienti dal terreno e farmaci. Laddove le acque (fognarie) vengono riciclate, i farmaci secreti dalle urine restano nell'acqua perché in realtà non vengono realmente filtrati. Tali farmaci, come ad esempio contraccettivi ormonali femminili o farmaci psicotropi (come il Prozac, un farmaco contenente fluoro), gli antibiotici e così via, vengono in questo modo regolarmente ritrovati nell'acqua potabile. Questi sono tutti farmaci secreti dalle urine di coloro a cui erano stati prescritti.

Aria

Durante tutto il corso dell'evoluzione umana, il corpo ha disposto e collocato meccanismi di difesa nel tratto digestivo e nel sistema immunitario per far fronte all'afflusso delle tossine. Però non esiste meccanismo di difesa per proteggerci dalle tossine trasportate dall'aria. Ciò che respiriamo è immediatamente bio-disponibile. In altre parole, diciamo che tutto ciò che respiriamo, resta. I vapori di mercurio dell'amalgama vengono inalati dai polmoni e entro 20 secondi si depositano nel cervello. Le fragranze aromatiche di sintesi non vengono mai scomposte né distrutte e quindi se ne può trovare traccia in ogni respiro che noi facciamo in qualsiasi luogo del pianeta.

I composti organici volatili usati come propellenti in tutte le bombolette e gli aerosol che vengono usati per rinfrescare le nostre case, vengono assorbiti dai polmoni. Non meravigliamoci a questo punto se maggiore è il tempo trascorso all'interno delle nostre abitazioni, e maggiore sarà il rischio di cancro.

"Le fragranze che cambieranno il tuo mondo" recita una popolare pubblicità. Quanto hanno ragione ad affermarlo; sfortunatamente il cambiamento non è per il meglio.

Aggiungiamo a tutto ciò le tossine nei cosmetici, come ad esempio il piombo nei rossetti, il bismuto (un metallo pesante) nella cipria; le fragranze aromatiche nei deodoranti, le tinte per capelli, gli insetticidi, il DDT nell'abbigliamento di cotone, sostanze ignifughe nei mobili e nell'abbigliamento e avrete un potentissimo mix di tossine.

Alcuni di questi prodotti chimici sono stati testati sotto il profilo della sicurezza, ma assolutamente non tutti. Nessuno soprattutto è stato mai sperimentato in sicurezza, quando viene combinato con altri, quindi nessuno sa quale sia il rischio, né chi sia maggiormente a rischio. Ad esempio il mercurio reagisce in presenza di piombo, poiché i due metalli sono sinergici. Questo significa che il piombo incrementa la tossicità del mercurio di almeno quattro volte e che il mercurio fa lo stesso col piombo nella stessa percentuale, un caso di $1+1 = 4$.

Il piombo è utilizzato in aggiunta al petrolio, alle vernici e viene usato come materiale nelle condutture idrauliche.

I fumi esausti delle automobili contengono una sostanza detta "particolato" che si accumula nei polmoni e nel flusso sanguigno, e l'uso del palladio nella marmitta catalitica ha introdotto pure una nebbia sottile di palladio ultra fine nell'aria. Dall'introduzione di questa tecnologia, la percentuale della popolazione sensibile al palladio è più che raddoppiata.

Non appena i dentisti si trovano sotto pressione dal punto di vista finanziario, un modo rapido per ridurre i costi è quello di sostituire l'oro col palladio. Un paziente con una corona di palladio viene esposto al palladio 24/7, il quale, in combinazione con i vapori di palladio che si inalano dai fumi di combustione, aggiunge benzina al fuoco.

GLI EFFETTI DELLE TOSSINE

Gli effetti di qualsiasi mistura tossica su un individuo dipenderanno:
1. Dalla sua predisposizione genetica;
2. Dal numero e dal tipo di tossine a cui un individuo viene esposto;
3. Dal tempo di esposizione alle tossine;
4. Dallo stato nutrizionale dell'individuo;

VALUTAZIONE CLINICA DEL PAZIENTE

Poiché valutare accuratamente ciascuna delle quattro voci sopra elencate è praticamente impossibile, non esiste un modo per correlare con sicurezza ciascuna tossina o miscela tossica con ciascun sintomo o con ciascuna malattia diagnosticata al paziente: ciò è possibile solo in termini molto ampi.

Per esempio l'esposizione al mercurio può causare seri problemi neurologici e mentali ma non c'è un modo per provare che l'esposizione al mercurio in un individuo è la causa dei suoi problemi. Tutto ciò che si può dire è che esiste un alto tasso di probabilità che una simile esposizione origini problemi, il che si dimostra corretto dalle nostre statistiche.

Non ci sono esami che possano provare che il mercurio o altri metalli siano la causa di un problema in un individuo.

L'unica vera indicazione che il mercurio sia proprio la causa di un problema è di rimuovere il mercurio (o le tossine) e vedere se il sintomo si risolve. Al fine di stabilire che il mercurio era la causa del sintomo, dovrebbe essere re-inserito nel paziente e lo stesso vecchio sintomo dovrebbe fare la sua ricomparsa. Nel mondo reale, naturalmente, questo non è etico ed è impossibile da fare.

Nella terapia, dunque, la rimozione delle tossine qua e là a caso come fosse una raccolta di ciliegie da un albero, non è né il più sensato, e neppure il più efficace approccio. Tutte le tossine devono essere identificate e rimosse poiché non esiste un modo di sapere se ad una particolare tossina o ad una mistura di tossine sia da imputare la comparsa dei sintomi.

Togliere un po' di paglia dalla schiena del cammello non aiuterà a riparargli la schiena ormai rotta. L'intero carico tossico deve essere rimosso, per ottenere un risultato soddisfacente.

Ciò significa anche far fronte agli effetti delle tossine dopo la rimozione. Questo consisterà nel riparare i tessuti danneggiati e riacquisire di nuovo una sufficiente funzionalità dei tessuti per dare l'avvio al processo di guarigione latente in ciascun corpo umano.

C'è un momento in cui il danneggiamento della funzionalità degli organi e dei tessuti è andato oltre la capacità di riparazione rimasta in dotazione al corpo. Nessuno sa dove questo punto si collochi, in ciascun individuo, ma si può affermare che esso si trovi piuttosto avanti nel processo.

Se anche il paziente non potrà più essere riportato indietro allo stato di salute completo e totale, ciò nonostante la progressione della malattia può essere fermata o fortemente ridotta, il che può bastare per alcuni pazienti. È sufficiente affermare che nella nostra esperienza, molte malattie della società moderna e quasi tutti i tipi di cancro hanno un legame di fondo con infezioni orali croniche. Di questo si tratterà più avanti nel libro.

Ricordate: rimuovete le tossine e create le condizioni per il corpo di risanare se stesso.

Pasteur o beauchamp?

La medicina moderna ha seguito le direttive della disciplina di Pasteur nel credere che il microrganismo è il nemico che deve essere controllato ed attaccato. Sebbene questo approccio abbia alcuni meriti, è di gran lunga troppo semplicistico. Ciò che conta veramente è la condizione dell'ospite che consente all'infezione di introdursi e di guadagnare terreno, al primo livello di malattia. Un organismo umano forte facilmente sconfigge gli organismi patogeni, mentre un individuo fiaccato dall'esposizione tossica permetterà agli agenti patogeni di stabilirsi all'interno del suo corpo e quindi di indebolirlo.

Poiché il microrganismo sta creando le tossine che non possono essere affrontate con farmaci di nessun tipo, l'approccio più sensato e razionale è rafforzare l'ospitante meglio che possiamo, oltre che rimuovere fisicamente l'infezione. Questo è l'approccio di Beauchamp, contrapposto a quello di Pasteur.

Lasciateci fare un esempio: in una brutta epidemia influenzale, solo il 5–10% della popolazione soccombe all'infezione e si ammala. Il restante 90%, pur venendo esposto al virus non soffre dei sintomi dell'influenza. Quindi la questione è: qual è, o dovrebbe essere, la differenza tra i due gruppi? Perché il sistema immunitario del 90% è più abile a respingere il virus dell'influenza rispetto a quello del 10%?

Questo dalla medicina ufficiale non viene mai chiesto in quanto l'interesse va solo al restante 10%.

Perché è così?

La risposta è che, purtroppo, nell'attuale sistema medico e fiscale, il denaro può essere ricavato solo dal 10% della popolazione non in buona salute, e non dal rimanente 90% sano.

LA RELAZIONE TRA NUTRIZIONE E TOSSINE

L'esposizione alle tossine può ridurre i livelli nutrizionali e tali livelli nutrizionali così ridotti possono render molto peggiori gli effetti delle tossine. Un spirale discendente di salute ha così inizio. Per esempio, le particelle di mercurio provenienti dalle otturazioni di amalgama possono penetrare ed installarsi nell'intestino. Un volta là, le particelle di mercurio alterano la flora batterica intestinale, poiché il mercurio è così tossico che solo certi tipi di batteri intestinali gli sopravvivono. Questa flora batterica alterata consente la crescita eccessiva di microrganismi indesiderati, che causano un'infiammazione intestinale e una forte permeabilità intestinale. Le sostanze alimentari che provengono dall'intestino reagiscono col sistema immunitario, la maggior parte del quale è adiacente all'intestino, così si sviluppano le allergie multiple ai cibi. Tutto ciò incrementa l'acidità del corpo, che riduce la sua resistenza al mercurio in generale. Viene così creato un circolo vizioso che, col passare del tempo, condurrà ad una moderna malattia cronica.

La risposta a questa situazione è quella di rimuovere opportunamente il mercurio dai denti e dal corpo, rimpiazzando la flora batterica e permettendo alla guarigione di avvenire.

LE MODERNE DIETE OCCIDENTALI

Molte moderne diete occidentali sono ricche in zuccheri e povere in nutrienti, come minerali e vitamine. Come regola generale, la popolazione mangia troppi cereali e proteine e troppo poca frutta fresca e verdure. Persino coloro che hanno una buona dieta possono essere carenti in nutrienti, a causa della scarsa qualità nutrizionale dei cibi moderni. Tutto ciò conduce a livelli troppo bassi di vitamine, come la C, la D e le vitamine del gruppo B.

Le moderne pratiche agricole hanno incrementato il livello di sostanze chimiche nei cibi, come ad esempio fertilizzanti, pesticidi e erbicidi, e al tempo stesso hanno ridotto il contenuto di vitamine e minerali del cibo in maniera considerevole. L'industria alimentare aggiunge molti additivi per insaporire, colorare e conservare, ed elabora il cibo, riducendone il valore nutrizionale per sempre. Per esempio date solo un'occhiata rapida ai valori nutrizionali della frutta e della verdura forniti dal Dipartimento per l'agricoltura americano (USDA), comparando i valori attuali con quelli del 1975. Notate la perdita di vitamine e minerali dal 1975 ad oggi:

- Mele: la vitamina A è scesa del 41%.
- Peperoni: la vitamina C è scesa del 31%.
- Crescione: il ferro è sceso dell'88%.
- Broccoli: il calcio e la vitamina A sono scesi del 50%.
- Cavolfiore: la vitamina C è scesa del 45%, il potassio è sceso del 48 % e la vitamina B2 è scesa del 47%.
- Cavoli verdi: la vitamina A è scesa del 45%; il potassio è sceso del 60 % e il magnesio dell'85%.

Questa degradazione dei generi alimentari di base è iniziata sin dagli anni Trenta del secolo scorso. Questo significa che è quasi impossibile mantenere un corretto livello di nutrienti per la salute senza gli integratori, a meno che non coltiviate i vostri prodotti da voi stessi su terra buona e senza uso di prodotti chimici.

Se visti sotto una prospettiva di salvaguardia della salute, il glutammato monosodico (MSG) e l'aspartame sono tra i peggiori esaltatori di sapidità e dolcificanti che vengono aggiunti comunemente al cibo e alle bevande analcoliche.

Qualunque persona che abbia la più pallida idea di salute dovrebbe eliminare queste sostanze chimiche dalla propria dieta immediatamente poiché sono tossine neuro eccitanti, di solito presenti ad un livello basso nel cibo; tuttavia è l'effetto cumulativo nel tempo che suscita la maggior preoccupazione riguardo a questa miscela tossica mai realmente testata.

Queste sostanze chimiche interferiscono con i segnali cerebrali e con i meccanismi di retroazione.

Avere una fonte di alimenti integrali che agisca anche come detergente e disintossicante è essenziale. Questo può fare la differenza tra la salute e la felicità o una vita prematuramente interrotta.

Selenio

Perché il selenio sia importante può essere ben illustrato comprendendo la connessione tra il mercurio e il selenio. Il mercurio si attacca alle cellule nello stesso punto in cui lo fa il selenio. Fornendogli una scelta tra selenio e mercurio, il corpo sceglierà ogni volta il selenio e il mercurio non si potrà attaccare. Se non c'è sufficiente selenio disponibile, allora sarà il mercurio ad attaccarsi alle cellule e a danneggiarne il corretto funzionamento.

Vitamina c

Bassi livelli di vitamina C incrementano l'ispessimento dei depositi nelle arterie, così come bassi livelli sanguigni di vitamina D incrementano il rischio di cancro e così via. Gli esempi da cui trarre spunto sarebbero davvero molti. Questi bassi livelli di nutrienti non causano malattia in se stessi. Per esempio, livelli estremamente bassi di vitamina C producono lo scorbuto, mentre livelli soltanto un po' bassi producono l'inspessimento delle arterie, che potrà diventare evidente solo anni più tardi, sfociando in un attacco cardiaco.

Zucchero

Lo zucchero è pessimo. I dolcificanti artificiali sono ancora peggio. Lo zucchero, che sia bianco, granuloso o marrone e biologico; o che sia chiamato glucosio, fruttosio, sciroppo di mais, sucralosio, malto, sciroppo d'acero, e persino alcol è sempre solo zucchero. Aumenta il rischio di diabete, di colesterolo alto, nutre le cellule cancerogene, provoca malattie cardiovascolari, allergie, ansietà, osteoporosi, giusto per citare alcuni dei suoi effetti.

Lo zucchero è molto economico ed è aggiunto a molti cibi, incluso il pesce e la carne lavorata industrialmente. Leggete sempre le etichette ed evitate lo zucchero; esso riduce il vostro stato nutrizionale e l'efficienza metabolica. Rende il corpo più acido, cioè abbassa il pH del corpo.

Un nostro vicino, niente meno che un ingegnere nutrizionale di professione (se potete immaginare una simile professione) una volta mi disse: "Nessuno è mai stato licenziato per aver fatto cose dolcificate".

È proprio questo tipo di pensiero che ha condotto a incrementare il contenuto di zucchero in quasi tutti i cibi confezionati. Persino la mostarda e le aringhe in carpione hanno zucchero aggiunto e tutto ciò è avvenuto nel corso degli ultimi anni. Alcuni dei "salutari" cereali per la colazione hanno raddoppiato il loro contenuto di zucchero negli ultimi 15 anni. L'attenzione assurda posta sui cibi senza grassi o a basso contenuto di grassi ha portato ad un aumento diretto della quantità di zucchero nel cibo. Niente grasso significa niente gusto, così lo zucchero viene aggiunto per sostituire il gusto con la dolcezza.

Candida

Molti dottori convenzionali ritengono che la candida, un'infezione fungina, sia un innocuo abitante del corpo umano. Una molto piccola minoranza di dottori e molti medici alternativi credono invece che la candida sia la radice di tutti i mali. Entrambi sono in errore.

La candida è un agente patogeno opportunistico ma debole, e fa normalmente parte della flora batterica intestinale. Essa può soltanto esistere e divenire un problema in un ambiente con un pH acido. La candida vive nell'intestino e, se la normale flora batterica intestinale viene disturbata dagli antibiotici, dal mercurio delle otturazioni di amalgama, o da qualsiasi altra cosa, la candida può proliferare inizialmente nell'intestin e in seguito invadere altri tessuti in tutto l'organismo.

La risposta alle infezioni da candida è quella di ricreare i corretti livelli di pH nel corpo. Ciò viene fatto attraverso una combinazione di dieta, integratori alimentari adatti e mirati, e la rimozione delle tossine nella maniera corretta. I problemi cronici di funghi avranno bisogno nel lungo periodo di una terapia a base di integratori pro-biotici (flora batterica intestinale) e a volte di terapie elettroniche. La nostra esperienza con la candida è che, una volta che i problemi sottostanti sono stati risolti, vale a dire le tossine e il pH, la candida viene sconfitta e debellata semplicemente grazie alle difese dell'organismo e, nella maggior parte dei casi (non di tutti) non c'è bisogno di un "targeting" farmacologico specifico.

PH E SALUTE

Il pH indica il livello dell'acidità o dell'alcalinità nel corpo. Il pH sanguigno è leggermente alcalino, a un valore di 7,34. Se il corpo scende sotto a questa soglia, viene chiamato acido, anche se, parlando correttamente, un livello di pH di 7 sarebbe da definire "neutro". Le cellule comunicano tra loro e funzionano attraverso processi elettrici, chimici e ormonali. Affinché questi meccanismi di segnale lavorino, l'ambiente corporeo interno deve essere ad uno stato leggermente alcalino. Se il nostro corpo diviene troppo acido, questa acidità influirà negativamente sul funzionamento di tutte le parti dell'organismo: sulle cellule del cuore, su quelle del cervello, sulle cellule dei nervi, su quelle dei muscoli e persino su quelle della pelle e dei capelli.

Il primo segnale di acidità

Quando il corpo non riesce a smaltire gli acidi eccessivi che si accumulano nel sangue, tenta di mantenere il giusto equilibrio di pH, eliminando gli acidi in eccesso attraverso i reni, i polmoni e la pelle o tramite la neutralizzazione degli acidi che avviene durante i processi di digestione e di metabolismo cellulare. In ogni caso, quando troppo acido viene prodotto, il corpo non riesce più a tenere il passo. Nello sforzo di proteggere gli organi vitali, il corpo devia i dannosi acidi e li convoglia nei tessuti, nelle articolazioni e nelle ossa. Questo rende gli organi vitali momentaneamente salvi, ma tale deviazione può causare problemi alle articolazioni e allo scheletro, ad esempio l'osteoporosi, malattie della pelle come dermatiti varie ed eczemi, e problemi legati ai tessuti come fatica cronica e fibromialgia.

Osteoporosi

Nel tentativo di neutralizzare l'acidità in eccesso, il corpo attinge alla sua riserva "aurea" di minerali alcalinizzanti. Le ossa contengono fosfato di calcio. Le ossa quindi si dissolvono per accedere a questo fosfato che può neutralizzare gli acidi. Il calcio in eccesso viene scaricato in tutti i posti in cui possa finire, sotto forma di tartaro o di calcolo, o in carico ai denti, o alle articolazioni, o alle cellule, dov'è riconosciuto come "calcio libero".

Questo conduce all'osteoporosi. L'osteoporosi si riscontra solo nelle società moderne. È infatti interamente dovuta all'incremento di acidità corporea, dovuta a una varietà di cause. Non si era mai vista nelle società che consumavano cibi non trattati industrialmente e che non avevano accesso alla moderna medicina. Paradossalmente, persino con l'osteoporosi, il corpo può essere solo a corto di calcio in una forma utilizzabile.

Infiammazione cronica

Un'acidità eccessiva all'interno del corpo attacca i tessuti e gli organi, dando come risultato un'infiammazione cronica. Viceversa lo stesso processo accade nel caso di infiammazioni croniche che, avvenute per qualsivoglia ragione, rendono il corpo acido. La pelle ed i reni sono specialmente sensibili ai danni degli acidi. Eritemi cutanei, eczemi, chiazze e prurito possono avvenire quando i reni iniziano ad infiammarsi, il che può condurre a frequenti infezioni del tratto urinario.

In uno stato di acidosi c'è meno ossigeno disponibile per il corpo, e ciò lo rende più favorevole e conduttivo per i batteri anaerobici, che prendono piede e possono dare inizio a una forma cancerosa

Sono proprio i batteri anaerobici che vengono trovati nei denti devitalizzati e nelle infezioni delle cavitazioni, e le tossine che essi producono, a rivelarsi la maggior causa delle moderne malattie croniche (MCD). L'accumulo di acido colpisce anche le funzioni immunitarie del corpo attraverso la drastica riduzione della produzione di globuli bianchi. Non solo ci sono meno globuli bianchi, ma quelli che ci sono non sono efficaci, il che rende ancora più facile la diffusione dell'infezione.

Un'infiammazione cronica è essa stessa la causa di un incremento di acidità, così le infezioni, le cavitazioni e le devitalizzazioni non solo hanno tossine provenienti dai batteri – che creano condizioni acide di per se stessi – ma creano anche un'infiammazione cronica che a sua volta incrementa l'ambiente acido. Un circolo vizioso è stato così creato, che s'alimenta da sé, divenendo sempre più pericoloso per la salute coll'avanzare del tempo.

Gli ultimi stadi dell'acidità

Col passar del tempo, gli acidi si accumulano negli organi dove iniziano a disturbare le normali funzioni. Senza ripristinare l'equilibrio del pH, i lipidi nelle pareti delle cellule iniziano ad indurirsi e a solidificarsi. Gli organi si deteriorano mentre le cellule muoiono, il che esacerba ulteriormente la condizione acida. A questo punto lo stato corporeo di acidosi diviene un terreno di coltura privilegiato per batteri, funghi, muffe e parassiti, che si alimentano con i tessuti e gli organi malati. L'acidosi letteralmente distrugge il corpo dall'interno, spianando la strada alla malattia.

Il monitoraggio del pH

Grande attenzione deve essere data al pH. Un secolo fa, la dieta da sola poteva influenzare il pH ad un tale livello che esso avrebbe potuto essere riportato indietro a limiti normali. Sfortunatamente, questo non accade più, principalmente a causa della ridotta qualità del cibo e della scarsa risposta di una popolazione sempre più intossicata.

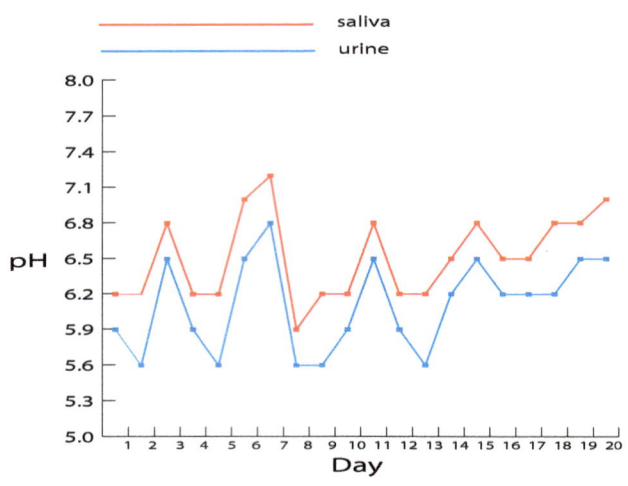

Fig. 2,1 Il pH di urine e saliva di un individuo sano in funzione del tempo. I livelli sono un po' troppo bassi, ma non male in funzione del momento della raccolta e dell'età del paziente.

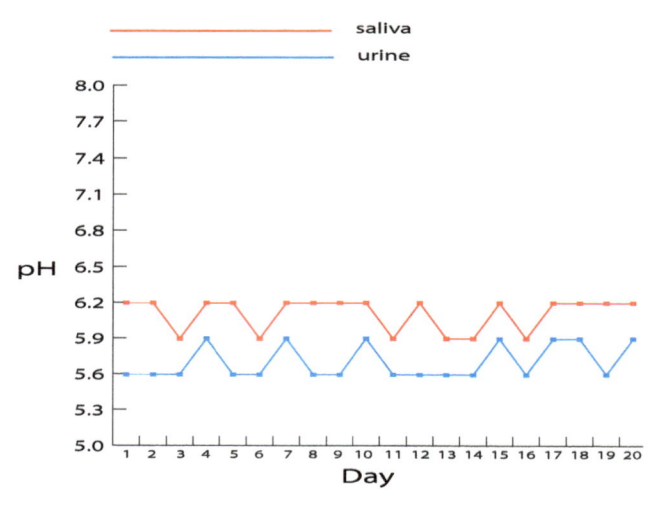

Fig. 2,2 Il pH di una persona sotto carico tossico in uno stato acido.

Saliva and Urine pH Graph

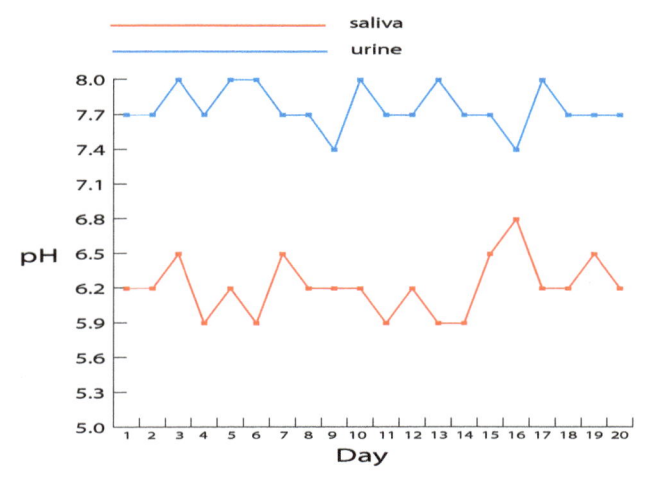

Fig. 2,3 Il pH delle urine è superiore della saliva. Correzione di casi come questo richiede più tempo. Crediamo che questo sia dovuto a infezioni profonde, soprattutto virali.

RIASSUNTO

- Le tossine vengono assorbite dall'ambiente attraverso il cibo, l'aria, l'acqua, le medicine, le droghe leggere, e i prodotti per l'igiene personale e per la pulizia della casa.
- Le tossine vengono prodotte anche dai batteri anaerobici provenienti dalle infezioni focali, come le infezioni da cavitazioni e i denti devitalizzati.
- I trattamenti odontoiatrici possono rivelarsi la maggiore fonte di tossine metalliche, chimiche e infettive.
- La quantità delle tossine non ha alcuna attinenza a dove i sintomi sono, alla severità dei sintomi o a cosa i sintomi manifestino.
- Le tossine riducono il metabolismo cellulare, cioè l'efficienza della cellula a funzionare in maniera corretta.
- Le tossine hanno un grande effetto su un corpo compromesso nutrizionalmente e attraverso la loro stessa azione si può ridurre drasticamente la disponibilità dei nutrienti essenziali.

- Le diete moderne sono generalmente povere ed inclini a produrre acidosi nel corpo. Questo fatto viene aggravato dall'azione delle tossine e dell'infiammazione cronica.
- L'alterazione del pH ha un effetto pesante sulla salute e sulla risposta di guarigione del paziente.
- Le tossine conducono all'acidità, la quale a sua volta porta ad un indebolimento del sistema immunitario e ad una più bassa utilizzazione dell'ossigeno a livello cellulare.
- Le tossine, l'acidità, un sistema immunitario indebolito ed una mancanza di ossigeno alle cellule devono essere corretti o eliminati per risolvere qualsiasi MCD.

CAPITOLO 3
COME AGISCONO LE TOSSINE DENTALI

Questo capitolo ci fornirà ulteriori dettagli circa la tipologia e i pericoli delle tossine presenti nei trattamenti dentali, con riferimento anche al trattamento medico vero e proprio.

L'argomento viene trattato in una sezione su materiali dentali quali le amalgame di mercurio, e altri metalli e prodotti chimici usati; si parlerà dei metodi del trattamento dentale che possono provocare problemi di tossicità come ad esempio le infezioni focali da cavitazioni, da estrazioni, da devitalizzazioni e da disturbi gengivali. La scelta dei materiali da usarsi in ogni trattamento dentale viene discussa nel prossimo capitolo.

MATERIALI DENTALI

Al fine di riempire i denti cariati, i dentisti usano uno o più dei seguenti materiali:

- **Amalgama:** una mistura di mercurio, argento, stagno, rame, e tracce di altri elementi. Per motivi di estetica l'uso dell'amalgama viene ristretto ai denti posteriori.
- **Leghe metalliche:** oggigiorno il nickel, il cromo, il palladio, l'argento, il rame e il tantalio sono i materiali più usati, insieme all'oro, al platino e al titanio che vengono usati più raramente. Tutti i metalli usati in odontoiatria sono leghe, cioè misture di metalli, usualmente tra cinque e sette elementi. Queste leghe vengono usate per ponti, corone, inserti, intarsi e corone parziali e, a volte, protesi dentarie. Alcune leghe hanno porcellana o ceramica fusa su di esse per motivi estetici, ottenendo ciò che viene chiamato una corona in oro-ceramica.

- **Compositi:** materiali plastici a base di petrolio. Possono essere usati per singole otturazioni nella bocca e induriti con una lampada speciale, oppure possono essere costruiti intorno alle corone e gli inlays e bloccati all'interno del dente grazie ad un cemento di composito. I compositi contengono e rilasciano una sostanza chiamata BIS-GMA, che può causare problemi.
- **Ceramiche:** esteticamente eccellenti, ma devono essere fatte in un laboratorio. Vengono usate per piccoli ponti o corone così come gli inlays. Certe ceramiche possono essere ritagliate da un blocco, dai dentisti, senza che nessun laboratorio venga coinvolto. Ci sono interrogativi al momento, circa l'estetica e la forma di questi blocchi, che però dovrebbero essere risolti nel giro di pochi anni.
- **Zirconio:** usato per le corone ed i ponti. È molto duro e di un bianco brillante. Viene ritagliato da un blocco nel laboratorio e ricoperto con ceramica per una migliore resa estetica. Alcune lavorazioni tecniche di zirconio si affidano a cementi acidi di vecchia formulazione per mantenere la posizione in bocca e per l'estetica, ma non sono affatto buone come la ceramica pura utilizzata da sola. Alcuni tipi di composito BIS-GMA contenenti cemento possono essere usati insieme allo zirconio. La ceramica pura è piuttosto fragile e può rompersi, mentre lo zirconio è molto duro.
- **Vetroionomeri e compomeri:** usati per otturazioni meno permanenti, di solito solo nei bambini, poiché hanno la tendenza a dissolversi.
- **Cementi:** usato per attaccare le riparazioni sul posto. Ci sono molti tipi di cemento: alcuni sono acidi, alcuni contengono formaldeide, altri sono più benigni.
- **Anestetici locali:** usati per anestetizzare i denti dando la caratteristica sensazione di faccia gonfia al paziente. Molti anestetici sono ottenuti da derivati di catrame del carbone e vengono scomposti dal fegato che li trasforma in coloranti all'anilina, che teoricamente incrementano il rischio di cancro. Rischio che non è mai stato quantificato. Ci si augura che rappresenti un rischio piccolo nell'arco della vita di una persona, anche

se in realtà nessuno lo sa. Per fortuna alcuni anestetici non si trasformano in coloranti all'anilina, anche perché sottoporsi al trattamento dentale senza anestesia risulta impossibile per la maggior parte delle persone.
- **Fluoro ad uso topico:** previene la carie dentale, ma è un veleno di grado 2. La dieta ed una buona igiene orale sono i fattori più importanti per prevenire la carie.
- **Pasta dentifricia:** aiuta a mantenere i denti puliti, ma non è affatto essenziale. Leggete le etichette dei prodotti con molta attenzione quando scegliete un dentifricio. Trovatene uno che non contenga fluoro, sodio laurilsolfato, zucchero (in varie guise), coloranti ed aromi artificiali.

LA TOSSICITÀ DEI MATERIALI ODONTOIATRICI

Tutti i materiali usati in odontoiatria hanno un potenziale tossico, alcuni molto peggiore di altri. Lasciateci iniziare con il peggior colpevole: l'amalgama d'argento o, più correttamente, l'amalgama di mercurio.

L'AMALGAMA

C'è una imponente quantità di letteratura medica riguardo gli effetti dannosi delle otturazioni in amalgama. Ciò che è scritto qui rappresenta circa lo 0,5% di quanto è disponibile. Questo libro, infatti, non intende essere un lavoro definitivo sulle patologie dell'amalgama.

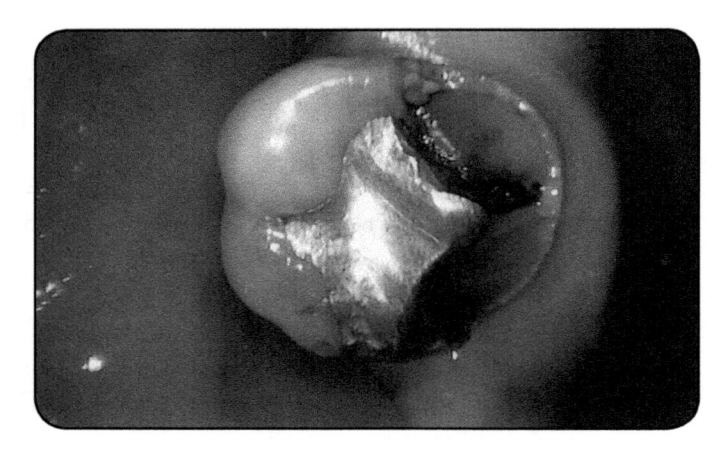

Fig. 3,1 Questo è una tipica amalgama che s'è ampliata con l'età e ha incrinato il dente. Il ripieno è rimasto al suo posto, ma si è espanso costringendo una parte integrale del dente a rompersi.

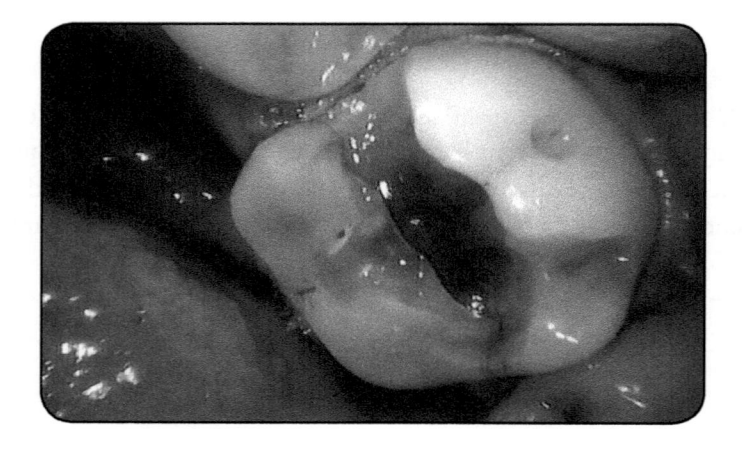

Fig. 3,2 Crepe in un dente da un'otturazione in amalgama.

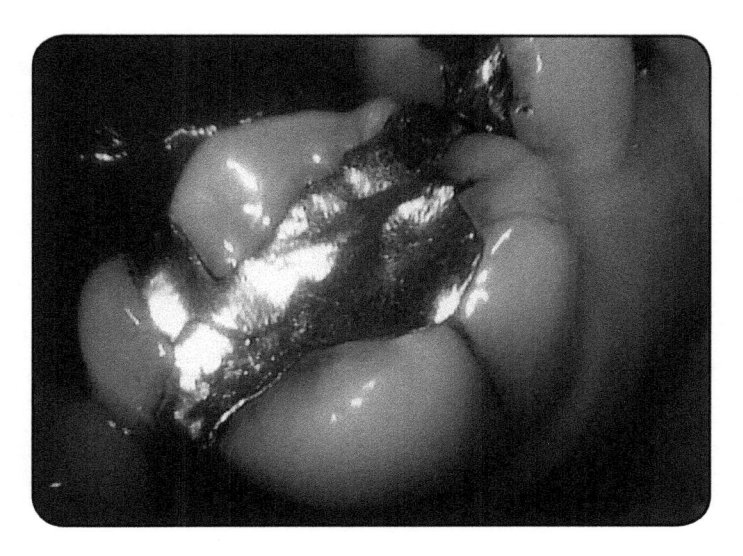

Fig. 3,3 Una crepa lungo il lato di un dente a causa dell'espansione dell'otturazione in amalgama.

Al momento tutte le principali autorità dentali appoggiano e favoriscono l'uso delle amalgame. La speranza è che questo cambi molto in fretta. Dopo tutto ne è stata dimostrata scientificamente la tossicità per la salute umana sin dal lontano 1927, dal dottor Stock.

L'amalgama di mercurio è il materiale di riempimento più comunemente usato e così è stato per circa 200 anni. L'amalgama è una mistura di mercurio al 50% e di altri elementi al restante 50%, come stagno, argento e rame, con altre tracce di elementi a seconda del produttore. Il mercurio contenuto nell'amalgama non è stabile e quindi fuoriesce costantemente sotto forma di vapori, 24 ore su 24, specialmente dopo aver mangiato, bevuto bevande calde e dopo aver spazzolato i denti. Il mercurio è uno dei più tossici metalli naturalmente presenti sul pianeta e è anche conosciuto come una potente neurotossina. Il mercurio danneggia i tessuti e i nervi del cervello.

Non c'è una soglia minima per gli effetti tossici del mercurio. Questo significa che esso causa danni a tutte le concentrazioni, non importa quanto piccole siano. Il mercurio fuoriesce dalle amalgame attraverso l'intera vita delle otturazioni (vedi figura 3.4).

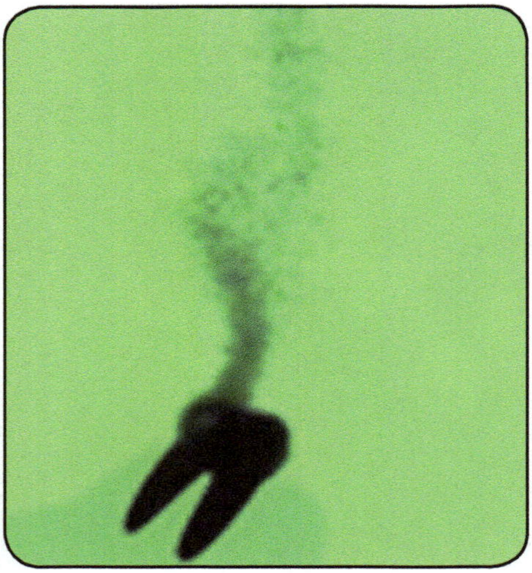

Fig. 3,4 Vapori di mercurio da un amalgama vecchia di 22 anni, dopo essere stata strofinata da una gomma. (per gentile concessione di www.IAOMT.org).

Questo vapore va nei polmoni, i quali non possiedono meccanismi di difesa contro il mercurio che, nel giro di pochi secondi, si deposita nel cervello e in tutti gli organi vitali. Ciò che riportiamo di seguito è quanto i produttori di amalgama dicono, riguardo ai loro stessi prodotti:

L'uso dell'amalgama è controindicato in:
- Casi di contatto con restauri dentali di materiale diverso;
- Pazienti con forte insufficienza renale;
- Pazienti con conclamata allergia all'amalgama;
- Per otturazioni endodontiche e di denti retrogradi (riempimento di radici e di canali radicali);
- Sotto una corona fusa (sia metallica che ceramica);
- In bambini di età inferiore ai 6 anni;
- In donne incinte.

Effetti collaterali:
- Questo prodotto contiene mercurio che è risaputo possa causare difetti congeniti nel nascituro.
- Si potrebbe formare del lichen planus sulla membrana mucosa che è a contatto con l'amalgama (nota: il lichen planus è una condizione pre-cancerosa).
- L'inalazione dei vapori di una alta concentrazione di mercurio può causare immediatamente sintomi di dispnea, tosse, febbre, nausea e vomito, diarrea, stomatite, ipersalivazione, sapore metallico in bocca, gengivite, e anomalie cardiache.
- Può subentrare un'irritazione respiratoria con dolore toracico e senso di costrizione. I sintomi potrebbero risolversi a breve oppure progredire in bronchiolite necrotizzante, pneumonia, edema polmonare, pneumotorace, fibrosi intestinale e morte.
- Possono anche sopraggiungere acidosi e danno renale (nota del dottor M.H.: ricordate l'importanza della regolazione del pH).
- Possono esserci reazioni allergiche in persone già precedentemente esposte, incluse dermatiti, encefaliti e morte.
- La febbre da inalazione di fumo metallico, un grave disturbo, può avvenire a causa delle inalazioni di particelle di ossido di metallo appena formate. I sintomi possono protrarsi da quattro a dodici ore ed iniziare con un'improvvisa comparsa di sete, un sapore metallico in bocca, secchezza delle mucose, spossatezza e un generale senso di malessere. Talvolta possono comparire brividi, febbre, dolore muscolare, da lievi a forti mal di testa, nausea, forte sudorazione, eccessiva minzione, diarrea e senso di totale prostrazione fisica.
- L'inalazione cronica è caratterizzata da scosse di tremore ed eretismo. I tremori prima colpiscono le mani,

quindi divengono evidenti nella faccia, nelle braccia e nelle gambe. L'eretismo è manifestato da timidezza eccessiva, rossore in volto, autoconsapevolezza, depressione o sconforto, risentimento alle critiche, irritabilità o eccitabilità, mal di testa, affaticamento e insonnia. In casi severi possono subentrare allucinazioni, perdita di memoria, e decadimento mentale. Concentrazioni fino a 0,03 mg/m3 (cioè 30 ppm) hanno indotto sintomi psichiatrici negli umani. (nota del dottor M-H: l'inalazione cronica di mercurio è proprio ciò in cui tutti i portatori di amalgama incorrono).

- Altri effetti possono includere eccessiva salivazione, gengiviti, stomatiti, perdita di denti, linee blu sulle gengive, diarrea, pneumonite cronica e lieve anemia.
- Tremori e movimenti involontari possono manifestarsi nei neonati, persino ancora nel ventre materno. Il mercurio viene escreto nel latte materno.
- Effetti negativi sulla riproduzione maschile ed sulla fertilità sono stati riportati nelle cavie di laboratorio, a seguito delle esposizioni a ripetute inalazioni.

Quando collochiamo o rimuoviamo amalgame di mercurio:
- Devono essere indossati guanti protettivi;
- Devono essere indossati occhiali protettivi;
- Si deve indossare appropriato abbigliamento protettivo;
- Deve essere adottata una corretta ventilazione di smaltimento dei fumi di scarico esausti o generali per raggiungere i limiti concessi di esposizione ai vapori.

Queste non sono parole nostre: sono state scritte dai produttori di amalgama e incluse nelle confezioni del prodotto venduto e inviato ai dentisti.

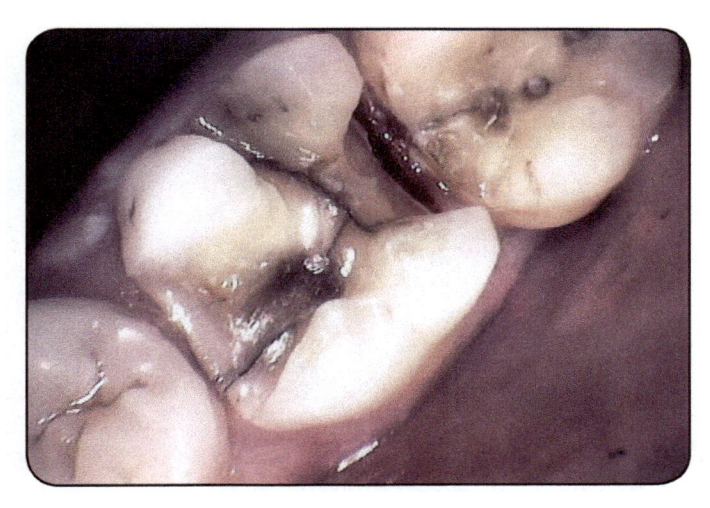

Fig. 3,5 Queste sono crepe fatte da amalgama che corrode mentre si espandendo. Tutte le otturazioni in amalgama si espandono; tutti i denti riempiti con amalgama sono rotti, senza alcuna eccezione. Questo dente risulta ancora "vivo", ma quali sono le sue possibilità a lungo termine? Scarse.

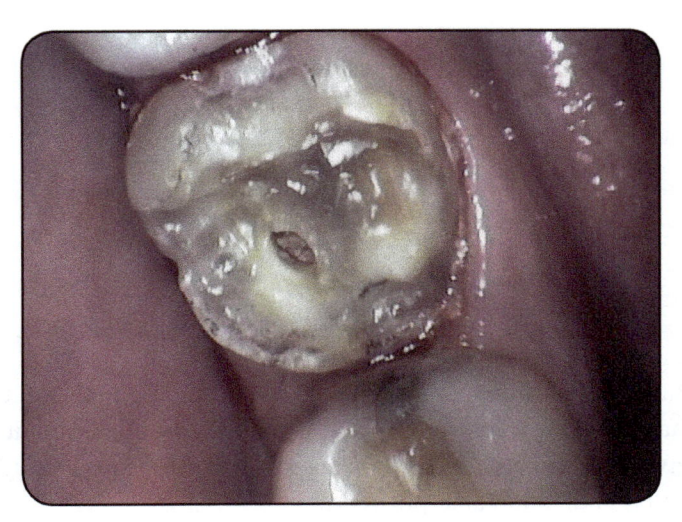

Fig. 3,6 Il dente è morto a causa della lesione del nervo provocate quando l'amalgama è stata messa.

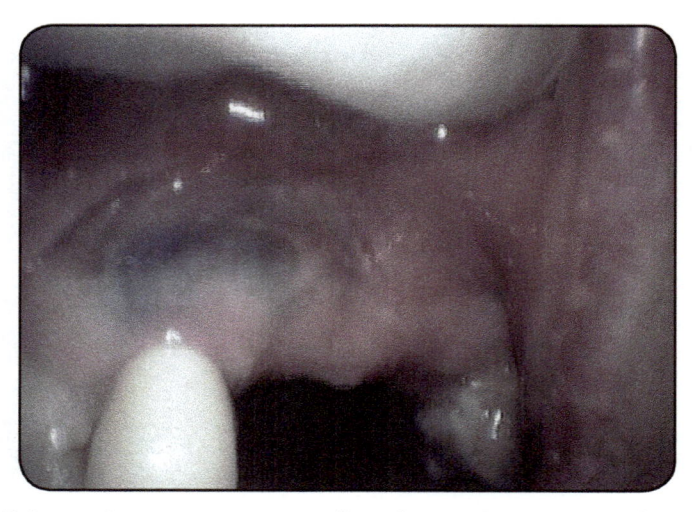

Fig. 3,7 Questo è un tatuaggio tipico d'amalgama. La rimozione chirurgica di questo tatuaggio ha dato dei miglioramenti significativi alla salute del paziente.

Un tatuaggio di amalgama è una decolorazione dell'area gengivale dovuta ai differenti metalli dell'otturazione di amalgama corrosi e depositati sulla gengiva.

ANALISI DI UN TIPICO TATUAGGIO DI AMALGAMA	
Argento	466000 mcg/kilo
Mercurio	7470 mcg/kilo

Questi valori sono oltre 100 volte più alti di quelli che un tessuto normale dovrebbe avere. Gli ioni di metallo si accumulano nella gengiva, lo si nota nelle linee scure intorno alle corone dei denti e nei tatuaggi di amalgama più scuri.

Le analisi di tali tatuaggi mostrano rilevanti concentrazioni di tutti i tipi di ioni metallici; noi lo sappiamo con certezza, perché li abbiamo fatti analizzare!

Non esiste assolutamente alcuna ragione logica perché un simile materiale tossico possa essere ancora in uso. Il dentista medio è meno colpevole delle organizzazioni dentistiche, le quali hanno decisamente supportato l'uso dell'amalgama, malgrado la massiccia quantità di conoscenze scientifiche che dimostrano i danni che può fare.

Perché i dentisti o, più precisamente, le organizzazioni odontoiatriche come la British Dental Association (BDA) e la American Dental Association (ADA) continuano ad ignorare il crescente clamore, proveniente dalla comunità laica e scientifica, circa l'amalgama?

Principalmente per due ragioni: per prima, la paura delle conseguenze dell'ammissione che l'amalgama sia pericolosa per la salute. Dopo aver promosso il suo uso e la sua sicurezza per anni, contro ogni travolgente evidenza, i dentisti non vogliono essere ritenuti responsabili per i danni di salute delle persone che essi sono direttamente colpevoli di aver causato.

La seconda ragione è che non vedono lo scempio operato dall'amalgama sulla salute della gente. I pazienti ammalati vanno dai medici di famiglia e non ritornano dai dentisti; e davvero pochi medici generici chiedono ai pazienti notizie riguardo alle loro amalgame. Per di più un problema causato dall'amalgama può avvenire anni dopo l'iniziale esposizione ad essa, e di conseguenza nessuna correlazione viene usualmente fatta tra le otturazioni in amalgama e la sintomatologia sviluppata dal paziente.

Malattie neurologiche

Il mercurio distrugge la barriera ematoencefalica permettendo l'accesso nel cervello a diverse molecole che non dovrebbero essere lì. Nella sclerosi multipla (MS) e nel morbo Parkinson, sono stati rilevati nel fluido cerebrospinale (CSF) aumentati livelli di mercurio.

L'Istituto di ricerca sull'autismo (Autism Research Institut ARI) è convinto che il mercurio sia la prima causa di autismo e dei relativi sintomi. L'istituto ha pubblicato sul web un documento di 70 pagine intitolato Autismo, un tipo unico di avvelenamento da mercurio.

In breve essi affermano: "La somiglianza tra i sintomi dell'intossicamento da mercurio e l'autismo, considerando una esposizione da parte di un feto o di un infante, suggeriscono che l'autismo sia una forma di avvelenamento".

Infatti, se il mercurio viene chelato dal corpo, i sintomi autistici possono venire marcatamente ridotti, il che risulta essere un eccellente indicatore che l'Istituto ARI è nel giusto quando avanza le sue accuse nei confronti del mercurio. Il prof. Boyd Haley ha dimostrato che i bambini autistici sono mancanti del meccanismo di escrezione del mercurio e che l'ormone estrogeno è protettivo contro questa sostanza tossica. Questo è il motivo per cui i bambini maschi sono più facilmente soggetti a questa patologia rispetto alle femmine.

Il mercurio contenuto nei vaccini è portatore di una dose di tale elemento 64 volte maggiore rispetto alla soglia di esposizione consentita per un adulto. In tal modo le vaccinazioni multiple che sono state somministrate alla madre in età infantile, insieme con il mercurio delle sue otturazioni in amalgama, che passano attraverso il cordone ombelicale e vengono recapitati al sangue del nascituro, insieme al mercurio concentrato nel latte materno, spiegano con chiarezza le vere cause dell'epidemia di autismo che tutti noi stiamo sperimentando.

Psicosi e altri effetti

Particolarmente in quest'area patologica ci sono state molte cattive diagnosi dovute al fatto che i dottori generici erano, e sono, inconsapevoli del rilascio del mercurio dalle otturazioni di amalgama. Disturbi psichiatrici dovuti al mercurio sono stati riscontrati in bambini di 12 anni di età. Un pediatra mi disse: "Nessuno sarebbe tanto stupido da usare il mercurio per le otturazioni. Io sono felice di avere quelle in argento!". Oh santo cielo, ma sono le stesse!

L'ansietà e la depressione vengono ridotti dal selenio, ma i sintomi ritornano quando gli integratori di selenio vengono sospesi. Gli integratori di selenio riducono sia i livelli di mercurio disponibile nel corpo, insieme ai livelli di quello bloccato nel corpo, così come riducono il livello dei sintomi. Più bassi sono i livelli di selenio, più ansietà e depressione vengono sperimentate dal paziente. Pazienti con mercurio nel cervello a bassa cronicità, cioè i cosiddetti livelli sub cronici, sono stati comparati con pazienti senza mercurio.

I pazienti con il mercurio hanno mostrato problemi di memoria a breve termine, comportamento ossessivo compulsivo, aumento dell'ansia e psicoticismo. A parte questo, essi erano completamente normali.

Cambiamenti neuromuscolari permanenti sono stati notati in lavoratori esposti a mercurio inorganico. Le più comuni etichette di diagnosi errate di avvelenamento da mercurio sono la nevrastenia, l'isteria e la schizofrenia. Altri sintomi includono tremori, perdita di memoria, problemi agli occhi, sbalzi d'umore, diminuita fiducia in se stessi, aumento della sudorazione e disturbi del sonno.

Incapacità a comprendere e ad accettare nuove idee è un'altra caratteristica dell'esposizione al mercurio a bassi livelli.

Comportamento ossessivo compulsivo, come ad esempio il continuo lavarsi le mani, girare su se stessi dieci volte prima di entrare nella doccia, costante ripetizione della stessa conversazione... sono comportamenti che spesso vengono associati con l'esposizione al mercurio proveniente dalle otturazioni d'amalgama. A volte il comportamento illogico viene riconosciuto dal paziente ma, ciò nonostante, non può essere modificato. In alcuni test che sono stati effettuati, dentisti che lavorano col mercurio hanno mostrato ridotta coordinazione, ridotta concentrazione e memoria, se paragonati a gruppi simili di dentisti che non lavoravano con il mercurio. Più a lungo i dentisti hanno lavorato a contatto col mercurio, e più forti sono gli effetti. La media era una riduzione del 13,9%. Anche l'intelligenza è stata ridotta in tale gruppo di dentisti, il che può spiegare molte cose.

Mercurio e morbo di Alzheimer

Il 20% della popolazione sopra gli 80 anni in Inghilterra ha l'Alzheimer. La malattia venne descritta per la prima volta nel 1907 e perciò può essere definita una "nuova malattia".

Alti livelli di mercurio si trovano depositati nei cervelli delle persone con morbo di Alzheimer. Questi livelli di mercurio risultano essere più sbilanciati rispetto a qualsiasi altro microelemento. Le vecchie teorie, che vedevano l'alluminio come causa del morbo, sono state abbandonate dopo che si è scoperto che i tessuti corporei testati erano stati in realtà contaminati dagli strumenti stessi di ricerca. I topi di laboratorio a cui viene somministrato mercurio mostrano, nel loro cervello, lo stesso irreversibile cambiamento che accade negli esseri umani. L'amalgama viene considerata una probabile fonte di questo dannoso mercurio.

Un modo valido ed efficace di aiutare le vittime dell'Alzheimer è quello di somministrare loro acetil-L-carnitina, un composto fabbricato dal corpo. Il corpo ha bisogno di metionina per fabbricare carnitina, e il mercurio riduce la quantità di metionina disponibile nel corpo. Tutte le ricerche concordano su questo. L'età dell'esordio dei sintomi si sta riducendo, sono stati riportati casi di pazienti sulla trentina che hanno iniziato a mostrare sintomi di Alzheimer.

INTERESSANTI ELEMENTI SUL LEGAME TRA MERCURIO E ALZHEIMER

- Vapori di mercurio in quantità simili a quelli che normalmente la gente con otturazioni in amalgama inala, procurano alle cavie e alle scimmie da laboratorio le stesse lesioni del cervello che vengono riscontrate nei cervelli dei malati di Alzheimer.
- Il mercurio causa irreversibili danni nel cervello dei ratti, simili a quelli visti nei cervelli dei malati di Alzheimer.
- Il mercurio nei malati di Alzheimer è estremamente più alto che nei cervelli "normali".
- I pazienti malati di Alzheimer hanno un tasso di mercurio nel sangue doppio rispetto ai pazienti sani del gruppo di controllo.
- Già livelli molto bassi di mercurio possono causare le placche di sostanza amiloide nel cervello, simili alle placche del cervello dei malati di Alzheimer.
- Esiste un particolare genotipo che predispone all'acquisizione dell'Alzheimer. Questo è il genotipo APO4. Quelli abbastanza fortunati da possedere un genotipo APO1 non si ammalano di Alzheimer! La differenza tra i due genotipi è che mentre il gene APO4 ha due aminoacidi arginina, il gene APO1 ha due aminoacidi cisteina. La cisteina vi dona la protezione dal mercurio, cosa che l'arginina non è in grado di fare. I genotipi APO2 e APO3 possiedono una arginina e una cisteina; le persone con

questi geni possono contrarre il morbo di Alzheimer ma non ai livelli di chi possiede il genotipo APO4. Ciò fornisce un'altra chiara evidenza della connessione tra il mercurio e l'Alzheimer.

- Il professor Boyd Haley, (Direttore del dipartimento di Chimica all'Università del Kentucky dal 1996 al 2005), afferma con decisione che "l'avvelenamento da mercurio ha tutte le caratteristiche diagnostiche della malattia di Alzheimer".

In parole povere ciò significa che siamo al 99,9% sicuri che il mercurio provochi il morbo di Alzheimer, ma finché non possiamo sperimentare sugli esseri umani vivi, non possiamo dimostrarlo al 100%.

Ovviamente la sperimentazione sugli esseri umani è considerata immorale (a parte, a quanto pare, per gli esperimenti della ADA – American Dental Association sugli orfani portoghesi) e dunque il comune buon senso dovrebbe prevalere e l'uso del mercurio come materiale d'otturazione interrompersi.

Mercurio e bambini

Esperimenti su animali e esseri umani mostrano che il mercurio proveniente dalle otturazioni materne viene immagazzinato nel feto e concentrato nel latte materno dopo la nascita. Se la madre beve alcol durante la gravidanza, la quantità di mercurio depositato nel feto aumenta. Il mercurio proveniente dalle otturazioni può diminuire l'intelligenza del bambino, ridurre la sua capacità di apprendimento e renderlo iperattivo.

Mercurio e batteri

Il mercurio proveniente dalle amalgame dentali penetra nell'intestino e può provocare un mutamento dei batteri intestinali che diventano antibiotico-resistenti. Questi batteri antibiotico-resistenti passano la resistenza al farmaco non soltanto ai batteri da loro stessi generati, ma anche ai batteri di altre specie.

I batteri antibiotico-resistenti costituiscono un problema sempre maggiore. Tra tutti i metalli usati nell'amalgama – mercurio, argento, stagno e rame – il mercurio è di certo il peggiore. Comunque, sia l'argento che lo stagno vengono rilasciati e possono agire come vere e proprie tossine nel corpo. Il mercurio viene rilasciato come vapore ed è di gran lunga il maggior colpevole nel danno alla salute causato dalle otturazioni in lega.

METALLI DENTALI

Le leghe di metalli dentali vengono impiegate nelle corone, nei ponti, negli intarsi, in alcune protesi e negli impianti. I metalli vengono sempre usati in combinazione, mai da soli. Queste combinazioni si definiscono "leghe". Una tipica lega di metallo dentale conterrà almeno da cinque a sette metalli differenti. Si può quasi affermare che praticamente tutti i metalli conosciuti sono stati usati in odontoiatria; nel passato si usavano principalmente oro, argento, platino, palladio e rame; oggi si è più propensi ad usare nickel, cromo e titanio, perché sono meno costosi. Non molto tempo fa leghe metalliche contenenti berillio erano di uso comune. Il berillio è un metallo che risulta essere un potente agente cancerogeno; così è il nickel, che è spesso dietro a molte reazioni allergiche. Il berillio fortunatamente non viene più usato, ma il nickel è ancora di uso comune.

Metalli dentali e corrosione

> "Metalli diversi in un ambiente umido rilasceranno il metallo meno prezioso".
>
> Legge di Faraday

Sono presenti più di 1000 differenti leghe sul mercato, senza che alcun test di sicurezza sia mai stato effettuato su di esse, né individualmente, né quando vengono usate insieme. Queste leghe corroderanno nella bocca, rilasciando metalli nel corpo.

Se le corone e le otturazioni vengono fatte in momenti differenti o da differenti dentisti, la probabilità è che le leghe usate non siano le stesse. Diverse leghe insieme nella bocca, si corroderanno, rilasciando ioni metallici: è la legge di Faraday.

La corrosione avviene anche se viene usata una sola lega. Questo perché quando la lega viene fusa e creata in laboratorio, i diversi metalli che la compongono non vengono mescolati in maniera omogenea. C'è sempre un po' più di un metallo ad un'estremità della fusione, rispetto che all'altro capo. Questa differenza in concentrazione di metalli causerà corrosione e rilascio di ioni metallici, anche all'interno di un'unica colata.

Amalgama e leghe metalliche insieme provocano fino a dieci volte più rilascio di mercurio nel corpo, rispetto a quando l'amalgama è sola. Persino peggio è una lega in cima ad una otturazione d'amalgama, poiché questa convoglia il mercurio, attraverso i nervi dei denti, direttamente nel cervello.

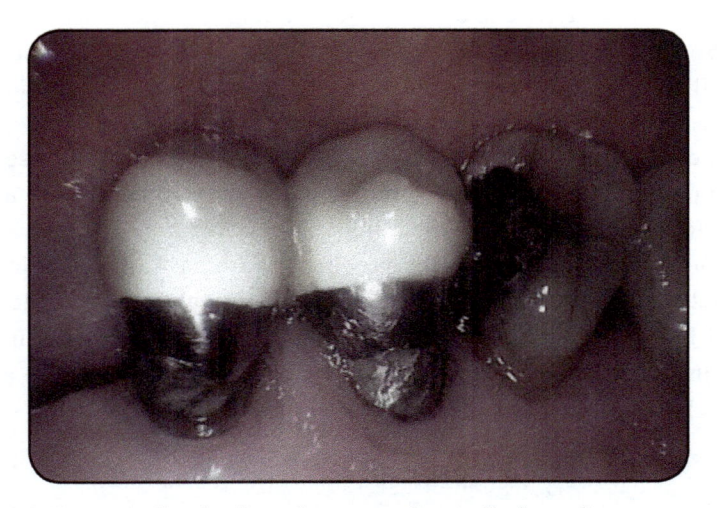

Fig. 3,8 Cerotti-pellicola d'amalgama applicati alla base di una corona metallica. Questo è lo scenario peggiore possibile per la corrosione e per il rilascio di mercurio.

Ricordate sempre che soltanto il mercurio da amalgama produce vapori, ed è per questo che è il più pericoloso dei metalli presenti in odontoiatria.

Allergie e metalli dentali
Il nichel è cancerogeno ed allergenico; l'oro riduce le funzioni immunitarie, come nel caso delle iniezioni d'oro per l'artrite. Il titanio si raccoglie nella milza. Tutti i metalli hanno un lato oscuro nelle proprie caratteristiche.

La sensibilità ai metalli può essere controllata con il test MELISA. Questo mostrerà se un paziente ha una risposta allergica a un metallo, ma non mostrerà se il paziente è avvelenato dal quel metallo.

I metalli dentali si trovano sia nel dente che nell'osso mascellare. Si è esposti ad essi ventiquattr'ore su ventiquattro, ogni giorno dell'anno. Questa costante esposizione può causare allergie o sensibilità che si incrementano col passare del tempo. Così, se non siete mai stati prima esposti al titanio, per esempio, risulterete immuni al test per questo metallo. Ma nel giro di pochi anni, comunque, dopo una costante esposizione è facile che compaiano un'allergia o una sensibilità.

Se sopraggiunge tale allergia, per il bene della vostra salute il metallo deve essere rimosso. Una soluzione non metallica è di certo preferibile ad ogni altra.

Come regola empirica generale possiamo affermare che, se non ci sono sintomi che destino preoccupazione, non dovremmo avere affatto riparazioni dentali metalliche in bocca.

Dopo tutto "solo i robot dovrebbero avere parti di ricambio metalliche": così afferma la dottoressa Vera Stejskal, inventrice del test MELISA. Se voi siete in piena salute e insistete a mettere denti metallici in bocca, per lo meno fate il test in anticipo per vedere se avete qualche sensibilità per i metalli che si dovranno utilizzare.

> **Avvertenze:** Prima di fare qualsiasi lavoro, leggete bene la sezione riguardante il trattamento. Non abbiate fretta di farlo. Un trattamento di successo è come una danza: per essere efficace deve essere fatta in sequenza, un passo esattamente dopo l'altro. Un errore nel seguire la giusta sequenza può rendere ancor peggiore una situazione già compromessa.

COMPOSITI

I compositi sono un misto di particelle di ceramica e di plastica. Ci sono nanocompositi, compositi ibridi, compositi fluidi, compositi che reagiscono alla luce, compositi di impostazione chimica, compositi formati da due reagenti, e così via. Le tonalità disponibili per i compositi sono molte e per motivi estetici le otturazioni devono essere accuratamente calibrate per adeguarsi alle sfumature di colore dei denti. Le tonalità diverse dipendono dai diversi ossidi di metalli. È possibile ottenere compositi senza ossidi di metalli, e comunque, gli ossidi di metalli non sono metalli puri e reagiscono in maniera un po' diversa.

La nostra esperienza ci insegna che, per la grande maggioranza dei pazienti (non per tutti), gli ossidi di metallo non sono un problema. Lo stesso si può dire per il contenuto in alluminio dei compositi. I compositi che sono completamente induriti emanano poco alluminio. Un composito che non sia ancora completamente indurito e fissato rilascerà alluminio, ma non in gran quantità.

Per collocare il tutto in una prospettiva più ampia, diciamo che chiunque beva una lattina di qualsiasi bevanda frizzante, ingerirà tramite essa una quantità di alluminio molto superiore, fino a 100 volte, rispetto a quanto qualsiasi composito possa emettere.

BIS-BMA, VEDT-GMA E CHINONI A BASE DI CANFORA

I problemi di tossicità associati ai compositi sono dovuti alla fase BIS-GMA (bisfenolo A glicidilmetacrilato) della plastica e dei fotoiniziatori (chinoni di canfora). Entrambi questi tipi di prodotti chimici possono causare reazioni in pazienti sensibili. È raro, ma occasionalmente accade.

La formazione e il rilascio di estrogeni, nonché il rilascio di formaldeide sono stati associati al BIS-GMA.

Il fatto che le quantità rilasciate siano rilevanti non è reso noto alla popolazione generale, ma è bene sapere che i pazienti sensibili possono reagire al composito. Noi eravamo alquanto preoccupati a riguardo, ma abbiamo potuto accertare che, se un composito era pienamente fissato e pulito, e quindi accuratamente lavato, il BIS-GMA era difficilmente rintracciabile. Eruzioni cutanee in varie parti del corpo, bruciore e sensazione locale di prurito, ma anche dolore opprimente, sono i sintomi che abbiamo rilevato. Il BIS-GMA è oggetto di ricerche attualmente in corso (consultate il sito www.IAOMT.org per le ultime notizie a riguardo).

Un particolare composito è basato sulla vetroresina. Alcuni pazienti che sono sensibili ai compositi convenzionali tollerano meglio i compositi a base di fibra di vetro, ma la regola non vale per chiunque. Infatti accade che, al contrario, alcuni pazienti siano sensibili alla fibra di vetro e insensibili ai compositi convenzionali. Ci sono stati compositi non-BIS sviluppati nel passato, ma purtroppo i produttori li hanno abbandonati e non sono più in genere disponibili sul mercato.

ACRILICI O PLASTICHE

Gli acrilici sono usati nelle protesi dentarie. Di solito sia i denti che la base sono acrilici. I denti non sono un problema, mentre lo è la base. La base viene fatta usando una polvere e un monomero liquido. È il monomero che causa le reazioni. Di solito esse sono localizzate nella sindrome della bocca che brucia e simili. La reazione ai monomeri è più comune di quanto si immagini, ma i problemi appaiono locali, in molti casi, e non sistemici.

Occasionalmente abbiamo visto reazioni al contenuto colorante degli acrilici, ad esempio il colore rosa della base delle protesi.

La risposta a questo problema è quella di usare un acrilico chiaro senza componenti coloranti. L'estetica potrebbe risultarne compromessa, ma non la salute. Materiali a base di nylon stanno venendo alla ribalta, rimpiazzando in parte il tradizionale uso degli acrilici nella realizzazione delle protesi dentarie. Dal punto di vista della tossicità essi sono eccellenti, poiché i polimeri che li compongono sono a catena molto lunga e non sembra rilascino alcuna sostanza nociva. Dal punto di vista del confort sono eccellenti perché sono flessibili e insieme duri, il che li rende significativamente più facili da tollerare rispetto alle protesi acriliche. Non è tutto positivo, ovviamente: ci sono alcune caratteristiche tecniche che limitano i loro vantaggi. Per esempio è impossibile a volte aggiungere un dente, in seguito a una ulteriore estrazione, ad una protesi a base di nylon; la protesi deve essere scartata e deve esserne creata un'altra nuova. Anche l'estetica può essere compromessa perché c'è spesso un fermaglio sottile legato al dente che lo trattiene nella sua sede attaccata alla base della dentiera. Il colore delle dentiere di nylon passa dal chiaro alle più varie tonalità di rosa e occasionalmente questi ganci rosa possono essere visibili. Nel complesso, questo è un piccolo prezzo da pagare per avere tutti gli altri vantaggi del materiale.

RESTAURI IN CERAMICA, ZIRCONIO E CAD-CAM

Lo zirconio è coperto di materiale ceramico; cosicché ciò che vale per la ceramica, vale per lo zirconio. Le corone di ceramica non cotte correttamente nel forno ad una temperatura sufficientemente alta o per un tempo troppo corto, possono rilasciare alluminio.

Ma questo non può essere rilevato facilmente. Uno può sperare che l'odontotecnico che prepara a caldo la ceramica sia competente e la stragrande maggioranza degli odontotecnici lo è, in effetti. Se questa costituisca un problema nel mondo reale, non è noto. Pur tuttavia lo è, riguardo a questo specifico argomento.

I problemi con questi tipi di restauri tendono ad essere più che altro relativi al metodo di preparazione dei denti, oltre che alla tossicità dei cementi usati per incollarli al loro posto e all'usura dei denti contrapposti, piuttosto che relativi ad un rilascio tossico proveniente dal materiale ceramico. Inoltre la rigidità della ceramica non si può confrontare alla leggera "elasticità" del composito e in più dobbiamo rilevare che la ceramica trasmette molto più le variazioni di temperatura al dente, di quanto non facciano i materiali compositi. Entrambi questi ultimi due tratti caratteristici della ceramica possono renderla un problema, anche se non causano direttamente problemi di tossicità.

Le corone e gli intarsi tagliati al computer (restauri CAD-CAM) possono avere aggiunte in ceramica, oppure possono essere utilizzati senza alcuna aggiunta in ceramica. La composizione dei blocchi di materiale da cui vengono ritagliate le corone e gli intarsi può essere considerata a tutti gli effetti simile a quella della ceramica. Nella pratica appare evidente che ci sono pochissimi pazienti che reagiscono a questi materiali. Ancora una volta è il cemento che le tiene in loco, a costituire il problema.

CEMENTI, VETRO-IONOMERI E COMPOMERI

I cementi si presentano in una varietà di forme. Ci sono cementi compositi, cementi allo zinco, cementi al policarbonato e così via. Tutti i tipi di cemento di solito, ma non invariabilmente, contengono fluoro che viene rilasciato lentamente, riducendo apparentemente in questo modo il rischio di carie. Tutti i cementi rilasciano anche BIS-GMA o altre sostanze chimiche nel corpo o sono essi stessi acidi.

Problemi tecnici

Molti pazienti reagiscono al cemento anziché alle otturazioni quando viene inserito. L'argomento della tossicità del cemento dentale è complesso a causa del numero di differenti tipi di cemento che sono disponibili. Come regola generale possiamo affermare che i tipi più vecchi di cemento causano meno problemi di natura sistemica, rispetto ai nuovi tipi, ma d'altro canto i tipi più vecchi di cemento sono più acidi e possono fare in modo che i denti divengano sensibili o addirittura che muoiano. I vetro-ionomeri e compomeri contengono tutti fluoro e tutti sono mediamente acidi. Sono spesso usati come materiali di riempimento soprattutto per i denti dei bambini.

Infiltrazioni e carie

Un altro importante problema con il cemento è la sua solubilità. Tutti i cementi possono lentamente dissolversi col passare del tempo, per quanto questo non sia un grosso problema con i cementi di composito.

Ciò conduce alle infiltrazioni delle otturazioni o dei restauri e all'inizio della carie sotto le otturazioni. Eppure questo non è un problema come sembrerebbe di primo acchito. Spesso quando le otturazioni vengono rimosse – e lo stesso accade per le corone e altro – risulta chiaro che c'è stata una infiltrazione, resa visibile dalla differente colorazione del dente, ma non viene rilevata nessuna carie. Ciò può essere attribuito alla natura tossica dei restauri dentali in metallo che inibiscono, per lo meno per un periodo, la proliferazione batterica necessaria affinché la carie abbia inizio e questo è anche un riflesso della dieta del paziente. La lunghezza del tempo di infiltrazione è quella che è, ma sono i diversi tipi di dieta che giocano un ruolo significativo.

Tutte le fessure tra restauri e denti devono essere trattate, poiché è solo una questione di tempo prima che la carie si instauri. Con le otturazioni in composito invece la carie può iniziare molto rapidamente.

Fluoro per uso topico

Gel al fluoro vengono applicati ai denti per prevenirne l'invecchiamento o la carie. Essi sono efficaci in qualche misura, poiché avvelenano i batteri che causano la carie. Uno potrebbe usare del gel di arsenico per ottenere lo stesso effetto, ma ci potrebbe essere un problema di consenso dell'opinione pubblica per usare l'arsenico. Il fluoro applicato sotto forma di gel si suppone sia in grado di modificare la natura chimica dello smalto del dente e quindi di renderlo più resistente alla corrosione. Questo è in molta misura discutibile. In ogni caso, spennellando il dente di un bambino con un veleno certificato di seconda classe, cioè il fluoro, si riduce il tasso di carie. Noi dubitiamo che questa sia una politica sensata, poiché una dieta equilibrata e una buona igiene orale sono in realtà i più importanti fattori nella riduzione della carie.

Acido fluoridrico

Una piccola quantità di gel al fluoro posto sui denti verrà inghiottita. Il fluoro nello stomaco reagisce con l'acido cloridrico presente nello stomaco e produce acido fluoridrico. Questo particolare acido è così forte che può dissolvere il vetro.

Vengono creati solo piccoli quantitativi di acido idrofluoridrico, ma il fatto che essi si formino alla fine risulterà dannoso per il paziente bambino. Allo stesso modo, il fluoro nell'acqua potabile produrrà acido fluoridrico nell'intestino quando verrà inghiottita la pasta dentifricia al fluoro.

Pensiamo che la formazione di acido fluoridrico sia la causa dei dolori allo stomaco nei bambini, che sono più frequenti nelle zone con acqua fluorurata, ma questa è solo una nostra osservazione. Da un punto di vista strettamente personale, vogliamo suggerirvi di evitarlo, perché anche piccole quantità di acido fluoridrico nello stomaco non possono essere positive. Aggiungere fluoro all'acqua per pervenire la carie dentaria è in realtà un nonsenso come sarebbe aggiungere crema solare all'acqua per prevenire le scottature. Entrambi lavorano solo quando vengono applicati localmente, cioè quando vengono spalmati, e non assunti per via sistemica, cioè inghiottiti.

Il fluoro aggiunto all'acqua causa pure un aumentato assorbimento del piombo, specialmente in certi gruppi etnici. Nelle aree con acqua fluorizzata ciò è reso evidente dai più alti livelli di crimini e vandalismo, all'interno di questi gruppi etnici. Deve essere considerato una vera e propria forma di controllo sociale.

Paste dentifricie

Le paste dentifricie al fluoro sono velenose. C'è abbastanza fluoro in un tubetto di dentifricio da uccidere un bambino di sette anni. Ogni anno ci sono "incidenti" che coinvolgono bambini piccoli che inghiottono accidentalmente pasta dentifricia, alcuni dei quali finiscono con la morte del bambino. Un altro costituente dei dentifrici è il sodio laurilsolfato. Si tratta di un agente schiumante, che è la causa per cui sembrate un cane rabbioso quando vi lavate i denti. Il sodio laurilsolfato è un detergente ed oggi si conosce molto riguardo ai suoi effetti nocivi sulla salute.

Lo zucchero è un ingrediente molto comune nei dentifrici, così come il sorbitolo. Mi risulta difficile comprendere come una sostanza che si suppone produca carie venga messa nel dentifricio, ma un gradevole gusto dolce fa vendere meglio e le vendite sono più importanti della salute, per i produttori di dentifrici. Si sa, lo zucchero è economico e agisce pure come legante. Coloranti e aromi artificiali abbondano per motivi estetici e di gusto; ma essi non giocano in realtà alcun ruolo nella pulizia dei denti. L'unico ruolo che essi giocano è l'incrementare l'attrattività del prodotto agli occhi del consumatore.

Il dentifricio non è essenziale per la pulizia dei denti. Può aiutare, ma non è necessario. Una buona tecnica di pulizia con uno spazzolino dalla forma appropriata o uno spazzolino ad ultrasuoni rappresentano invece i fattori vitali per i denti.

Noi siamo tutti condizionati nell'uso del dentifricio, come il cane di Pavlov. Quando prendiamo in mano lo spazzolino immediatamente ci autoinduciamo a metterci del dentifricio sopra. La funzione della pasta dentifricia sarebbe solo quella di fare una lieve abrasione per aiutare a rimuovere la placca dentale o la sottile pellicola di sporco che si attacca ai denti. Se la pasta dentifricia è troppo abrasiva, si porterà via i vostri denti: il dentifricio specifico "per fumatori" appartiene a questa categoria.

I dentifrici cosmetici contengono lievi agenti sbiancanti, nella speranza di rendere i denti più bianchi. Le vecchie paste dentifricie cosmetiche che coloravano di rosso le gengive per rendere all'estetica i denti più bianchi non sono più disponibili, anche perché il colorante usato per tingere le gengive era carcinogeno. Leggete quindi sempre le etichette con molta attenzione quando scegliete un dentifricio. Trovatene uno che NON contiene: fluoro, sodio laurilsolfato, zucchero (in varie guise) e aromi e coloranti artificiali.

SBIANCAMENTO

La moda dello sbiancamento dentale è oggi molto in voga. I denti cambiano colore con l'età. La colorazione si accumula all'interno della struttura e prende il nome di "macchia intrinseca". Una macchia estrinseca invece è solo sulla superficie esterna dei denti e può essere ripulita ed eliminata. Fumare peggiora la situazione perché il fumo di sigaretta è a più di 600°C e può danneggiare lo smalto permettendo alla nicotina di tingere i denti di color marrone. Il fumo di sigaretta crea macchie sia di tipo intrinseco che di tipo estrinseco, sopra e dentro i denti.

Perossido d'idrogeno

Lo sbiancamento applicato ai denti è rilevabile nel sangue meno di un minuto dopo l'applicazione. Se già questo aspetto non vi suona tanto positivo, considerate che i vostri globuli bianchi in realtà inglobano i batteri all'interno e gli fanno una sorta di lavaggio nel tentativo di ucciderli. Ma i globuli bianchi in questo modo uccidono sé stessi nello stesso tempo. C'è una terapia che inietta perossido di idrogeno direttamente nelle vene allo scopo di ossigenare il corpo. Se la scarsa quantità di sbiancante rilevata nel sangue dopo lo sbiancamento sia dannosa, non lo si sa ancora, ma, considerando il quantitativo che viene iniettato nel sangue con la terapia al perossido di idrogeno, si può solo affermare che, ancora una volta, in realtà nessuno sa niente di certo.

Sbiancamento per disidratazione

Uno sbiancante che venga applicato troppo a lungo ad alta concentrazione e ad alta temperatura, essicca o disidrata i denti producendo minute fratture da stress nello smalto. Ciò produce il bianco, smagliante ed uniforme sorriso del "telecronista televisivo", che appare tanto popolare oggigiorno. Sembra artificiale perché in effetti lo è: artificiale! I denti veri non sono uniformi come colore, presi ad uno ad uno, e neanche sono tutti della stessa forma. Lo sbiancamento per disidratazione crea invece questa uniformità. Quando lo smalto si autoripara la luminosità svanisce, cosicché altro sbiancante deve essere applicato.

Gli effetti a lungo termine di un ripetuto sbiancamento per disidratazione non sono ben conosciuti, ma appare evidente che non possono essere positivi. Le lampade sbiancanti e altri aggeggi e dispositivi vari sono solo strumenti di marketing per simulare uno sbiancamento più tecnico e complicato. Tutto ciò che riescono a fare è alzare la temperatura per rendere il lavoro dello sbiancante più rapido.

Sbiancamento e metallo dentale

Il problema della tossicità con lo sbiancamento insorge quando lo sbiancante è applicato su restauri in metallo, specialmente amalgame. L'agente sbiancante, il perossido d'idrogeno, è molto attivo chimicamente e facilmente si scompone in acqua e ossigeno. L'ossigeno reagisce parecchio con l'amalgama, rilasciando grandi quantità di mercurio. Noi non raccomandiamo lo sbiancamento a nessuno che abbia metalli in bocca, e certamente non a chi abbia otturazioni d'amalgama. Ciò non significa che lo sbiancamento in sé sia tutto male. Un blando agente sbiancante applicato alla corretta concentrazione, nell'arco di diverse settimane, sarà in grado di penetrare i denti e rimuovere le macchie intrinseche. Questo tipo di trattamento è in grado di riportare i denti alle loro caratteristiche iniziali e l'aspetto che si ottiene è del tutto naturale. Le otturazioni restano ovviamente dello stesso colore e non diventano certo più bianche; questo è un aspetto che deve essere tenuto ben presente quando contemplate il risultato della vostra sbiancatura.

Lo sbiancamento può rendere il dente più reattivo al caldo e al freddo e noi abbiamo avuto esperienza anche di molti casi di aumento della frequenza cardiaca e di tachicardia transitoria (battito cardiaco accelerato) su molti pazienti sensibili. Se state ipotizzando un trattamento sbiancante sui vostri denti, accertatevi di non aver alcun metallo in bocca, e che il dentista utilizzi un prodotto non aggressivo. A casa vostra potete continuare ad utilizzare lo stesso sbiancante ogni giorno, fino a quando non raggiungerete il colore desiderato. Questo metodo di norma non richiederà ulteriori operazioni di sbiancamento per molti anni a venire.

MATERIALI DI RIEMPIMENTO DEI CANALI RADICALI DENTALI

L'obiettivo dei materiali di riempimento dei canali radicali dentali è quello di riempire lo spazio all'interno del dente, laddove c'era un nervo e prevenire l'insorgenza dei batteri o favorirne la distruzione all'interno della cavità del canale radicale. Tuttavia nessun materiale di riempimento di canali dentali può in effetti svolgere nessuna di queste azioni.

L'argomento delle conseguenze deleterie sulla salute che le devitalizzazioni possono causare, verrà trattato più avanti. I denti devitalizzati diventano centri di infiammazione cronica e di infezione. Le tossine prodotte da queste infiammazioni e infezioni possono avere effetti sistemici in qualsiasi parte del corpo. Il disordine causato da simili infezioni è sproporzionato rispetto all'ammontare delle tossine rilasciate. Questa sezione del libro affronterà dunque i temi della tossicità di alcuni materiali usati per la devitalizzazione canalare.

I materiali usati per la devitalizzazione possono fuoriuscire dalla punta o apice del dente e avere diretto accesso al corpo. Il più comune metodo di devitalizzazione consiste nel mettere una pasta all'interno del canale dentale e piazzare un'asticella sottile o una punta di guttaperca (La guttaperca è una macromolecola di origine vegetale molto simile, per chimica e per origine, alla gomma naturale o caucciù) all'interno del canale. La pasta si fissa e il canale è sigillato. In realtà è sigillato in teoria, ma mai in pratica. Bacchettine d'argento o piccole punte possono venire usate invece della guttaperca, ma oggigiorno questa pratica viene usata molto raramente.

Molti anni fa noi rimuovemmo un molare inferiore che era stato devitalizzato ed aveva una punta d'argento che sbucava attraverso l'apice del dente, direttamente nell'osso. La paziente aveva perso la vista dal suo occhio sinistro circa sei anni dopo la devitalizzazione. Accadde che entro due settimane dalla rimozione del perno d'argento riacquistò la vista. Questo evento fu un vero shock per noi.

La pasta viene solitamente collocata oltre la punta del dente, direttamente nell'osso, e lo stesso accade per l'argento o con le punte di guttaperca. Differenti paste hanno differenti problemi di tossicità associati con esse. Ecco una lista di ingredienti e di problemi relativi alle più comuni paste e punte usate.

MATERIALI DI RIEMPIMENTO CANALARE	CONTENUTI
AH26	formaldeide ammoniaca ossido di bismuto argento

Il foglietto delle avvertenze dice: "se inghiottito, chiamate un dottore immediatamente; pericoloso, irritante. Non permettete che il prodotto non diluito raggiunga le acque sotterranee di falda o le acque reflue".

MATERIALI DI CANA-LIZZAZIONE	CONTENUTO
Tubli-Seal	4-allil-2-metossifenolo

Sigillante canalare	4-allil-2-metossifenolo ossido di zinco
Sealapex	resina isobutil salicinata resina n-etil

Il foglietto in questo caso recita: "tra le altre cose potrebbe causare dermatiti allergiche e sonnolenza, irritante per occhi e pelle".

I TRATTAMENTI DENTALI POSSONO CAUSARE PROBLEMI DI TOSSICITÀ
CORONE E PONTI

I trapani ad alta velocità possono creare sottili microscopiche fratture attraverso i denti. C'è una scuola di pensiero in Germania che ritiene che i batteri in tali microfratture siano la causa delle moderne malattie croniche. In realtà questo potrebbe essere uno dei fattori del problema, ma nessuno lo sa con esattezza.

Nella preparazione dei denti per una corona o un ponte, lo smalto viene trapanato via, lasciando soltanto un moncone di dente. Un'impronta viene presa proprio su tale moncone e un odontotecnico realizza una corona che si adatta sopra il moncone e che dovrà apparire come un dente nuovo. Eventuali denti mancanti a entrambi i lati della corona possono essere sostituiti in questo modo. Questo viene chiamato "ponte" perché letteralmente colma il vuoto. Di solito i denti ai due lati del vuoto vengono ridotti allo stesso modo in cui vengono trattati i denti delle corone e i denti mancanti vengono fatti dello stesso materiale con cui sono fatte le corone e fusi con esse. Occasionalmente, è possibile usare solo un dente al lato del foro mancante, come supporto, ma purtroppo solo in speciali circostanze.

INFEZIONI

I denti sono composti da uno strato esterno di smalto, da un nucleo interno di dentina, e da un nervo o polpa nel mezzo. La dentina è una struttura tubolare con filamenti di tessuto in ogni tubo, connessi al nervo o polpa. C'è un costante flusso di fluido dal nervo alla dentina e verso l'esterno, allo smalto. C'è anche un costante scambio di minerali tra lo smalto e la dentina. Questo nella situazione ideale.

La dieta può veramente invertire questo flusso e interrompere lo scambio minerale, ma questa è un'altra storia.

Rimuovendo lo smalto e creando delle micro fratture nella dentina, accade molto spesso, ma non sempre, di danneggiare il nervo interno. Il danno può causare che il nervo all'interno muoia lentamente nel corso degli anni, permettendo all'infezione di propagarsi. Questa infezione può passare dal dente all'osso sottostante e causare patologie acute, dolori e ascessi oltre a infezioni croniche asintomatiche nell'osso e nel dente. Il surriscaldamento del dente durante la trapanazione può creare le stesse patologie anche per il nervo o la polpa. Tutte le infezioni creano un sovraccarico tossico. Un dente morto o infetto deve essere estratto o devitalizzato (vedi pagine 92–97): problemi relativi alle estrazioni e alle canalizzazioni dentali). Un nuovo modo di rivestimento dei denti per motivi estetici rimuove più della metà dello smalto del dente. Questo lavoro viene effettuato su denti perfettamente sani. Tale distruzione di smalto per ragioni estetiche deve essere giustificata, e il paziente deve essere messo nella condizione di conoscere il rischio per la sua salute connesso a tale distruzione. Il consenso informato è come sempre vitale.

Nell'opinione dell'autore (dottor G. M-H) maggiore è la quantità di smalto che viene lasciato attaccato al dente che viene preparato per un ponte o una corona, e maggiori sono le possibilità di sopravvivenza di quel dente. Noi incapsuliamo in corone i denti ma solo se non esiste altra possibilità per salvarli. Creare una corona deve essere per noi l'ultima scelta possibile nel trattamento di un dente, non certo la prima.

ORTODONZIA

Andiamo ora a "pestare dei piedi" più professionali. La cosiddetta "ortodonzia" è la branca dell'odontoiatria che, attraverso lo spostamento dei denti nella mandibola, crea buoni risultati estetici. Spostare i denti che si trovano in equilibrio con le forze dei muscoli della mascella, porterà purtroppo inevitabilmente al fallimento a lungo termine del trattamento ortodontico, così spesso malvissuto dai pazienti.

Il "sovraffollamento di denti", notato quasi universalmente nei ragazzi e negli adulti oggigiorno, è un fenomeno moderno. Esso non si rileva nei teschi che risalgono al periodo antecedente a 200 anni fa. I teschi, sin dai tempi del periodo romano, mostrano belle e sane arcate dentali complete. Costoro non avevano l'aspetto di "ratti dal mento sfuggente" di buona parte della popolazione di oggi. Lo stesso sviluppo di arcate dentali complete può essere ancora visto, ai nostri giorni, in coloro che sono stati sufficientemente fortunati da sfuggire agli assalti e alle devastazioni della dieta moderna. L'evoluzione impiega migliaia di anni a compiere il suo lavoro, non 200 anni. Le attuali mascelle sovraffollate di denti che noi dentisti vediamo, sono un diretto risultato della dieta moderna. Il dottor Weston Price illustrò questo fenomeno nel suo libro Nutrizione e degenerazione della razza, scritto negli anni Trenta del secolo scorso.

Quello che accade è che i muscoli della mascella vanno in uno spasmo e non consentono alle ossa mascellari di svilupparsi. Lo zucchero è il primo colpevole nel causare spasmi muscolari. Mia figlia digrignava i suoi denti da latte sulla linea gengivale; ogni notte potevamo sentire il rumore del digrignamento. Eliminando lo zucchero dalla sua dieta, seppure con qualche difficoltà, il suo digrignamento notturno si interruppe quasi immediatamente. L'atto di digrignamento è un modo per i muscoli di mostrare il loro stato spasmodico.

Ortodonzia ortopedica

L'affermazione "i denti sono troppo grandi per la mandibola" è falsa. Essa dovrebbe essere sostituita con "le mandibole sono troppo piccole per i denti". Per conseguenza, estrarre i denti per adattarsi allo spazio disponibile nella mascella è quasi sempre il peggior trattamento da fare. Occasionalmente, estrarre i denti per ragioni ortodontiche è giustificato, ma non molto spesso. Espandere le ossa mascellari fino a raggiungere la dimensione corretta permette ai denti di crescere al posto giusto. A volte accadrà che i denti abbiano bisogno di essere rimossi, ma se le ossa della mandibola sono della giusta dimensione e nella corretta relazione le une alle altre, i denti stessi si sistemano da soli, senza alcun intervento esterno. Questo approccio viene chiamato ortodonzia ortopedica.

L'ortodonzia ortopedica misura le ossa del cranio e la grandezza dei denti. Essa può allora accuratamente lavorare su come dovrebbero essere le dimensioni delle ossa mascellari e sulla loro relazione l'una con l'altra. Quando le ossa mandibolari si sono sviluppate, i denti vanno in una buona posizione estetica e funzionale, in equilibrio con le forze della lingua all'interno e con le labbra e le guance all'esterno. Il risultato finale è una dentizione stabile che ha un bell'aspetto e che funziona bene, con grandi benefici di salute per l'individuo. I pazienti abbastanza fortunati da ricevere tale trattamento, raramente sperimentano la ricaduta che invece ricorre spesso dopo il trattamento ortodontico tradizionale.

Estrazioni ortodontiche

Un trattamento ortodontico che estragga i denti può condurre a ciò che i dentisti chiamano "arcate collassate". Questo significa, che, sebbene i denti possano sembrare diritti alla prima occhiata, l'accoppiamento dell'arcata superiore, contro quella inferiore, non è in armonia con la forma delle ossa della mandibola e con la posizione dei muscoli che controllano la mascella. Ecco che cosa può accadere:
- Disturbi alle giunture della mascella più avanti negli anni;
- Aspetto esteriore della bocca alterato: invece che un'ampia e piacevole forma della bocca, le arcate sono strette e producono la bocca a forma di "bocciolo di rosa" con un mento gracile che enfatizza la grandezza del naso;
- Denti del giudizio incastrati: il mancato sviluppo delle ossa della mandibola non lascia ai denti del giudizio lo spazio di fuoriuscire ed essi si infossano nell'osso.

Questo è il motivo per cui, rispetto al passato, oggigiorno abbiamo moltissimi denti del giudizio che vengono rimossi.

Caso studio 4

Quattro denti premolari erano stati estratti quando il paziente aveva 13 anni. Ciò ha fatto in modo che i restanti denti posteriori si sono inclinati in avanti.

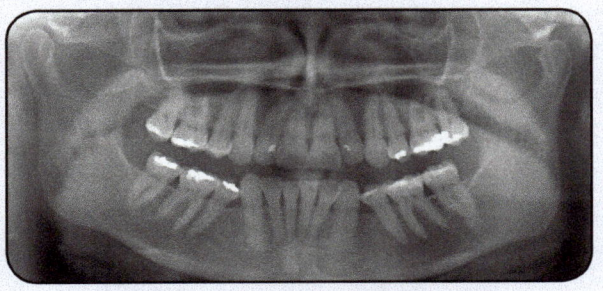

Fig. 3,9 Un tipico caso di estrazione ortodontica che ha inclinato in denti in una direzione innaturale.

Questo paziente ha dovuto poi rimuovere i denti del giudizio e ha avuto un considerevole disturbo alle giunture della mascella. Questo è stato un diretto risultato del trattamento di estrazione ortodontica.

Molti denti del giudizio hanno un apporto ematico ridotto e il nervo al loro interno è morto. Questo può condurre a infezioni in generale e anche ad infezioni da cavitazione, entrambe le quali danno severe conseguenze tossiche.

Caso studio 5

Noi estraemmo i due denti del giudizio inferiori ad una ragazza di 19 anni, che aveva sofferto di ricorrenti tonsilliti per parecchi anni. I denti sembravano normali quando li togliemmo, quindi nessuna carie o cavità nel dente, e nessun segno evidente di infezione; ma quando il dente venne tagliato a metà, la cavità del nervo (polpa) era vuota. Il nervo che doveva essere all'interno era morto da molto tempo.

> Dopo l'estrazione, le tonsilliti non tornarono mai più. Infatti, i denti infetti scaricavano le tossine giù nell'area delle tonsille, causando le tonsilliti. Il classico trattamento con antibiotici era in grado di trattare solo i sintomi, ma non indirizzava verso la vera causa delle tonsilliti.
>
> *Fig. 3,10 Il dente del giudizio tagliato a metà per mostrare il canale del nervo vuoto.*

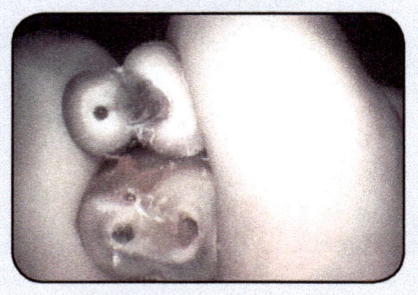

Un'altra conseguenza del mancato sviluppo delle ossa mandibolari è la riduzione dello spazio del seno mascellare e della sua capacità di drenaggio. Le infezioni al seno mascellare sono più frequenti e severe di quanto siano i problemi alla gola e all'orecchio.

Tecnicamente questo è chiamato mancato sviluppo premaxillare ed è dilagante tra i pazienti di oggi. E ciò, a sua volta, aumenta le probabilità di problemi allergici.

Così spesso vediamo allergie e problemi cronici al seno mascellare, risolti quando l'osso mascellare viene ampliato nella forma corretta, anche in età adulta, specialmente in collaborazione con un abile osteopatia craniale. Gli effetti sui bambini sono ancora più incredibili.

Queste sono state le osservazioni dell'autore lungo trentacinque anni di lavoro. Gli specialisti in ortodonzia potrebbero non essere d'accordo. In questo caso la risposta è di dare un'attenta occhiata alle cose, con occhi e mente ben aperti, senza soltanto cercare di proteggere il proprio status quo.

FALLIMENTI DI DIAGNOSI

Purtroppo molti – e remunerativi – approcci dentali sono basati su trapanamento, riempimento e fattura (drill, fill and bill). Il dentista è portato a vedere i singoli denti come oggetti singoli che hanno solo bisogno di essere riparati. La riparazione dei denti viene effettuata nella maniera più economica possibile e l'assicurazione, sia essa privata o statale, paga il conto; a volte paga il singolo paziente. In questo modo molti pazienti ricevono cure dentali di routine che non li indirizzano affatto ai sottostanti problemi.

"Negligenza supervisionata" è il termine con cui il dottor Pankey correttamente definisce questo modo di operare. Questo approccio al trattamento si rivela molto costoso nel lungo periodo, poiché esso conduce a problemi dentali maggiori e a vari disturbi, non essendo stati risolti i sottostanti problemi. In altre parole il paziente deve essere esaminato per intero e non solo i suoi denti o gengive. Devono essere identificate tutte le aree di tossicità. Se specifiche tossine stiano causando specifici problemi.

Molto spesso, quando alcuni tipi di sintomi vengono riconosciuti, allora possono essere associati con alcuni tipi di tossicità. Questo non è prova di rapporto "causa-effetto", ma solo un'indicazione della probabilità di una connessione tra le tossine e i sintomi. Quando il sovraccarico tossinico è stato rimosso e anche i sintomi se ne sono andati, allora si ha una chiara indicazione che vi possa essere stata una connessione tra i due. Non è ancora un pensiero provato. Per una definitiva prova del rapporto certo tra tossine e sintomi, le tossine dovrebbero essere re-introdotte e i sintomi ritornare. Nella vita reale questo comportamento è impossibile e certamente non sarebbe etico farlo.

Conoscere il vostro paziente è il mantra che dovete ripetervi, insieme al conoscere voi stessi, i vostri punti di forza e le vostre debolezze. Fino a quando il paziente non viene accuratamente esaminato, il trattamento appropriato non può essere effettuato.

Fallimento nel seguire principi meccanici

Questo capitolo riguarda l'occlusione e come i denti si adattano e conformano uno all'altro, con le giunture e i muscoli mandibolari.

La riparazione di singoli denti senza alcun riguardo al modo in cui il dente funzioni in relazione agli altri denti, e alle strutture della mascella, è spesso una costrizione che viene esercitata sul dentista dai sistemi di pagamento e a volte anche dalla mancanza di conoscenze appropriate da parte del dentista stesso. Sin da quando i principi di base dell'occlusione sono stati scritti nel 1927 dal dottor Clyde Schuyler, non è giustificata l'ignoranza in questo campo. Tuttavia questi principi non mi vennero insegnati nella mia scuola odontoiatrica negli anni Sessanta e la preparazione degli studenti non sembra essere migliorata fino ad oggi, a questo riguardo.

Se ai denti non è consentito di funzionare in armonia con le articolazioni della mandibola e dei muscoli, si verificherà uno dei seguenti casi.

1. Non accade nulla.
2. C'è una maggiore usura dei denti.
3. Fratture di otturazioni e corone.
4. Maggiore sensibilità al caldo e al freddo sui denti.
5. Maggiore intrappolamento di frammenti di cibo nei denti.
6. La gengiva recede dal collo del dente .
7. Il collo del dente diventa più sottile: avviene la cosiddetta corrosione piezoelettrica del dente. Questo viene spesso confuso con una tecnica scorretta di spazzolatura dei denti.
8. L'osso che sostiene il dente è perso (malattia parodontale).
9. I denti sovrasollecitati muoiono e hanno bisogno di otturazioni o estrazioni.
10. Sindrome da disfunzione temporo-articolare (in inglese TMD), che può assumere la forma di mal di testa, affaticamento, digrignamento notturno, mal di schiena, più, eventualmente, uno, o tutti i sintomi i precedenti.

Quindi, se i principi di base meccanici di occlusione non sono conosciuti e seguiti dal dentista, le conseguenze possono essere gravi per il paziente. Non è questa la sede comunque per discutere sui vari principi di occlusione.

IMPIANTI

Ora noi ci accingiamo a calpestare tutti i piedi – e non solo le dita dei piedi – di qualcuno, ma non ci importa. È più importante avere la verità come nostro obiettivo che essere d'accordo con la maggioranza. La stragrande maggioranza dei dentisti infatti non apprezzeranno il capitolo che segue, in quanto gli impianti costituiscono una loro importante fonte di reddito.

Ho fatto il mio primo impianto nel 1973 e l'ultimo nel 1994, quindi ne ho una notevole esperienza. Mi ci è voluto del tempo per capire le conseguenze di quello che stavo facendo, poiché inizialmente gli impianti sembravano funzionare bene, ma ci volevano diversi anni prima che qualche deterioramento della salute si verificasse nei pazienti.

Stabilire un collegamento tra il deterioramento della salute e la presenza di un impianto collocato anni prima non è facile. Solo quando l'impianto viene rimosso e la buona salute viene ripristinata, il collegamento è presto fatto.

Problemi con gli impianti

Gli impianti sono perni di leghe di titanio collocati direttamente nell'osso per sostituire i denti mancanti. Il problema con gli impianti è triplice:

1. Gli impianti non sono unità sigillate, ma permettono ai batteri di proliferare nelle fessure. Nel migliore dei casi, vi sarà spazio sufficiente tra le varie parti dell'impianto per otto batteri che si allineino frontalmente. Un dente ha un fluido che scorre continuamente verso l'esterno partendo dal collo del dente. Questo fluido impedisce ai batteri di penetrare lungo la radice. Gli impianti non hanno più tale protezione contro la penetrazione e l'infezione batterica.

2. Per parecchio di tempo, gli impianti restano collocati in aree di infezione da cavitazione, causando la lenta diffusione dell'infezione, di solito, tramite l'osso.

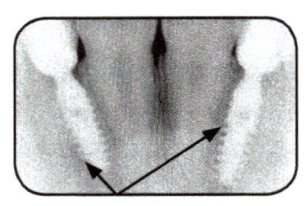

Fig. 3,11 Osso infetto attorno all'impianto.

3. Infine, la corona posizionata sopra l'impianto è costituita da una lega differente rispetto all'impianto stesso. Questo porta all'inevitabile corrosione e al rilascio di metalli nel corpo. Pochi dentisti eseguono una qualsiasi delle prove necessarie per vedere se la miscela di metalli che utilizzano influirà sulla salute del paziente. Partono dall'assunto, a torto, che per la maggior parte dei pazienti i metalli non siano un problema. Ma la Legge di Faraday è sempre valida: metalli diversi corrodono quando sono a contatto, ed essa funziona nella bocca così come nel resto dell'universo conosciuto. Questa considerazione sembra essere una sorpresa per alcune scuole odontoiatriche con cui abbiamo avuto discussioni. Questi ioni metallici corrosivi si depositano nei denti, nelle gengive e, una volta inghiottiti, giungono nell'intestino. Questa corrosione produce un'elettricità che è misurabile: è il cosiddetto elettro-galvanismo orale.

Galvanismo orale o dentale

Il potenziale elettrico tra i denti e le gengive per effetto del rilascio di ioni metallici causati dalla corrosione è ciò che viene misurato e chiamato "effetto galvanico" o galvanismo dentale. Gli effetti galvanici vengono utilizzati per organizzare la sequenza del trattamento. La teoria vuole che l'otturazione più reattiva debba essere rimossa per prima e la successiva – la seconda più reattiva – subito dopo e così via; e che questa "rimozione sequenziale" possa notevolmente migliorare la salute del paziente.

Noi autori (dottor Graeme e dott.ssa Lilian Munro–Hall) abbiamo fatto tests approfonditi nella nostra pratica, ma non abbiamo trovato alcuna differenza misurabile in benefici per la salute a secondo che questa teoria fosse stata seguita o meno.

A prima vista si tratta di una teoria interessante e potrebbe avere una qualche validità, ma in realtà è ininfluente, a condizione che protocolli terapeutici corretti vengano utilizzati come descritto in seguito. Il galvanismo mostra solo che la corrosione dei metalli in bocca sta avvenendo e nient'altro.

Il diverso potenziale elettrico dei vari metalli utilizzati in odontoiatria e il body piercing hanno entrambi un effetto sui nervi. Un basso potenziale elettrico può stimolare le cellule nervose, mentre un alto potenziale elettrico inibisce la trasmissione nervosa. In una percentuale significativa di pazienti, questo sconvolge i circuiti di feedback propriocettivi (dei sensori interni) provocando ad alcuni gruppi muscolari di essere indeboliti e deteriorati, e portando a dolore, debolezza, degenerazione articolare, anche alla ME (Myalgie Encephalomielitis, sindrome da fatica cronica).

Quindi di nuovo ecco un'altra buona ragione per non utilizzare metalli in odontoiatria o non sottoporsi a body piercing. Quest'ultima sembra essere una pratica molto strana: rischiare la propria salute per un cosiddetto opinabile miglioramento estetico.

Caso studio 6
I sintomi e le cause

Una signora proveniente dalla Norvegia aveva nove impianti, posizionati negli ultimi tre anni per sostituire i denti mancanti. Non voleva avere protesi mobili in bocca. A poco a poco la sua salute era scivolata a un punto tale che pensava che sarebbe morta entro l'anno. Aveva un gran numero di gravi sintomi di allergie, malattie autoimmuni al fegato e varie disfunzioni renali. Tutti i sintomi non rivelavano alcun motivo conosciuto, nonostante i test lunghi e costosi effettuati. Un chirurgo orale le disse che quattro degli impianti "non avevano fatto presa" e dovevano essere rimossi.

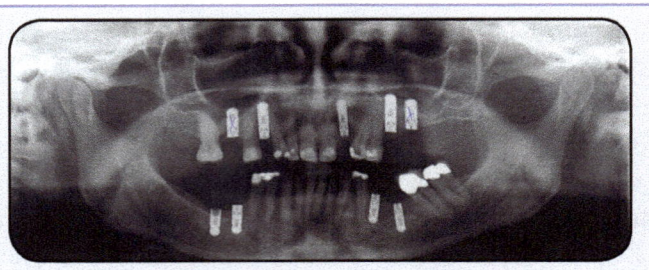

Fig. 3,12 una radiografia della sua bocca che mostra i nove impianti.

Il trattamento

Abbiamo rimosso tutti e nove gli impianti sotto il protocollo "Hall V-Tox" nell'arco di due giorni. L'osso intorno agli impianti cosiddetti sani venne spedito, per l'analisi delle tossine, ad un laboratorio specializzato negli Stati Uniti. In base ai risultati mostrati, tutto l'osso risultava altamente intossinato. La Figura 3,13 mostra i risultati di laboratorio dei livelli di tossicità di un osso posto intorno ad uno degli impianti apparentemente sani. La tossicità nell'osso era grave, il valore era alla sommità della scala utilizzata per la misurazione. Tutti e cinque i principali sistemi enzimatici erano inibiti con una media del 90%. Non c'è da stupirsi che lei pensasse di morire a breve.

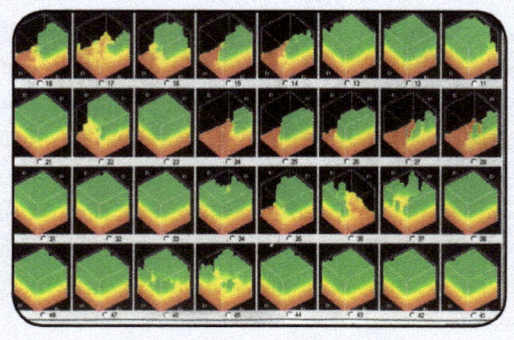

Fig. 3,13 La scansione Cavitat mostrava infezioni ossee attorno a tutti gli impianti.

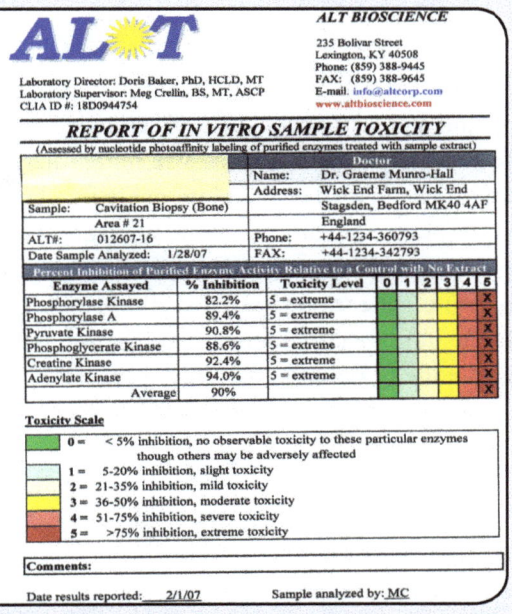

Fig. 3,14 L'estrema inibizione degli enzimi sopra esaminati.

Il recupero

Anche un ulteriore test fatto da noi alla poltrona, aveva mostrato l'estrema tossicità attorno a tutti gli impianti. Dopo la rimozione degli impianti e la ripulitura delle infezioni, eseguita correttamente, i risultati furono rapidi ed impressionanti. Entro tre mesi la signora era tornata di nuovo a cantare nel coro della sua chiesa ed entro nove mesi aveva riconquistato una salute robusta. Un'ulteriore scansione dell'area ci aveva poi ha mostrato la guarigione completa dell'osso. A quel punto indossò volentieri una protesi parziale!

Ciò che è importante in questo caso è:
- Come poteva il suo medico collegare i suoi impianti con i suoi sintomi?
- Come il chirurgo orale poteva essere in grado di vedere la tossicità dell'osso intorno agli impianti?

Si trattava di un compito impossibile per loro. Essi non disponevano delle conoscenze e dell'esperienza per collegare gli impianti a precarie condizioni di salute. Se il paziente non avesse fatto la propria ricerca, e se non si fosse fidata del suo istinto che le diceva che c'era qualcosa che non andava con gli impianti, la sua situazione non sarebbe migliorata.

In effetti, lei pensava a ragion veduta che sarebbe morta entro l'anno. Ancora una volta si dimostra che in qualche livello mentale, la stragrande maggioranza dei pazienti intuiscano dove in realtà si trovano i problemi.

Caso studio 7
I sintomi e le cause

Questo caso dimostra il legame tra odontoiatria tossica e ciò che si percepisce essere una malattia indipendente.

Un giovane poco più che ventenne era stato diagnosticato come schizofrenico paranoide da tre anni. Era stato dentro e fuori varie cliniche dall'età di quindici anni. Aveva un amalgama delle dimensioni di una capocchia di spillo in un premolare superiore che era stata messa quando aveva quattordici anni, un anno prima che si manifestasse la sua malattia mentale. Nessun trattamento provato finora lo aveva aiutato.

Era fuori dalla società e un peso per essa. Compiva atti molto strani e c'era sempre una corrente sotterranea di potenziale violenza in lui. Ciò rendeva il lavorare con lui particolarmente stressante, dal momento che non eravamo mai sicuri di quanto fosse in realtà controllato o se, voltandogli le spalle, ci saremmo ritrovati con un coltello tra le scapole! Non aveva neanche un soldo per cui, non solo non gli venne addebitato il trattamento, ma alla fine gli pagammo anche l'alloggio durante la settimana di trattamento.

> *Il trattamento e recupero*
>
> La rimozione di questa unica amalgama e il passare attraverso l'integrazione e il programma di endovene di vitamina C furono sufficienti per cambiare la sua vita. Il ragazzo fu in grado di rientrare nella società, andò all'università e si laureò in matematica, e trovò anche un partner. Lungi dall'essere un peso per la società, ne divenne invece un attivo collaboratore. Quando ci lasciò chiese la fattura per la prestazione e pagò tutto qualche tempo dopo.
>
> Questa piccola amalgama aveva premuto il pulsante che accendeva la sua malattia mentale rendendolo iperreattivo. La rimozione in modo corretto aveva avuto l'effetto più profondo sulla sua vita e sul suo futuro.

INFEZIONI FOCALI

Un'infezione focale è un'infezione batterica persistente, limitata ad un organo o ad una regione specifica, ma che provoca sintomi in altre parti del corpo. L'odontoiatria convenzionale non accetta il concetto dell'infezione focale anche se sia i medici che i veterinari lo hanno accettato. (Non sarebbe economicamente vantaggioso per l'odontoiatria accettarlo, anche se, ovviamente, questo non dovrebbe essere il motivo da addurre per rifiutarlo). La teoria dell'infezione focale era un tempo accettata dai dentisti, ma con l'avvento degli antibiotici la teoria cadde in disuso.

Le infezioni croniche

Un'infezione focale è in effetti molto più di una teoria. Le infezioni focali sono per la maggior parte infezioni croniche. Un'infezione cronica non ha il dolore, il pus, l'arrossamento e il gonfiore di un'infezione acuta. Può trovarsi nascosta senza sintomi evidenti che avvertano il paziente. Con le infezioni croniche, l'organismo si avvolge in un bel rivestimento protettivo mucillaginoso. Questo "cappotto" lo rende impermeabile alle difese naturali del sistema immunitario corporeo. È un effetto di nascondimento da esso. La colonia di organismi ottiene così tutto ciò di cui ha bisogno dal corpo: calore, riparo, cibo, e anche il modo per scaricare nell'organismo i prodotti di scarto che essa produce.

Le infezioni acute che tutti conosciamo si manifestano con gonfiore, arrossamento, aumento della temperatura e formazione di pus. Queste infezioni sono prese in carico e "spietatamente" trattate dal sistema immunitario.

Le infezioni croniche si proteggono invece da questo attacco. Le zone più frequenti in cui trovare queste infezioni nascoste sono, nell'ordine, le ossa della mascella, i denti, le tonsille e i seni mascellari, anche se possono verificarsi in qualsiasi altra parte del corpo. Un esempio classico è l'infezione dentale da cavitazione. Questo tipo di infezione è stato spesso riportato in letteratura sin dal 1915 da autori di tutto rispetto come G.V. Black e poi da Weston Price, ma deve ancora essere accettata nella comunità dentistica a tutt'oggi.

> "Essere accettata nella comunità dentistica a tutt'oggi. Queste aree infette causano problemi molto più gravi di quanto si possa supporre sulla base della loro grandezza".
> Dottor Weston Price

Se questo dato di fatto venisse accettato, porterebbe ad importanti cambiamenti nella pratica abituale dell'odontoiatria, ma, anche se è dimostrato al 100% che è vero, l'esistenza di infezioni da cavitazione viene ignorata dalla categoria professionale dentistica tradizionalista.

La teoria dell'infezione focale

L'infezione focale era una teoria molto diffusa durante la prima metà del 20° secolo. Si presumeva in base ad essa che l'infezione in una parte del corpo potesse causare sintomi in un'altra zona nettamente separata. Il modo in cui si supponeva che questo funzionasse è che i microrganismi dal sito dell'infezione si distacchino galleggiando nel flusso sanguigno e possano essere portati in giro in tutti i vasi sanguigni. I vasi sanguigni diventano progressivamente sempre più stretti. Le arterie si riducono ad arteriole, che a sua volta si riducono a capillari, fino alla fine, là dove ci sarà spazio per un solo globulo rosso alla volta per infilarsi attraverso lo stretto passaggio. Il microrganismo invasore quindi seguirebbe lo stesso percorso del sangue, fino a quando non si troverebbe letteralmente incastrato nella sempre più ridotta serie di passaggi di dimensione. Là dove è accaduto questo, un'infezione ha inizio, in un'area completamente nuova del corpo. Questa teoria è stata rivista nel recente passato per includere il concetto del rilascio di tossine: un mix proteico complesso che i microrganismi emettono come prodotti di scarto del loro metabolismo. Queste tossine possono essere molto attive biologicamente e anche piccole quantità di esse possono avere effetti devastanti sulla salute. Proteine come la heat shock protein 60 o HSP60 provenienti da batteri della bocca, sono ora fortemente indicate come causa di malattie cardiache e ictus. Le tossine attaccano i tessuti danneggiati o i tessuti deboli sulla base della predisposizione genetica del paziente, oltre ai tessuti resi vulnerabili dalla nutrizione inadeguata.

Le fonti più comuni di infezioni dentali focali

Ci sono quattro principali fonti di infezioni focali associate con l'odontoiatria. Queste sono:
1. Cavitazioni o infezioni denominate "NICO" nell'osso;
2. Riempimenti canalari;
3. Denti morti e infetti;
4. Malattie delle gengive.

1. Le cavitazioni o infezioni NICO nell'osso
INDIVIDUARE LE INFEZIONI DA CAVITAZIONE

Le infezioni da cavitazione, a volte chiamate lesioni ossee di Ratner, o, quando provocano dolore, NICO (osteonecrosi cavitazionali che inducono nevralgia) sono state riportate in letteratura da quasi cento anni, ma sono state generalmente ignorate. La ragione di questo atteggiamento è che non sono facilmente visibili in una lastra radiografica. L'aspetto abituale di una normale infezione ossea è un'ombra scura molto distinguibile, mentre le infezioni da cavitazione forniscono solo un'indicazione debole della loro presenza su una lastra ai raggi X e di conseguenza vengono per lo più trascurate. Queste infezioni possono essere indolori o, al contrario, provocare la nevralgia del trigemino. Quest'ultimo dolore viene spesso scambiato per mal di denti, e denti innocenti vengono estratti uno dopo l'altro in un vano tentativo di porvi fine. Ancora peggio, denti sani vengono devitalizzati, provocando altre infezioni focali.

L'odore è un altro modo di rilevare le infezioni da cavitazione. Quando una cavitazione viene aperta, compare uno di due odori molto caratteristici. Il più frequente è un odore simile al fumo stantio, come quello che si percepisce entrando in una stanza la mattina dopo una festa particolarmente brillante. L'altro è un odore pungente, acre come quello si incontra spesso quando si apre un ascesso infetto. Questi odori sono talvolta presenti durante l'estrazione dei denti e quando si ripuliscono le infezioni parodontali o le gengive. Il significato di tali odori non è conosciuto, ma sono un'ulteriore conferma della presenza di un'infezione cronica di vecchia data. Il modo più affidabile per scoprire la dimensione e la posizione di una cavitazione è senza dubbio l'apparecchio denominato "Ultrasound Scanner Cavitat". La scansione Cavitat mostra la vera estensione di una infezione da cavitazione in 3D. Essa ha rivoluzionato la diagnosi delle infezioni da cavitazione e rappresenta probabilmente il progresso più importante in odontoiatria degli ultimi 20 anni. Il Cavitat toglie ogni dubbio durante la chirurgia della cavitazione ed aumenta la possibilità di un risultato positivo.

Le cause di infezioni di cavitazione

La cavitazione si forma quando l'afflusso di sangue alle ossa viene interrotto. Lesioni come il colpo di frusta, la caduta da biciclette o cavalli, sono le cause più comuni di infezioni della cavitazione. Anche la caduta da ubriachi dalla portiera di un taxi, avvenuta dodici anni prima, ha prodotto cavitazioni in uno dei nostri pazienti.

Il rifornimento di sangue può essere interrotto dal trauma, causando la morte dell'osso, che consente ai batteri di insediarsi nell'area morta. Iniezioni dentali, un troppo entusiasta trattamento ortodontico, denti che hanno subito un urto, denti infetti o morti e devitalizzati rappresentano altre possibili cause.

Tuttavia, le più comuni cause di infezioni della cavitazione sono le estrazioni. Durante l'estrazione, l'anestetico locale riduce l'apporto di sangue, l'osso attorno al dente viene fratturato, e l'infezione esistente intorno alla superficie lesa della radice viene abbandonata a se stessa. La ferita aperta si chiude e "guarisce" lasciando la possibilità ai batteri che stanno dietro di moltiplicarsi e di prosperare. Per proteggersi dal sistema immunitario, i batteri si avvolgono in un involucro viscido e mucillaginoso. Qui lentamente si espandono come un palloncino che viene gonfiato, traendo sostanze nutritive dal loro ospite e scaricando in lui i loro prodotti di scarto tossici. Il centro di tale area diventa cavo, e così in questo modo si forma una cavità. Tale processo può richiedere anni, ma è indolore (di solito), e non è presente nessuno degli indicatori di un'infezione acuta come ad esempio infiammazione, arrossamento, gonfiore, dolore…

Le infezioni delle cavitazioni vengono riscontrate in altre ossa dopo un trauma e sono da tempo riconosciute dai chirurghi ortopedici. Nei bambini, le infezioni della cavitazione sono rare (gli autori non ne hanno mai riscontrato un solo caso), probabilmente a causa della natura elastica dell'osso giovane e del rimodellamento osseo pressoché costante con la crescita.

Negli adulti giovani, di oltre diciassette anni, sono molto spesso associate a denti fratturati o non spuntati. La diagnosi è possibile attraverso la lettura di una lastra Rx da parte di occhi esperti o con uno scanner a ultrasuoni Cavitat. Anche la pressione delle dita da entrambi i lati della zona sospetta, provocando dolore con un aumento di pressione, mostra la presenza di una cavitazione. Per definizione, un'infezione della cavitazione ha un centro vuoto, quindi lo scanner Cavitat può rilevare in 3D la dimensione e anche la posizione di un'infezione della cavitazione all'interno dell'osso mascellare. Le cavitazioni spesso si scoprono dopo l'estrazione dei denti del giudizio e sotto i siti di estrazione posteriori dei denti molari.

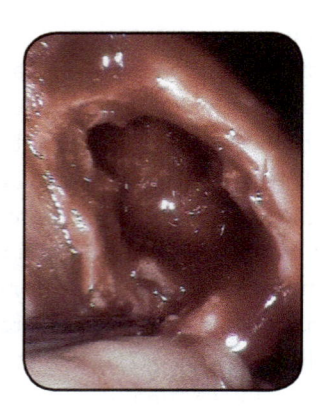

Fig. 3,15 Un buco di cavitazione nell'arcata superiore. La gengiva adiacente è stata sbucciata e l'osso morbido raschiato via. Nessun trapano è stato utilizzato per aprire l'osso. Il foro della cavitazione è circa della dimensione di un mezzo acino d'uva. I denti erano stati estratti dieci anni prima.

L'effetto di queste infezioni non deve essere sottovalutato, come illustrato dai seguenti tre casi.

Caso studio 8

Un giovane uomo di ventun anni aveva estratto tutti i denti del giudizio all'età di diciannove in ospedale, senza complicazioni di nessun tipo. Dopo diciotto mesi di successi scolastici all'università, all'improvviso divenne cronicamente stanco, al punto che non era in grado di concentrarsi, ed ebbe un aumento di allergie tale da dover smettere di studiare. Venne da noi diciotto mesi dopo aver cessato di studiare, nel tentativo di riprendersi la sua vita.

Avevamo trattato la madre con successo l'anno precedente per una faccenda diversa. Dagli esami risultavano cavitazioni intorno ai siti di estrazione dei denti del giudizio, anche se all'apparenza presentava una dentatura sana e senza malattie gengivali. Le cavitazioni furono aperte e pulite, usando il protocollo V-Tox Hall. Entro un mese ci fu un notevole miglioramento dei sintomi, ed entro sei mesi il ragazzo aveva ripreso i suoi studi con lo scopo di laurearsi e di iniziare a lavorare. I sintomi furono completamente risolti entro dodici mesi, oggi ha conseguito la laurea e vive una vita normale.

Caso studio 9
I sintomi e le cause
Una donna di mezza età aveva un dolore cronico nella mascella superiore, da oltre dieci anni. Era andata il giro da tutti gli specialisti che avrebbero potuto essere pertinenti al suo caso, e aveva effettuato innumerevoli test. Nessuno riusciva a trovare alcuna ragione per il suo dolore invalidante. L'unico sollievo era il trattamento tradizionale di antidepressivi e tranquillanti che sopiva, ma non eliminava, il dolore. Tuttavia, dopo dieci anni, gli effetti collaterali dei farmaci sulla pelle e sull'apparato digerente erano gravi ed in forte aumento.

Il trattamento e la guarigione
Un esame rivelò una grande cavitazione nella mascella superiore, proprio dove aveva il dolore. Tre denti erano stati estratti lì diversi anni prima della comparsa del dolore.

La cavitazione fu aperta e ripulita con il protocollo V-Tox Hall. La mascella superiore era marcita lungo tutto il seno mascellare; si era creato uno spazio d'aria nelle ossa delle guance. Nel giro di poche settimane il dolore diminuì ed ella smise di sua volontà tutti i farmaci. Dopo sei mesi, placati gli effetti collaterali della sospensione degli psicofarmaci, il dolore scomparve, e poté andare avanti con la sua vita, rimanendo senza problemi di salute fino ad oggi. Test effettuati sul campione della cavitazione hanno dimostrato che era estremamente tossica.

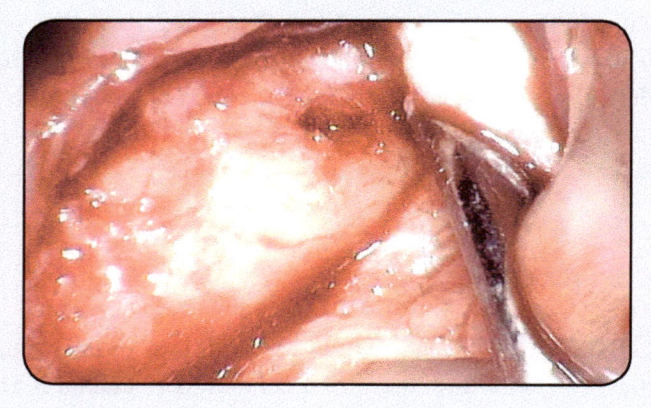

Fig. 3,16 La superficie della cavitazione dove la gengiva venne aperta.

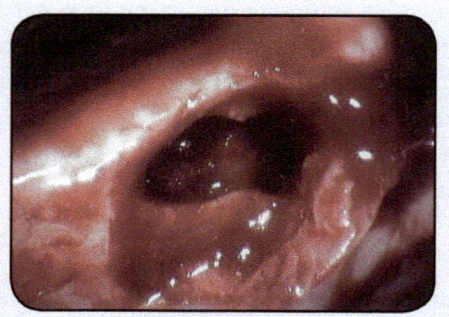

Fig. 3,17 Il foro di cavitazione dell'osso dopo che la parte morbida di osso morbido era stata raschiata via.

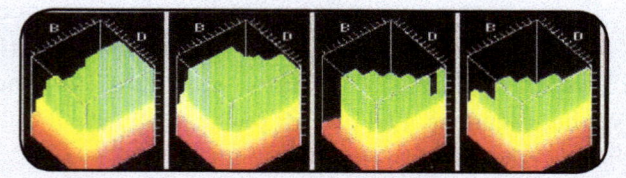

Fig. 3,18 Una scansione Cavitat. Il colore nero denota la zona infetta; nel colore grigio chiaro sono mostrati i confini ossei della cavitazione.

Caso studio 10
I sintomi e le cause

Una donna di vent'anni aveva estratto quattro denti del giudizio all'età di diciotto, a causa del dolore. Non c'erano stati problemi subito dopo le estrazioni. Però aveva installato da due anni un apparecchio ortodontico per adulti fisso a doppio binario, per raddrizzare i denti superiori. Questo apparecchio le era stato in seguito rimosso, un anno prima che la vedessimo. Dovette smettere di studiare a causa della stanchezza cronica, dell'incapacità di concentrarsi, del lancinante e intermittente dolore acuto nella zona temporo-mandibolare e intorno ai siti di estrazione dei denti del giudizio. Aveva costantemente in bocca un sapore amaro fin dall'estrazione, che trovava molto difficile da sopportare.

Molti test approfonditi erano stati eseguiti, ma nessuna diagnosi le venne fatta, né alcun aiuto concreto le venne mai offerto. Non aveva otturazioni e nessuna malattia gengivale. Il trattamento ortodontico le aveva dato una bella dentatura, ma il modo in cui i denti si tenevano insieme non era in armonia con le articolazioni mandibolari.

Il trattamento

Era presente una malocclusione grave, o di stress strutturale. Le articolazioni della mandibola mostravano usura poiché erano costrette indietro nel cranio.

La malocclusione la potemmo risolvere prima con un dispositivo di plastica indossato sopra i denti, finendo poi con un riequilibrio o rettifica delle superfici di contatto dei denti, riportandole alla forma corretta.

Una scansione Cavitat e raggi X OPG (una scansione panoramica dentale x-ray) mostravano cavitazioni grandi attorno a tutti i siti di estrazione dei denti del giudizio, che si estendevano a tutti i denti.

La guarigione

La pulizia iniziale le diede solo un po' di sollievo. La paziente voleva che tutti i molari le fossero estratti e che le cavitazioni sottostanti fossero pulite. Sapevamo dalla scansione e dalla prima operazione che le cavitazioni avevano coinvolto i molari, così questi denti, tutti mai otturati, le vennero estratti, Le cavitazioni vennero ripulite attraverso una serie di operazioni, ma erano ampie e si estendevano ai denti vicini. Ogni operazione portava sempre più sollievo dai sintomi. Dopo l'operazione finale, lasciando purtroppo una ragazza di vent'anni senza denti molari, finalmente i suoi sintomi vennero risolti. Nessun sapore aspro, nessun dolore, nessuna stanchezza cronica... Ha ripreso gli studi ed i sintomi non sono più tornati. I denti mancanti sono stati sostituiti con protesi parziali.

Il compromesso tra la salute e i denti

Per lei il trattamento fu un successo. La perdita dei denti molari fu certamente una sfortuna, ma meglio non avere i denti molari che nessuna qualità di vita. Queste furono precisamente le sue parole, non le nostre.

Non vi è altro un modo di trattare tali infezioni che sia diverso dalla rimozione dei denti e dalla pulizia dell'osso. I batteri sono radicati e inattaccabili sia dagli antibiotici che dal sistema immunitario. La rimozione di questi denti può sembrare nel caso in oggetto un intervento drastico, ma non vi era altra scelta. La medicina convenzionale aveva fallito, le infezioni visualizzate sullo scanner Cavitat erano reali, e non vi è che un solo modo di trattarle.

In sostanza la ragazza ha optato per un compromesso: la salute invece che i denti, e nel suo caso è andato tutto bene. La rimozione dei denti apparentemente sani, senza un legittimo motivo, nella speranza di migliorare la salute non è mai raccomandata. È qui che mani esperte e prove corrette costituiscono requisiti fondamentali per un buon trattamento.

Il trattamento futuro potrebbe essere una terapia a impulso luminoso, in quanto alcune lunghezze d'onda della luce possono penetrare il cappotto viscido creato dall'organismo e uccidere i batteri. Tuttavia, questa tecnologia non è attualmente disponibile, anche se gli autori stanno conducendo proficui esperimenti.

La ragazza è stata sfortunata ad avere batteri nelle sue cavitazioni che hanno attaccato l'osso vicino così rapidamente. Forse, il trattamento ortodontico stesso le aveva spostato i denti nelle cavitazioni accelerando in questo modo il processo di espansione. Senza scanner Cavitat è poco probabile che avremmo compreso la vera dimensione e la forma delle infezioni della cavitazione. Per curiosità, i denti molari estratti vennero tagliati a metà per esaminare il nervo o la polpa all'interno. Nei denti accanto al punto originario di estrazione dei denti del giudizio, tutti i nervi erano rovinati: i denti erano morti. Nei denti che si trovavano appena oltre, tutti i nervi mostravano danni, nessuno era sano. È interessante notare che tutti i denti testati prima delle estrazioni risultavano "vivi" ai test della polpa.

Soluzioni possibili alle infezioni da cavitazione
Nosodi omeopatici

Un approccio popolare per trattare le infezioni della cavitazione utilizzato da alcuni dentisti alternativi, ma che dovrebbe essere scoraggiato, è l'iniezione nosode omeopatica nella zona colpita. Questa iniezione diffonde solo l'infezione in zone più profonde del tessuto osseo. Non vi è alcuna giustificazione per tale trattamento. Abbiamo visto molti casi di iniezioni nosode falliti, eseguiti da professionisti entusiasti, ma essenzialmente ignoranti delle conseguenze. Nosodi omeopatici possono essere adatti in alcune situazioni, ma noi di certo non li usiamo. La nostra esperienza è che è meglio non tentennare con i batteri, ma anzi occorre andare contro di loro con tutte le nostre armi spianate.

Ozono

Iniettando ozono nella cavitazione si riduce il numero di batteri per un po', ma poiché i batteri sono protetti all'interno del loro cappotto viscido, l'ozono non può raggiungerli tutti, quindi l'infezione ritorna com'era prima in un breve periodo di tempo. L'ozono è in grado di offrire un sollievo dei sintomi a breve termine, ma non è una bacchetta magica. L'ozono risulta efficace come una delle possibili armi per attaccare i batteri.

Dal momento che i batteri all'interno delle cavitazioni sono prevalentemente anaerobici, l'ossigeno è letale per questi batteri e l'ozono è eccellente nell'ucciderli ovviamente solo se è in grado a raggiungerli. Noi usiamo l'ozono come parte del trattamento, perché è molto efficace e i batteri non possono diventarne resistenti, come invece fanno con gli antibiotici. L'ozono è parte significativa dell'arsenale contro i batteri, ma l'ozono iniettato nelle infezioni della cavitazione senza altri trattamenti non funzionerà a lungo termine.

Chirurgia

La superficie interna di una cavitazione è ricoperta da una melma. Questa può essere granulare, talvolta scolorita e di solito con molto poco, o spesso nessun sanguinamento.

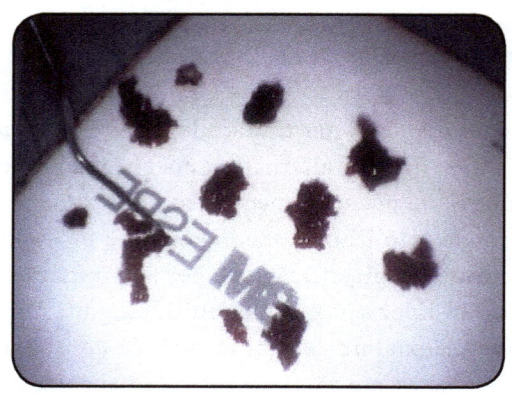

Fig. 3,19 La superficie interna di una cavitazione, ricoperta di melma.

La superficie ossea è morbida e deve essere raschiata via fino a quando il tessuto osseo sano viene raggiunto. Poiché alcune cavitazioni sono più grandi di una punta del pollice, è necessaria perseveranza, tempo e un po' di coraggio da parte del chirurgo per ripulirle completamente. Le cavitazioni spesso seguono i percorsi nervosi attraverso l'osso ed è richiesta quindi la manipolazione esperta della zona da operare per non danneggiare un nervo e far perdere alla persona la sensibilità facciale in maniera permanente. Le cavitazioni possono diffondersi da una zona dentale ad un'altra, coinvolgendo i denti vicini.

L'unico modo di trattare queste infezioni è la chirurgia. Gli antibiotici non penetrano il rivestimento intorno ai batteri, né saranno in grado di farlo altri agenti, come l'ozono, il gas ecc. Queste terapie antibatteriche sono a volte in grado di inibire i batteri ma, nell'esperienza dell'autore, che è piuttosto ampia, non di eliminarli. La pulizia e il lavaggio chirurgico devono essere effettuati sempre.

Il lavaggio con cloruro di magnesio ozonizzato in una soluzione al 3% offre buoni risultati. Soffiare bolle di ozono attraverso la soluzione inserisce ulteriore ossigeno nella cavitazione per uccidere i batteri, e il risciacquo del cloruro di magnesio è un antico suggerimento per pulire le ferite che risale alla Prima Guerra Mondiale. Disinfetta e promuove il sistema immunitario nell'area, per accelerare la guarigione. In alcuni casi, quando il sistema immunitario è molto compromesso, sono necessari altri tipi di intervento.

2. Riempimento canalare o devitalizzazioni

Le devitalizzazioni con riempimento canalare sono un trattamento dentistico di routine. Quando il nervo o la polpa all'interno del dente si infettano, il dente può morire. Un trauma o una botta al dente possono causare la morte della polpa qualora si interrompa l'afflusso di sangue al dente.

La saggezza popolare convenzionale suggerisce che rimuovere tutto il tessuto della polpa (del nervo) all'interno del dente, sterilizzare il canale vuoto, e riempire completamente lo spazio possano "salvare" il dente. Il dente diventa indolore e il trattamento a questo punto viene rivendicato come un successo. Tuttavia, i tre obiettivi nello riempimento delle radici non sono mai soddisfatti, anzi, è materialmente impossibile farlo.

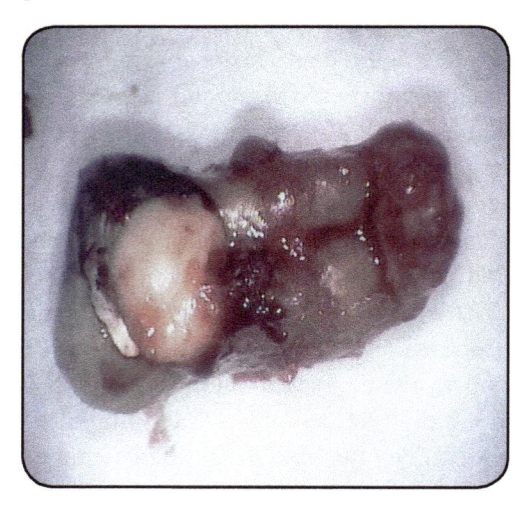

Fig. 3,20 Un dente devitalizzato mostra l'accumulo di batteri nel rivestimento mucillaginoso intorno alla punta della radice e sui lati. Il dente è reso insensibile al dolore, ma in realtà ora è un'importante fonte di tossine.

L'INTERNO DI UN DENTE MORTO

Il disegno tipico della radice di un dente mostra un nervo all'interno della radice, collegato, sotto il dente, al nervo principale da un singolo filamento. Tuttavia, l'interno di un dente non è costituito da una camera singola, ma piuttosto la forma del nervo, o polpa, è simile a una radice vegetale con molte ramificazioni laterali o canali laterali. O immaginatevi il delta di un fiume: c'è il flusso principale e molti piccoli ruscelletti d'acqua, tutti che sversano in mare. Raggiungere il foro principale o il flusso principale non significa raggiungere tutti i flussi collaterali o fori, in quanto è impossibile rimuovere tutto il tessuto nervoso da questi canali laterali. All'interno di questi canali laterali, il tessuto nervoso marcisce, nell'impossibilità di essere ripulito. Questo tessuto in putrefazione diventa infetto e nessun antibiotico o altra sostanza chimica possono raggiungere questi batteri. Non vi è alcun apporto di sangue, per cui il sistema immunitario non riesce a raggiungere questo settore e i batteri possono continuare a vivere indisturbati. Ogni radice ha più di tre chilometri di piccoli tubi che partono dal nervo e finiscono sulla sua parte esterna. Questi tubi sono di dimensioni microscopiche, ma grandi abbastanza per fornire un riparo ai batteri. Immaginate case-grotte lunghe e sottili dove la luce solare non riesce a penetrare e avrete l'idea di queste micro strutture.

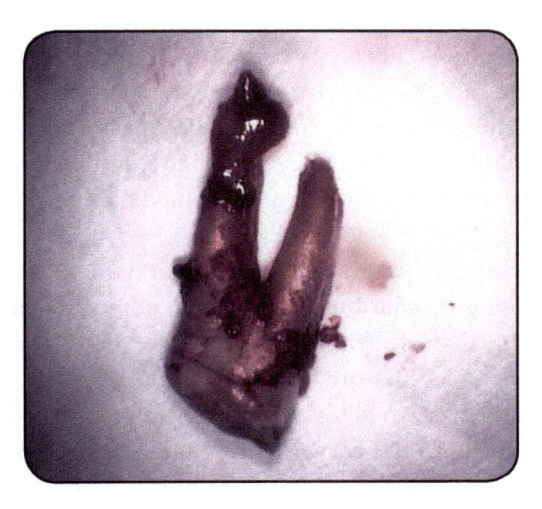

Fig. 3,21 Una massa infetta di tessuto in un tipico dente devitalizzato. Si noti il materiale di riempimento canalare che fuoriesce dalla radice a destra.

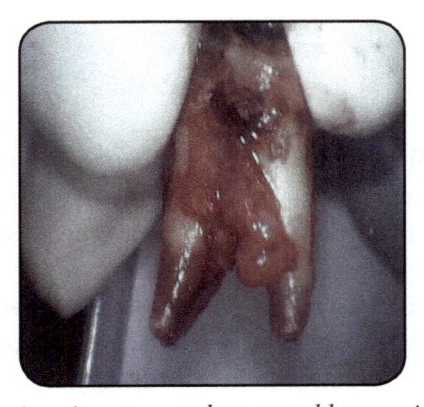

Fig. 3,22 Nessun riempimento canalare potrebbe raggiungere l'infezione situata tra le radici di questo dente.

La tossicità dei batteri anaerobici

Cancrena è il termine più corretto per descrivere tali infezioni. Senza afflusso di sangue in qualsiasi parte dell'ex-nervo, i batteri che vi abitano diventano anaerobici: questo significa che possono vivere in assenza di ossigeno; infatti, l'ossigeno li ucciderebbe. Questi batteri dunque proliferano e si moltiplicano. Producono rifiuti, cioè scorie che devono scaricare, che consistono in tossine proteiche complesse. Queste tossine entrano nel corpo e possono finire ovunque. Le tossine presenti in una radice devitalizzata potevano essere misurate utilizzando un test denominato TOPaS quando questo era disponibile in Inghilterra. Questo test raccoglieva il fluido intorno al collo del dente e analizzava il grado di tossicità e l'attività dei batteri. Questa prova non è più liberamente disponibile.

La complessità delle proteine è in proporzione alla loro tossicità. Il test di tossicità standard utilizza l'iprite come riferimento su una scala da 1 a 10, dove l'iprite è 1. Frequentemente la tossicità della proteina batterica è superiore a 10 sulla scala.

Perché avere un pezzo di tessuto morto e in decomposizione a pochi centimetri di distanza dal cervello? In quale altro posto del corpo vi è un tessuto morto non asportato? Se la punta del dito è defunta, chi vorrebbe che venisse mummificata, magari con un nuovo chiodo a bloccarla nella sua vecchia posizione, magari dipinta del colore giusto e raccontando al paziente che tutto è andato bene? Certo che no!

Materiali di riempimento radicali tossici

Il problema non si ferma con le infezioni intorno alla radice dentale riempita.

Una varietà di materiali di riempimento viene utilizzata per riempire lo spazio in cui c'era il nervo e, come già spiegato a pagina 65, alcuni sono così tossici che è vietato gettarli nella spazzatura perché contaminerebbero le riserve idriche.

Altri materiali rilasciano formaldeide e ammoniaca. Gli effetti collaterali riscontrabili dal materiali di riempimento tossici sono sonnolenza, dermatiti, allergie, sintomi neurologici, disfunzione tiroidea, dolori vari, sinusite e cancro, per citarne solo alcuni.

Quando un dente devitalizzato sviluppa un'infezione alla punta della radice o apice, si esegue un'apicectomia. Questo significa tagliare via la punta della radice e riempire lo spazio ottenuto nella vana speranza che ciò possa rimuovere i batteri. Nel Regno Unito questo riempimento viene fatto con l'amalgama, ma nel resto dell'Europa l'uso dell'amalgama a questo scopo è proibito. Questo utilizzo, naturalmente, peggiora le cose. Tutte le apicectomie sono infette, e tutte producono tossine.

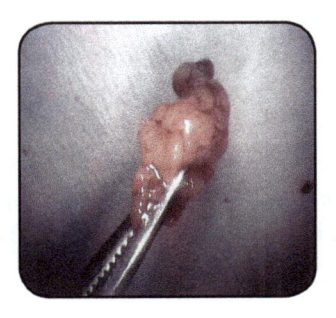

Fig. 3,23 Tessuto infetto rimosso dall'osso dove era stata fatta un'apicectomia.

"La disposizione del dente, la tipologia dei microrganismi al suo interno, e la natura del patrimonio genetico della persona, determineranno le aree della malattia riscontrabile clinicamente. L'unica cosa certa è che, se sei malato, devi iniziare a guardare con molta attenzione i tuoi denti non vitali, che siano devitalizzati o no".

Dottor Robert Gammal, dentista e autore di "Rooted".

OTTURAZIONE BIOLOGICA DELLA RADICE

I riempimenti canalari biologici consistono in una pasta a base di calcio, a pH elevato, che si espande. La pasta sarà in grado di uccidere tutti i batteri per contatto. Viene messa nella camera del nervo e si espande mentre si fissa. Questa espansione forzerebbe il materiale attraverso tutti i piccoli tubuli, spingendo fuori i batteri. Questa è la teoria.

I batteri verrebbero sfrattati con forza dalle loro caverne, per essere uccisi dal sistema immunitario, mentre il materiale in eccesso viene riassorbito nell'organismo.

Tuttavia la teoria e la pratica non sono sempre buone compagne. Il materiale, Biocalex o Endocal, può essere utilizzato solo su otturazioni radicali nuove.

Un dente già devitalizzato non può essere riempito, poichè i tubuli saranno bloccati dal primo tentativo di riempimento radicale. Così, nel secondo tentativo, Endocal non sarà in grado di penetrare nei tubuli per sfrattare i batteri. Inoltre Endocal non può essere visto facilmente ai raggi X, a meno che non venga aggiunto ittrio alla pasta. Un corretto riempimento del canale non avviene praticamente mai, a causa della forma complessa della camera col nervo. L'esperienza degli autori è che, nel migliore dei casi, solo uno su tre denti devitalizzati, riempiti di Endocal, risulta al test libero da tossine. Gli altri due rimangono altamente tossici.

3. Estrazioni

La procedura chiave per eseguire le estrazioni senza avere la formazione di un'infezione da cavitazione, è la seguente:
- Estrarre il dente il più delicatamente possibile; espandere l'osso piuttosto che fratturarlo.
- Rimuovere, raschiando, la maggior quantità di tessuto infetto dalla ferita; se possibile, lavare e pulire l'area.
- Cercare di non usare un trapano per pulire la ferita ossea, perché questo genera microfratture nell'osso in cui i batteri troveranno da nascondersi.
- Utilizzare anestetico locale senza adrenalina per mantenere un buon apporto di sangue, necessario per la guarigione dell'osso.
- Risciacquare il sito di estrazione con una soluzione di cloruro di magnesio ozonizzato.

È un peccato che le estrazioni negli adulti finiscano in grande percentuale con le infezioni da cavitazione. Alcune fonti stimano che, purtroppo, fino al 90% di estrazioni degli adulti abbiano questo esito.

4. Piorrea o parodontite

La malattia parodontale o delle gengive è un'infezione della gengiva attorno ai denti. Questa inizia nei tessuti molli e corrode l'osso che sostiene i denti, fino a quando i denti si allentano e cadono o vengono estratti.

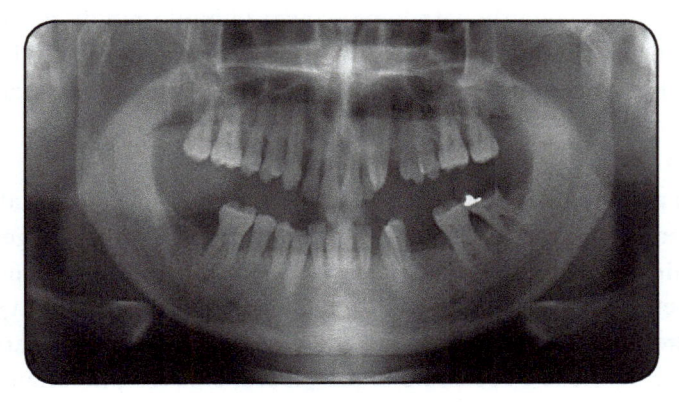

Fig. 3,24 Un tipico caso di malattia parodontale. Si noti come l'osso si è ridotto dal collo dei denti. Questa radiografia mostra la perdita ossea orizzontale e verticale.

La malattia parodontale è la più comune malattia dentale negli esseri umani; riguarda la maggior parte degli adulti ed è la ragione principale della perdita dei denti. Si tratta di un'infezione molto grave ed è stata collegata all'ictus, agli attacchi di cuore e anche al basso peso dei neonati, nati da madri affette da malattia parodontale. Il DNA dei batteri associati alla malattia parodontale è stato trovato nel punto di rottura di arterie di persone vittime di ictus, anche se i batteri stessi non sono stati trovati. I batteri delle infezioni parodontali entrano nel flusso sanguigno e trovano la loro strada scorrendo verso un punto dove il flusso di sangue è più lento: la curva di un'arteria. Pensate ai pesci in un fiume, si riuniscono dove la corrente è la più lenta, come accade in un'ansa del fiume. La corrente è maggiore da un lato rispetto al lato opposto.

Lo stesso vale per i batteri nel sangue. I batteri fondano una colonia e all'interno di essa il loro rilascio di tossine (ricordate la proteina da shock termico 60?) indebolisce la parete arteriosa. Ad un certo punto la parete crollerà, e questo è ciò che si chiama "ictus".

Una ricerca condotta dal dottor Vojdani ha mostrato come il DNA di questi batteri sia identico al DNA dei batteri della bocca. Prove dimostrano che questi batteri sono estremamente tossici. L'amalgama incoraggia la malattia parodontale, anzi fa molto più di questo, essendone in effetti uno degli agenti causali. Si può dire quindi che la malattia parodontale sia un effetto collaterale noto dell'amalgama.

COME LA PIORREA PRENDE PIEDE

La piorrea inizia con l'accumulo di placca morbida intorno al collo dei denti. Questo causa l'infiammazione, o gengivite, e le gengive sanguinano quando vi lavate i denti .La gengiva attorno ai denti normalmente ha un risvolto (spazio) di 2 millimetri di spessore. Questo risvolto si approfondisce con la gengivite creando una tasca parodontale che permette l'accumulo di più placca, creando più infiammazione, e così via. Quando i batteri stabiliscono una colonia, producono tossine, e il corpo percepisce che questa è una brutta situazione: allora risponde cercando di isolare i batteri, tirandoli fuori dall'infezione. Questo compito lo adempie un enzima che scioglie l'osso intorno al collo dei denti nel tentativo di espellerli dalla fonte dell'infezione. Sfortunatamente, l'infezione va di pari passo con la perdita ossea, fino a quando tutto l'osso è perso, i denti si allentano e alla fine cadono.

La placca originaria morbida è rimovibile con una buona igiene orale. Un ridotto stato nutrizionale, oltre all'esposizione a sostanze tossiche (otturazioni in amalgama, per esempio) possono predisporre un paziente alla malattia parodontale; quindi la risposta è molto più di una buona igiene orale. Ciò nonostante è fondamentale comunque che vi laviate i denti in modo efficace, come se la vostra vita dipendesse da questo, perché, in senso lato, è proprio ciò che accade.

IL TARTARO

Il calcare duro o tartaro, che viene raschiato dal dentista o dall'igienista, è un'altra cosa ancora rispetto a quanto detto sinora. Si tratta di depositi di calcio e la sua presenza in bocca significa che la chimica di base del corpo è fuori equilibrio. Se il pH del corpo è più acido di quanto dovrebbe essere, il meccanismo principale di regolazione del pH rimuoverà la fosfatasi calcio dalle ossa e utilizzerà la fosfatasi per regolare il pH del sangue. La parte calcio è un prodotto di scarto che viene scaricato, in parte, intorno al collo dei denti. L'osteoporosi è un altro sintomo del tentativo del corpo di regolare il suo pH. L'osteoporosi è una malattia della civiltà, non si trova nelle società "primitive".

Il trattamento medico

I medici ti danno farmaci. È ciò che ci si aspetta che facciano e loro hanno poca scelta, perché devono svolgere questo ruolo. Nessun farmaco cura niente. Lo scopo dei farmaci è quello di alleviare i sintomi. Un farmaco non si potrebbe definire tale, se non avesse alcun effetto sul corpo. Tutti sono in qualche misura tossici e devono essere smaltiti nel fegato. Tutti i farmaci aggiungono il loro peso al carico di tossicità già presente, ma comunque hanno un loro senso nel trattamento. A volte è importante anche curare il sintomo oltre che affrontare la causa sottostante.

Il paracetamolo, per esempio, può arrestare un mal di testa, anche se la causa sottostante è una disfunzione mandibolare (TMD). La correzione di un problema di mandibola può richiedere mesi, quindi rimuovere il mal di testa con un farmaco è del tutto appropriato. Il paracetamolo è tossico, soprattutto per il fegato. Un sovradosaggio di paracetamolo può danneggiare irreparabilmente il fegato causando la morte.

Si verifica infatti una circostanza molto drammatica, soprattutto nei casi di tentativi di suicidio: talvolta si riescono a rimuovere le cause che hanno condotto al tentativo di suicidio, riportando il paziente nella giusta prospettiva di vita; e tuttavia questi muore soltanto pochi giorni dopo per insufficienza epatica.

L'effetto collaterale dei farmaci è un dato di fatto e il numero di infortuni e di decessi per intossicazione da farmaci "correttamente prescritti" è di gran lunga superiore ad un dato che si potrebbe definire "accettabile". Questa non è una diatriba contro i farmaci, anch'essi hanno il loro posto, ma la pratica medica di oggi ci pone in un'eccessiva dipendenza da farmaci, anziché andare a cercare la causa principale della malattia del paziente.

PERCHÉ LA MEDICINA ALLOPATICA È DOMINANTE

La ragione di questa predominanza è in parte dovuta al perseguimento del profitto da parte delle industrie farmaceutiche, che sono nel mondo degli affari proprio per questo, e di conseguenza spesso l'"utile" viene messo prima dell'"etica". Un altro motivo è la domanda di una soluzione rapida o di una gratificazione immediata da parte dell'opinione pubblica. I cittadini si aspettano di ricevere una bella ricetta compilata quando incontrano il loro medico di famiglia, e di solito accade proprio così, ma in questo desiderio essi sono anche condizionati dal clamore mediatico dell'industria farmaceutica, che li induce a pensare che i farmaci realmente funzionino nella cura delle malattie. In parte è colpa del medico, che si lascia sedurre dall'industria farmaceutica, cedendo sia alle pressioni economiche esercitate dai loro finanziatori che alle aspettative dei loro pazienti. I farmaci sono più una parte del problema che una parte della risposta.

> "La maggior parte degli uomini, compresi coloro che hanno dimestichezza con problemi della più grande complessità, raramente riesce ad accettare la verità più semplice e ovvia, se questa li costringe ad ammettere la falsità delle conclusioni che essi hanno orgogliosamente insegnato ad altri e che hanno intessuto, un filo dopo l'altro, nell'ordito della propria vita".
>
> Tolstoj, "Che cos'è l'arte?", 1897

Sfidare lo status quo

Come si è arrivati a questo punto?

Ciò che non deve essere vero, non può essere vero. Questo è l'atteggiamento delle organizzazioni odontoiatriche. Come possono le organizzazioni odontoiatriche ammettere che la pietra angolare del loro trattamento, vale a dire le otturazioni in amalgama, siano pericolose per la salute? Come possono ammettere la teoria dell'infezione focale quando sanno che essa aprirebbe una cisterna enorme piena di vermi, riguardo agli riempimenti canalari e alle infezioni da cavitazione?

È difficile fare un passo fuori dalla "linea tracciata dal partito" a cui si appartiene, in quanto le sanzioni, se si osa farlo, possono essere draconiane, come ad esempio una carriera stroncata. Inoltre, l'"ego" di medici e dentisti viene sviluppato al punto che l'atto di sfidare una credenza di lunga data viene vissuto come un attacco personale o alle istituzioni che essi rappresentano.

Basta guardare quello che è successo al dottor Wakefield, (da wikipedia: Andrew Wakefield –

1957 – è un ex medico britannico, noto principalmente per aver falsificato una pubblicazione scientifica per sostenere una relazione tra vaccinazione trivalente e autismo) quando, pur lontano dal voler lanciare una sfida ai vaccini, ha suggerito che essi dovrebbero essere esaminati alla luce dei dati scientifici emergenti in materia di infiammazioni intestinali e autismo.

Egli non disse che la vaccinazione era pericolosa, né che dovrebbe essere fermata, voleva solo una rigorosa indagine scientifica dei fatti. È stato spietatamente e costantemente attaccato professionalmente, accusato di cattiva condotta professionale al GMC (Consiglio dell'Ordine dei Medici) e ha dovuto dimettersi dal lavoro. Aveva commesso un'eresia, sfidando il punto di vista corrente in materia di vaccini e di vaccinazioni e gli eretici devono essere puniti per mettere paura in altri che potrebbero voler sfidare lo "status quo". La vaccinazione è un dogma religioso della medicina così come la fluorizzazione è un dogma religioso per l'odontoiatria.

PARLATE CONTRO DI ESSA A VOSTRO RISCHIO E PERICOLO

C'è una vera psicosi collettiva a livello di costruzione mentale degli accademici e di tutti coloro che hanno autorità: tra loro è un imperativo non scritto il "non agitare le acque". Questo imperativo li autotutela perché coloro che non sottoscrivono la visione del branco ben presto si trovano isolati e fuori dal gruppo. Gli individui eretici si sono sempre trovati, nell'ambito della medicina generale, fuori dalle istituzioni. I dogmi consolidati stabiliti per ciascun trattamento assumono un aspetto religioso. Essi non possono essere contestati, perché questo è considerato un'eresia. Il fluoro, nella professione odontoiatrica, è un perfetto esempio di questo meccanismo. La letteratura scientifica che dimostra la dannosità del fluoro, soprattutto per le minoranze etniche, riporta prove schiaccianti. La letteratura scientifica che afferma che la riduzione della carie utilizzando il fluoro è molto dubbia, di norma viene ignorata. Anche così gli ordini professionali dei dentisti, inizialmente contro il fluoro, supportano la fluorizzazione dell'acqua con uno zelo che è così contrario ai fatti che è diventato ormai più un articolo di religione, che di scienza. Quale anima coraggiosa nel mondo accademico oserebbe prendere posizione contro questo e aspettarsi di avere ancora una carriera davanti?

DATI SCELTI E RACCOLTI UNO AD UNO

Vi è anche una forte tendenza a raccogliere i risultati scientifici col metodo della raccolta delle ciliegie, cioè scegliendo i dati buoni e scartando quelli cattivi per sostenere una particolare opinione. Con questo intendiamo dire che un parere su un argomento è sostenuto solo guardando le relazioni (non importa quanto siano dubbie) che lo supportano e ignorando eventuali relazioni contrarie. Si spera e ci aspettiamo che tutta la letteratura scientifica venga esaminata e che i giudizi vengano espressi solo dopo aver analizzato tutti i fatti, ma evidentemente questo non avviene. Ci vuole sempre tempo alle nuove idee per essere accettate, c'è sempre molta inerzia da superare all'inizio, ma a volte l'inerzia conduce addirittura ad un vero e proprio ostruzionismo.

Ciò è vero in tutte le attività umane, naturalmente, non solo in medicina o odontoiatria, ma medicina e odontoiatria mettono molte parole in bocca alla propria letteratura scientifica e pensiamo che spesso siano disoneste col pubblico. La controversia sull'amalgama ne è un esempio perfetto.

IL CONCETTO DI TERAPIA STANDARD

Il cosiddetto Protocollo Standard di cura è un altro veicolo di attacco, lo so bene perché è stato utilizzato contro di me (dottor G. Munro-Hall). La terapia standard è stata utilizzata in origine per proteggere quei professionisti che non possono essere all'avanguardia e sempre aggiornati.

Come funzionava: se un nuovo pezzo scientifico era stato riportato in letteratura e un medico non ne era al corrente, questi non poteva essere attaccato legalmente, né lo si poteva accusare di avere effettuato un trattamento contrario all'articolo pubblicato.

Il professionista poteva dire che, nella sua professione generica, il trattamento xyz era la norma. Se il cliente fosse andato da cento operatori, novantanove avrebbero fatto come il medico dell'esempio, cioè il trattamento xyz, mentre solo un professionista avrebbe seguito la nuova scienza. Pertanto il trattamento xyz è la terapia standard.

Quando viene utilizzato come arma di attacco, invece, la teoria dello standard di cura viene ribaltata. In questo caso, il professionista che ha usato le prove scientifiche, e potrebbe dimostrare la validità di quello che ha fatto, può essere accusato di negligenza, perché se un paziente fosse andato da cento professionisti, ben novantanove avrebbero usato il vecchio metodo e solo uno il nuovo. Pertanto, il 99% deve essere nel giusto mentre l'1% deve essere nell'errore anche se l'evidenza supporta l'uno.

A volte abbiamo la certa sensazione che questo mondo sia solo un grande "Tea Party del Cappellaio Matto" e stiamo tutti a farci versare il tè sopra le nostre teste. Per inciso, i cappellai erano pazzi perché soffrivano di avvelenamento da mercurio.

Il termine "trattamento ciarlatano" era per descrivere coloro che hanno utilizzato l'argento vivo o mercurio nel trattamento. Anche questo concetto è stato ribaltato. Io (dottor G. Munro-Hall) sono stato accusato di fare un trattamento da ciarlatano da un neurologo consulente, solo perché ho suggerito che il mercurio rilasciato dalle otturazioni in amalgama, che era al di sopra del limite europeo, poteva avere un effetto neurologico su un paziente.

Domanda: il mercurio, è o non è il metallo più neuro-tossico presente in natura sul pianeta? Nessun premio per avere la risposta giusta. C'è un sacco di tè che deve essere ancora sprecato, versandolo sopra la testa delle persone.

RIASSUNTO

- Ci sono molti materiali tossici utilizzati in odontoiatria.
- L'amalgama è il peggiore in quanto emette vapori di mercurio nel corpo.
- Tutti i materiali hanno un potenziale dannoso, ma soprattutto le leghe dentarie contengono metalli pesanti e metalli cosiddetti di transizione, che sono particolarmente reattivi nel corpo.
- Gli impianti sono di solito in metallo, anche se gli impianti in zirconio non metallici stanno guadagnando popolarità. I batteri possono migrare nello spazio tra le parti di un impianto, consentendo all'infezione cronica di affermarsi.
- Una scarsa funzionalità dentale, così come un'alimentazione inadeguata, aggravano il problema, abbassando la tolleranza a qualsiasi disturbo della salute.
- Le infezioni focali possono causare sintomi nel corpo, in parti ed organi lontani dal sito dell'infezione.
- Le cavitazioni, i riempimenti canalari e le estrazioni sono le fonti principali di batteri, cioè di infezione focale. Questi batteri vengono isolati da qualunque attacco da parte del sistema immunitario.
- La piorrea è molto diffusa nella popolazione adulta ed è una fonte importante di batteri che rilasciano tossine.
- I metalli dentali e le tossine batteriche possono avere conseguenze devastanti per la salute.
- Quale specifica malattia venga causata dalle tossine non è prevedibile perché dipende dalla complessità delle tossine e dal DNA del paziente.
- Il trattamento medico può solo curare i sintomi e non la causa dei problemi creati da materiali dentali tossici.

CAPITOLO 4 — LA SOLUZIONE

Questa sezione illustrerà le procedure per il paziente. Non è una spiegazione definitiva né completa. Però essa darà al paziente una buona idea di cosa aspettarsi e del perché. Fornirà inoltre al professionista un assaggio di ciò che il pubblico si aspetta da lui, si spera, in un futuro non troppo lontano. Le procedure sono descritte in dettaglio, in modo che il potenziale paziente abbia le conoscenze sufficienti a mettere in discussione il suo medico e a valutare se egli è in grado di offrirgli un trattamento efficace e sicuro.

I professionisti, i dentisti o i medici che vogliono maggiori dettagli, saranno in grado di trovare delucidazioni in un prossimo libro: *Un Manuale Di Odontoiatria Olistica*. Non ci sono segreti che ci frenano, tutto ciò che noi (dottor Graeme e dottoressa Lilian Munro-Hall) abbiamo imparato nel crogiolo dell'esperienza è liberamente disponibile per tutti coloro che vogliono accostarsene.

CHE COSA È LA VERA ODONTOIATRIA OLISTICA?

Il termine "olistico" viene purtroppo oggigiorno molto abusato. Buona parte della risposta consiste nell'applicazione dell'odontoiatria olistica come la intendiamo noi e nella sua pratica. Essere un dentista olistico non è – come ci ha detto una volta uno dei nostri pazienti, riguardo ad altri professionisti cui si era rivolto – limitarsi semplicemente a mettere un'insegna alla finestra!

Odontoiatria olistica:
- è un'integrazione di terapie convenzionali e alternative per promuovere la salute ottimale e per prevenire e trattare le malattie;
- include al suo interno tutte le modalità sicure ed appropriate di diagnosi e trattamento;
- comprende l'analisi dei componenti fisici, nutrizionali, ambientali, emotivi, e dello stile di vita del paziente;
- utilizza l'educazione e la partecipazione del paziente al proprio processo di guarigione;
- cercherà le cause della malattia, anziché curare soltanto i sintomi.

I dentisti olistici:
- spendono tante energie e impegno nel conoscere i pazienti, perché vanno alla ricerca delle cause che soggiacciono al tipo di sintomi che viene da loro visualizzato;
- influenzeranno i pazienti con il proprio esempio;
- guardano la malattia come manifestazione di una disfunzione dell'intera persona e del suo passato, e non come un evento isolato;
- mostreranno al paziente la strada per liberarsi dalle conseguenze emotive tossiche come l'ostilità, la vergogna, l'avidità, la depressione, la paura, la rabbia, il dolore e la mancanza di amor proprio;
- sono studenti per tutta la vita.

I dentisti olistici semplici sono passivi. Essi:
- non utilizzano materiali tossici nel trattamento;
- non utilizzano metodi di trattamento che danneggino il paziente (al limite scelgono i meno pericolosi);
- procedono ad un esame approfondito, conoscono i loro pazienti, giungono ad una diagnosi e fanno un piano di trattamento appropriato per ciascuno di loro;
- rimuovono il materiale tossico in modo sicuro dai denti e delle mascelle.

I dentisti olistici complessi sono attivi e passivi. Essi:
- rimuovono e trattano tutte le infezioni in modo sicuro;
- riparano il danno causato dalle tossine sul paziente.

LA TERAPIA DENOMINATA "HALL V-TOX"

La Hall V-Tox delinea e traccia i protocolli di trattamento che possono essere a buon diritto definiti come odontoiatria olistica complessa. Il termine "Hall V-Tox" è stato coniato da una signora tedesca che lavorava per noi, la quale un giorno disse: "Dovete chiamare questa vostra creatura con un qualche nome. Utilizzate le vitamine e disintossicate i pazienti, dunque perché non la chiamate V-Tox"?

Poiché nessun altro ha mai più dato un suggerimento migliore, il nome è rimasto.

La Hall V-Tox è stata sviluppata nel corso degli anni per trattare in maniera sicura ed efficace pazienti ultra delicati ed ultra complessi.

Sviluppare dei trattamenti che fossero assolutamente sicuri ed efficaci è stato un atto necessario, perché abbiamo visto pazienti trattati da ben intenzionati medici, che finivano in ospedale dopo aver rimosso le amalgame. Siamo stati testimoni di varie riacutizzazioni di sintomi neurologici e anche di una povera anima disgraziata che è finita in coma per tredici settimane dopo ripetute iniezioni di DMPS. Il DMPS o acido 2,3 dimercapto 1-propansolfonico, è un agente chelante usato per trattare differenti intossicazioni, e in questo caso utilizzato per rimuovere il mercurio dal corpo dal suo dentista "olistico". E non da noi, ci affrettiamo ad aggiungere. Così, nel tempo ci è diventato rapidamente evidente che eliminare le tossine senza danneggiare il paziente avrebbe richiesto una pianificazione e una preparazione molto attente. La parte dentistica aveva bisogno di un professionista che fosse altamente qualificato da una notevole esperienza, e molte terapie aggiuntive spesso si sono mostrate necessarie. Tutto il trattamento che abbiamo sviluppato nel corso degli anni si basa sulla scienza e viene applicato utilizzando la nostra lunga esperienza.

C'è voluto del tempo prima che tutti gli elementi necessari per il successo fossero individuati e che noi pienamente intuissimo la natura complessa della terapia che noi stessi avevamo sviluppato. Possiamo dire con orgoglio che la maggior parte dei pazienti sono migliorati, e che mai nessuno si è aggravato dopo il trattamento.

In breve, la terapia è la seguente.
- Esaminare il paziente.
- Fare le prove del caso.
- Fare un piano di trattamento in base ai risultati di cui sopra.
- Sapere cosa sia il risultato finale che si desidera raggiungere, sia dentale che generale.
- Elaborare l'ordine di trattamento e dei materiali utilizzati.
- Preparare il paziente dal punto di vista nutrizionale.
- Utilizzare endovenose di vitamina C e di glutatione ad alte dosi lungo tutto il trattamento.
- Eseguire tutti i lavori dentistici invasivi nell'arco di due giorni di tempo, se possibile.
- Rimuovere tutti i metalli dai denti.
- Assicurarsi che i muscoli dei denti e delle articolazioni della mascella stiano lavorando in armonia.
- Eliminare le infezioni.
- Utilizzare particolari protocolli di trattamento dentistici di protezione, ad esempio ossigeno, durante la rimozione dei metalli e il trattamento delle infezioni.
- Convalescenza: assicurarsi che l'intestino funzioni correttamente.

Sono quindi da prescrivere eventuali altri trattamenti sensati che potrebbero essere necessari: ad esempio osteopatia craniale, idrocolonterapia e altro ancora.

Infine il paziente va seguito a intervalli di un mese e poi di 3, 8 e 18 mesi almeno, avvalendosi di qualche metro per misurare i progressi compiuti: ad esempio sintomi, test, pH, questionari ecc.

L'omeopatia, l'agopuntura e tutte le altre terapie simili sono più efficaci dopo che i pazienti hanno avuto la rimozione delle loro tossine. Le varie terapie possono aiutare, ma niente funzionerà davvero o aiuterà in modo permanente il paziente malato cronico, fino a quando egli non rimuoverà definitivamente le tossine dal proprio corpo, privandole della loro maligna influenza. Tutte queste terapie aggiuntive hanno molto più successo se applicate dopo la terapia Hall V-Tox, invece che prima. Altrimenti è un po' come spingere l'acqua in salita: un sacco di fatica e nessun vero risultato.

ESAMINARE IL PAZIENTE

Tutto inizia con la raccolta di informazioni. I moduli che il paziente compila prima della visita danno al medico un'idea di ciò che si trova ad affrontare (nota: tutti i formulari da noi utilizzati sono disponibili per la divulgazione alla fine del libro). Lacune nelle informazioni verranno raccolte interrogando il paziente durante l'appuntamento d'esame.

Questo processo di analisi richiede molto tempo, qualcosa tra una e tre ore almeno, comprese le eventuali prove che devono essere fatte. Ciò che il medico ha bisogno di sapere è quale sia il problema principale che il paziente ha, oltre a dover capire ciò che il paziente vuole e si aspetta da lui. Il livello di coscienza del problema, l'atteggiamento generale nei confronti della malattia e la consapevolezza sono dati fondamentali.

Alcuni modelli, comuni a molte persone, a poco a poco emergono. Pazienti con un problema soprattutto di mercurio saranno diversi da pazienti con un problema sostanzialmente infettivo, per esempio. Questa in dettaglio sarà una storia per un altro libro, ma intanto in ogni caso occorre stabilire se i sintomi principali sono da imputarsi a: infezione (dente, osso o gomma); tossine, cioè avvelenamento; sensibilità (allergia); o una miscela di tutti.

FARE LE PROVE DEL CASO

Avendo compreso le implicazioni di fondo e la natura sia della malattia che del paziente, talune prove possono essere necessarie. Una parola di avvertimento qui: testare un paziente malato ovviamente darà i risultati di un paziente malato. Ciò significa che un test può mostrare l'effetto delle tossine sulla biochimica del corpo. La rimozione delle tossine dovrebbe riportare a valori più normali. I risultati dei test possono indicare la natura del problema da affrontare, ma nessun trattamento deve essere iniziato basandosi solo sui risultati.

Non iniziate mai la terapia allo scopo di riportare normale il risultato del test, prima ancora di aver rimosso la causa dei poveri risultati di quel test, vale a dire il carico tossico.

In generale, è preferibile testare un paziente dopo il trattamento per visualizzare ciò che deve essere ancora fatto per ottenere una salute ottimale. Questo modo di procedere è all'opposto rispetto alla moderna pratica medica che basa il trattamento sui risultati dei test, ma noi crediamo che la modalità di trattamento di "testare e poi prescrivere" sia più adatta al sollievo dei sintomi, piuttosto che a centrare il problema al cuore, colpire cioè il carico tossico del paziente. Bisogna ricordarsi che spesso le prove di laboratorio sono anche una fonte di reddito importante per il professionista.

Controllare i livelli di pH, per esempio. Se i livelli di pH sono troppo elevati, oppure al contrario troppo bassi, sarebbe un errore avviare un ciclo di trattamento per alterare il pH, fino a quando le tossine non sono state rimosse. I livelli di pH indicano soltanto che c'è un problema di fondo. Trattate il problema, non i sintomi. Rimuovete le tossine e la maggior parte delle volte il pH si regola da sé. Se dopo il trattamento si riscontra ancora un'irregolarità nel Ph, allora è il momento di iniziare uno specifico trattamento per il Ph.

Questo apparirà contrario alle moderne modalità che consistono nel testare, diagnosticare i risultati degli esami e prescrivere un farmaco a scelta, che è ciò che maggiormente abbiamo sperimentato nella moderna pratica medica.

Il paziente ha sempre ragione!

Almeno il 50% dei pazienti vengono da noi con un vero e proprio dossier dei risultati dei test, che sono tutti "normali", ma loro sono comunque tutti malati. I peggiori sono i pazienti i cui risultati del test sono un po' migliorati con un trattamento particolare, ma loro si sentono ancora male.

I medici esaminano i risultati dei test, dichiarano il caso un successo e dimettono il paziente. Se il paziente protesta, gli si dice una delle due frasi mediche più celebri: "È tutto nella tua testa!" oppure "Sciocchezze, ora tu devi stare meglio!" Nessuno si rivolge più al paziente a questo punto in una maniera sensata, il che è un vero peccato, perché a un certo livello mentale, a seconda del background culturale e della consapevolezza della persona, si può affermare che il paziente sa sempre che cosa è sbagliato in lui.

È fastidioso per il medico, me (G. M-H) incluso, ammetterlo, avendo a che fare con il proprio ego in questi confronti con l'altro, ma il paziente in realtà ha sempre ragione.

I test

Alcuni dei seguenti test possono risultare necessari. L'obiettivo è quello di fare solo ed esclusivamente quelli necessari; ciò limita anche i costi. Prima di sottoporsi ad un esame, i pazienti dovrebbero anche considerare se i risultati altereranno il trattamento in qualche modo. Per esempio, tutte le amalgame sprigionano mercurio e il mercurio danneggia sempre il corpo in un modo o in un altro. Prima di sottoporsi ad un test di livello di mercurio è meglio decidere se i livelli sono abbastanza alti da giustificare di dover rimuovere le amalgame o semplicemente se farlo per curiosità.

Ma come si può affermare che i livelli di mercurio sono "alti" per un singolo particolare individuo? Nessuno conosce la risposta a questa domanda.

Dal momento che non esiste un test che mostri il livello di tolleranza individuale al mercurio come veleno, tutti i risultati del test del mercurio sono in linea di massima irrilevanti. Testare il mercurio, dopo la rimozione delle amalgame, per vedere quanto è ancora trattenuto nel corpo, sarebbe un'idea migliore.

Lo scanner Cavitat

Lo scanner Cavitat è un dispositivo ad ultrasuoni approvato dalla FDA. È in grado di rilevare le infezioni di cavitazione nelle ossa mascellari. La precisione del dispositivo è sensazionale.

Test sul livello di mercurio
TEST DEL RESPIRO

Questo è eseguibile facilmente anche sulla poltrona con risultati immediati e affidabili. Esistono diversi dispositivi per farlo. Mostra il rilascio di mercurio del paziente e dà una buona indicazione del grado di esposizione al mercurio derivante dalle otturazioni in amalgama. Ci sono metodi precisi di calcolo del carico corporeo di mercurio applicabili utilizzando un test del respiro.

Test delle feci

Questo non è popolare nel Regno Unito, ma dà un accurato livello del carico corporeo di mercurio. Solo laboratori specializzati sono in grado di eseguirlo. Il livello di qualsiasi metallo può essere testato in questo modo.

Test del sudore

Un test del sudore è difficile da fare fuori da laboratori specializzati, ma è un buon indicatore del carico corporeo di mercurio.

Test del sangue

È totalmente inutile, uno spreco di denaro, tempo e fatica. Non è affatto preciso. Chi vi suggerisce un esame del sangue è, ovviamente, ignorante riguardo alla chimica del mercurio.

Test delle urine

Questo test è inutile circa quanto un esame del sangue, in quanto il meccanismo di filtrazione dei reni distorce il reale livello del mercurio espulso.

Test di kelmer (test di sfida)

Qui vengono rilevati i livelli prima e dopo la somministrazione di DMSA (acido dimercaptosuccinico) o DMPS (dimercaptopropane solfonato). DMSA e DMPS rilasciano entrambi nel corpo mercurio per chelazione e la quantità rilasciata fornisce un'indicazione del carico corporeo soggiacente. Tali test possono essere estremamente pericolosi per pazienti sensibili, in quanto consentono a molto mercurio libero di fluire in tutto il corpo. Oltre a ciò, il rene non è progettato per l'escrezione del mercurio e può essere quindi danneggiato quando il mercurio viene forzato al suo interno. Questo non è sicuramente un esame consigliato, in quanto molti pazienti hanno subito gravi danni utilizzando DMSA e DMPS.

Test dei capelli

Un test dei capelli è un buon indicatore di esposizione a lungo termine a tutti i tipi di sostanze, incluso il mercurio. Ovviamente deve essere fatto in un laboratorio che non lava i capelli prima del test in quanto il lavaggio può modificarne le condizioni, e va inoltre considerato che il capello è aperto ad altre tossine topiche portate dall'aria e dagli shampoo. Ciò significa che una certa prudenza deve essere usata durante la lettura dei risultati. Inoltre, alcuni individui non sono affatto in grado di decontaminarsi dal mercurio, quindi l'analisi dei loro capelli è estremamente fuorviante.

Il livello di mercurio non viene mai visualizzato nei capelli, se ne verifica soltanto la presenza. Il fenomeno è particolarmente evidente nei bambini autistici, i cui tessuti corporei ne sono sovraccaricati. Nonostante ciò, il mercurio non appare nelle analisi dei loro capelli. Il vero problema di questi bambini è in realtà la mancanza di capacità di disintossicazione, non l'avere bassi livelli di mercurio.

Test di sensibilità
Test dei cerotti cutanei

Questi cerotti sono talmente inutili al punto da essere pericolosi. Abbiamo visto molti pazienti fatti ammalare da tali test. Il grado di precisione equivale a lanciare una moneta per aria e fare testa o croce: decisamente non consigliabile.

Test LTT (test di trasformazione dei linfociti)

Cerca di correlare le reazioni dei linfociti (globuli bianchi) alle varie tossine, incluso il mercurio. È stato sostituito da un test di gran lunga superiore, denominato MELISA.

MELISA test

Questo è un test del sangue, che può misurare molto accuratamente il tipo di sensibilità o la risposta allergica ad una serie di diversi metalli ed inquinanti. Se si vuole valutare qualsiasi metallo odontoiatrico, questo test dovrebbe essere fatto per stabilire eventuali reazioni ai metalli che si intendono utilizzare. È utile per avere la prova dell'allergia o della sensibilità, se ciò è necessario.

Tenete sempre presente che se non siete stati esposti ad un metallo prima d'ora, la prova può in effetti affermare che questo metallo oggi per voi è sicuro, ma, nel corso degli anni, la sensibilità ad esso potrebbe aumentare. Raccomandiamo di ripetere il test se portate addosso per anni un determinato metallo. Scientificamente parlando, il test MELISA rappresenta il massimo delle analisi del sangue.

Test del "succhiare ed osservare la reazione"

Prendete un piccolo pezzo del materiale in questione e posizionatelo in bocca tra la guancia e i denti. Iniziate con 5 minuti e aumentate la durata fino a 30 minuti. Prendete una pausa di un'ora tra ciascun test. Osservate eventuali reazioni che possono aver luogo, come un'irritazione locale o un sintomo generalizzato, ad esempio la tachicardia (battito cardiaco accelerato). Si tratta di un test grezzo, ma generalmente affidabile per verificare se un individuo può tollerare qualsiasi particolare materiale. Particolarmente utile durante la prova per la compatibilità del cemento odontoiatrico.

Test di kinesiologia applicata (AK o test muscolare)

Questo test può dare una buona indicazione, ma dipende da diversi fattori parecchio variabili come l'esperienza del professionista. Utilizzatelo solo a titolo indicativo, non contate sulla sua affidabilità.

EAV (elettro agopuntura secondo Voll) o test elettro-dermico

Si tratta di interpretare le fluttuazioni di tensione della pelle quando una sostanza viene messa in circuito elettrico con il paziente. In generale, l'EAV non è convincente. Abbiamo inviato lo stesso paziente a professionisti EAV diversi e abbiamo ottenuto un risultato diverso ogni volta. Tuttavia, sappiamo di un professionista i cui risultati sono sempre d'accordo con i risultati di altri test che facciamo. Questi ha dimostrato di essere estremamente affidabile, quindi ci deve essere qualcosa di vero, ma è in generale questo è un po' un campo minato.

Come puoi valutare se i risultati sono affidabili o meno, se sono stati interpretati da quello specifico professionista o se dipendono da una macchina particolare che sta utilizzando? Spendete i vostri soldi e fate la vostra scelta tenendo ben chiaro tutto questo.

Altri test
TEST BIOSCIENCE ALT

Questo laboratorio verifica la tossicità batterica usando campioni bioptici da cavitazione, da denti devitalizzati e anche dal fluido attorno alla cuffia gengivale. Il test misurava il grado di inibizione di sei sistemi energetici enzimatici nel corpo. Maggiore il grado di inibizione degli enzimi, maggiore l'attuale tossicità. Questa era una misurazione valida delle tossine rilasciate dai batteri, molto affidabile e precisa. Speriamo che test simili siano presto ancora disponibili. (Vedi fig. 3,13)

TEST DEL PROFILO NEUROPATICO

Questo è un test del sangue che viene eseguito da BIOLAB, Londra. Misura i diversi sistemi di minerali e enzimi. Le diverse malattie neurologiche visualizzano profili specifici. È un test utile per misurare il progresso e per fare un targeting nutrizionale di specifici minerali e aminoacidi (vedi a pagina 147 per ulteriori informazioni).

TEST DELLA BIOCHIMICA DEL CORPO

Misura i livelli sanguigni di calcio e fosforo. Utilizza soltanto i risultati presi a digiuno. Esso mostra il grado di squilibrio biochimico e se è presente un'infiammazione cronica. Si tratta di uno strumento di monitoraggio molto utile, ma disponibile solo per pochissimi medici.

TEST DELLE MISURAZIONI SUL CORPO

Questo è un altro test per valutare la predisposizione ormonale di base. È un test incredibilmente accurato, ma ottenere i correttori ormonali nella diluizione necessaria si è rivelato molto difficile. È certamente un test per calibrare e mettere a punto la salute, dopo la rimozione delle tossine.

TEST DELLA BIOCHIMICA DEL SANGUE

È come scattare un'istantanea delle vostre condizioni generali. La VES (velocità di eritrosedimentazione) è un buon indicatore di infiammazione cronica, per esempio, oppure un aumento dei livelli degli enzimi epatici è di fatto una bandiera rossa, che significa che un problema è in corso d'opera.

TEST DEL PH

Il pH del sangue deve essere stabile a 7,34. Se il sangue è sotto questo valore, è chiamato acido; anche se, chimicamente parlando, è alcalino se il livello è superiore a 7. Il pH del sangue è fondamentale e può essere ovviamente misurato, ma è un test difficile, in quanto sono necessarie molte letture in vari giorni per individuare una tendenza.

Il sangue viene prelevato, centrifugato e a questo punto viene letto il pH del plasma.

È molto più facile prendere il pH delle urine e della saliva. Il paziente può farlo da solo e a casa. Deve essere sempre effettuato alla stessa ora del giorno – mattina e sera sono le ore migliori – ma non si può mangiare o bere nulla nelle due ore antecedenti.

I livelli di pH di mattina presto sono sempre più acidi rispetto ai livelli presi alle 11.00, che è il momento ottimale per effettuare la misurazione. I livelli dovrebbero essere di 6,5–7,0 per la saliva e 0,2 punti inferiori per l'urina. Lievi fluttuazioni sono normali e dipendono dalla dieta del giorno prima. Invece fluttuazioni selvagge di oltre 0,5 punti non sono per niente buone. Ancora peggio è un livello di pH nelle urine costantemente superiore al livello di pH nella saliva. Questo dimostra un disturbo cronico nel corpo, di solito vecchio di molti anni, e indica, nella nostra esperienza, una profonda infezione virale nascosta.

Una minoranza significativa di pazienti richiede un trattamento diverso per affrontare tali intrusi profondamente radicati da tanto tempo in loro.

TEST DELLA TIPIZZAZIONE METABOLICA

Questo test stabilisce quale sia il vostro tipo metabolico individuale. Diverse tipologie richiedono cibi diversi per mantenere ottimali i livelli di pH nel corpo. Letteralmente, ciò che ad uno fa carne ad un altro fa veleno. Questa prova richiede poco più di due ore di tempo per essere eseguita, e deve essere fatta a digiuno. Una quantità misurata di un particolare tipo di glucosio (o di proteine) viene bevuta, e nel corso delle successive due ore, vengono misurati i cambiamenti di vari parametri come lo zucchero nel sangue, la respirazione, la saliva e il pH delle urine, oltre alla frequenza cardiaca, alla pressione arteriosa e altri valori ancora. Ci sono tre tipi metabolici di base: ogni tipo richiede cibi diversi per mantenere un pH stabile, e quindi, una buona salute.

- Tipo Proteico (tipo 2) – il tipo caratteristico del Nord Europa, che necessita di proteine animali (proteine non-muscolari sono particolarmente buone) ad ogni pasto. A questo tipo fanno male i cereali, gli zuccheri, alcuni ortaggi, la frutta esotica e i prodotti alimentari trasformati.
- Tipo da Carboidrati (tipo 1) – praticamente l'opposto del tipo-proteina, in parole povere. Questo tipo sta bene nutrendosi di cereali e della maggior parte delle verdure.
- Tipo misto (tipo 3) – i più fortunati sono un misto di entrambi i tipi e, a condizione di non eccedere in nessun gruppo di alimenti, possono mangiare la maggior parte dei cibi.

Un test di tipizzazione metabolica indica se il paziente:
- è dominante, ossidativo o parasimpatico;
- ha un metabolismo veloce o lento;
- è acido o alcalino, o è disidratato;
- dispone di processi cellulari catabolici o anabolici.

Mostra anche aspetti della regolamentazione della membrana cellulare (e altre cose tecniche). Il momento migliore per questo test è certamente dopo il trattamento, non prima. Il test di tipizzazione metabolica è raccomandato per valutare i cambiamenti nella dieta necessari per ottenere a lungo termine una buona salute.

TEST DELLA BIOPSIA DEL GRASSO

Il grasso viene preso e analizzato per verificare la presenza di pesticidi, erbicidi, ritardanti di fiamma (policlorobifenili) e altri prodotti chimici connessi con la vita moderna. Se i livelli sono da considerare elevati, viene indicata la terapia per fosfolipidi a base di endovene di vitamina C e glutatione. Questa è una terapia a lungo termine, ed è efficace nel ridurre i livelli di sostanze assorbite nel corpo; i lipidi o grassi solubili in ogni caso.

Test genetico

Un test genetico valido è in grado di dimostrare una predisposizione per determinate malattie. L'Alzheimer è un ottimo esempio. Avere una predisposizione non significa che contrarre la malattia sarà inevitabile. Il test dà al paziente un periodo per sviluppare una strategia di prevenzione contro determinate patologie.

Test del cancro

Ci sono un certo numero di test disponibili, non riconosciuti dagli oncologi tradizionali, ma che danno un'indicazione dell'avvicinamento del cancro. Servono anche a mostrare se una particolare terapia sta funzionando o meno. Alcuni sono esami del sangue, altri delle urine.

Test della tiroide

Il test della tiroide è un esame del sangue che misura gli ormoni tiroidei o "dell'antigene tiroide". Variazioni individuali significano che, per alcuni pazienti, un livello più basso del normale è in realtà troppo basso per gli ormoni. La temperatura basale è un buon indicatore della salute della tiroide. Se è bassa, indica che potrebbe essere necessario fare qualcosa. Non si scherza con la tiroide, è sempre meglio consultare degli esperti per una valutazione del test. Vi è una polemica in corso tra il test americano per la triiodotironina (T3) e il test europeo per la tiroxina (T4) in merito alla misurazione dell'efficienza della tiroide. L'approccio americano è quello più logico dei due, secondo noi. Modifiche temporanee della tiroide sono possibili durante il trattamento dentistico, tanto più che il mercurio è un inibitore della tiroide, così come il fluoruro.

Molto spesso dopo il trattamento Hall V-Tox la funzione della tiroide migliora notevolmente. Ciò è dovuto alla rimozione del mercurio legato alla tiroide che ne inibiva la funzione. Se il selenio è carente nella dieta, e di solito lo è, il mercurio si collega alla tiroide laddove dovrebbe esserci il selenio. Se viene assunto sufficiente selenio, il mercurio verrà letteralmente staccato dal selenio stesso, poiché la tiroide, se deve scegliere chimicamente tra il mercurio e il selenio, sceglierà sempre il secondo. Test antigenici della tiroide rilevano se il corpo sta auto distruggendo la propria tiroide come accade, ad esempio, nella tiroidite di Hashimoto. Anch'essa è stata trattata con successo dalla terapia Hall V-Tox.

Test della funzionalità epatica

Può essere utile in quanto indica quale dei quattro principali percorsi della fase II di disintossicazione non funziona correttamente. Ci sono percorsi nutrizionali per migliorare ogni risanamento individuale. La finalità principale del test è quella di scoprire il rapporto tra la fase I e la fase II dei percorsi di disintossicazione. La fase I prende le tossine nel corpo e le rende solubili in acqua e pronte, affinché la II fase del percorso finisca il lavoro di disintossicazione. Se la fase I è elevata e la fase II è depressa, la biodisponibilità delle tossine viene aumentata. Questo incrementa notevolmente il pericolo per il paziente. Se la posizione è invertita ed è la fase I ad essere depressa, allora il percorso di fase II non può funzionare correttamente comunque.

Vari altri test

Questi includono la misurazione del livello degli antiossidanti, di glutatione perossidasi, dei minerali dei globuli rossi, della funzione epatica e della porosità intestinale.

Una parola di cautela

Il concetto di "variazione individuale" significa che ciò che sarebbe normale per un paziente, in realtà è anormale per un altro. Tutti i risultati devono essere letti tenendo questo in mente. Solo perché un risultato è situato all'interno di un "range" di normalità, non significa che lo sia. Il "range" normale è altamente sospetto se si considera che deriva da un processo che ha stabilito una serie media di risultati di esami del sangue effettuati in ospedale. Dopo tutto, è lì che sono fatti la maggior parte di tali esami. Tuttavia, le analisi del sangue negli ospedali sono effettuate su una serie di pazienti che sono già malati, altrimenti non sarebbero in ospedale. Così i cosiddetti "livelli normali" sono in realtà una media dei risultati delle analisi dei malati e quindi non possono applicarsi a tutti.

Se i risultati del test sono in miglioramento, ma il paziente non si sente meglio o non vede affatto il miglioramento, è il momento di rivalutare la strategia di trattamento, perché qualcosa di significativo potrebbe andare perduto.

Potrebbe essere una reazione psicologica, come ad esempio accade quando il paziente dimentica quanto male aveva in principio; oppure ci sono pazienti che hanno, per così dire, bisogno della malattia come di un meccanismo di controllo sulla famiglia e sugli amici e questi di conseguenza non potranno mai sentirsi meglio. Potrebbe essere anche una reazione fisica come una disbiosi intestinale cronica (squilibri microbici) che è stata trascurata o un'infezione da cavitazione che è ancora presente. Ed è qui che l'esperienza del professionista svolge un ruolo importante.

L'ATTENTA VALUTAZIONE DEI TESSUTI RIGIDI

Dopo aver raccolto tutte le informazioni possibili dai test, vengono valutati i tessuti duri. Si tratta di considerare lo stato dei denti, delle ossa mascellari, delle articolazioni e dei seni paranasali. I denti vengono esaminati per evidenziare la presenza dei metalli, per misurare il loro livello di stress di occlusione (morso), e per valutarne l'usura uniforme e la funzionalità tra di loro e con le articolazioni mandibolari. Si controllano anche le otturazioni e i denti devitalizzati.

Potrebbe essere necessario prendere impronte dei denti e montarle su un articolatore per avere una rappresentazione del lavoro della bocca. Eventuali modifiche possono essere provate in anticipo sul modello e gli eventuali problemi possono essere evidenziati per trovare una soluzione. Questo è un ottimo strumento diagnostico.

Le ossa mascellari sono esaminate per riscontrare i segni di infezione e di malattia parodontale (alle gengive). L'infezione può essere vista nelle sommità o apici dei denti, tra le radici dei molari (posteriori), su siti di estrazione di denti e nelle cavitazioni.

Le articolazioni mascellari vengono esaminate per verificarne l'usura, per valutarne il rumore in movimento, se esso avviene in maniera più o meno regolare e se è presente usura del disco o spostamento.

Si deve giudicare se i cambiamenti osservati siano irreversibili o meno. Se reversibili si deve decidere come invertire il processo di deterioramento; se irreversibili si deve verificare come il comfort e la funzionalità possano essere realizzati in modo ottimale. I seni – e gli spazi del seno nella mascella superiore – vengono esaminati per vedere ai raggi X se sono opachi, il che può significare infezione, oppure si controlla se esistono punte di denti che spuntano in quella zona. Dati relativi a problemi cronici ai seni, che sono stati raccolti in precedenza, in sede di esame preventivo, possono essere a questo punto confermati.

Il trattamento convenzionale del seno paranasale in caso di sinusiti, che consiste in lavaggi, spelatura e simili è una perdita di tempo, oltre che molto sgradevole. L'unico modo per avere seni paranasali sani è quello di stabilirne un corretto drenaggio. Ci sono una varietà di modi disponibili per questo. Se i denti vengono coinvolti e colpiti attraverso lo spazio del seno, l'infezione dal seno si può spostare e può causare sintomi nel dente. In questo caso saranno necessari i raggi X.

Di solito si effettua una radiografia panoramica o, a volte, singolare, per osservare tutti i denti. Raggi X a immagini digitali forniscono un quadro immediato e utilizzano radiazioni molto meno forti. Tuttavia, la qualità dell'immagine digitale è da poco tempo al livello qualitativo di una giusta immagine convenzionale trasformata. La TAC e le immagini 3D usano un sacco di radiazioni e il loro uso nei casi più banali è da limitarsi. Il problema con la TAC imaging 3D è che, se è ancora presente del metallo nella bocca, provoca una diffusione delle radiazioni, che può portare ad un'errata interpretazione dei risultati. Questi tipi di imaging è meglio farli in una bocca priva di metalli.

Una parola di avvertimento

Sappiate che i professionisti vedono quello che sono addestrati a vedere e quello che vogliono vedere. Se un professionista non crede che le cavitazioni esistano, lui non le vedrà. Questo è vero per le radiografie panoramiche, le TAC e simili esami.

Spesso ad essere sottovalutata è un'osteite condensante attorno alla punta della radice di un dente. Un'infezione tipica in un punta di radice si presenta su una lastra a raggi X come uno spazio buio, così è l'infezione apicale che si riscontra tutti i giorni. In una situazione infettiva cronica o a lungo termine, l'osso si è inspessito intorno alla punta della radice: si dice che "ha condensato". Questo è più pericoloso per la salute rispetto all'infezione apicale buia ai raggi X, ed è anche più difficile da individuare.

Il dottor Hans Nieper, uno specialista tedesco che si occupa di studiare il cancro, credeva che l'osteite condensante fosse connessa all'insorgenza del cancro. Se questo sia vero o meno, gli autori, non lo sanno. Tuttavia, possiamo affermare che tutti i pazienti cancerosi adulti che abbiamo visto hanno avuto un'osteite condensante o infezioni da cavitazione in bocca.

L'inverso non vale: cioè non tutti i pazienti che hanno avuto una osteite condensante o un'infezione della cavitazione si ammalano di cancro. Ovviamente ci devono essere anche altri fattori predisponenti e deve trascorrere anche il tempo necessario prima che un cancro inizi.

L'infezione della cavitazione può essere vista su radiografie panoramiche, ma non sempre. A volte, la pellicola può solo suggerire la presenza di una tale infezione, ma non può dimostrarla con certezza. Allora è il momento di utilizzare l'apparecchio denominato "Scanner Cavitat ad ultrasuoni". Questo dispositivo, in mani esperte, dà un'immagine accurata tridimensionale che mostra la dimensione e la posizione dell'infezione della cavitazione.

La nostra esperienza con uno scanner Cavitat è tale da poter affermare che, se esso indica una cavitazione, possiamo stare certi che c'è. Di tanto in tanto, non mostrerà una cavitazione che è invece presente, ma è più probabile che ciò avvenga a causa di un errore dell'operatore o per particolari circostanze, piuttosto che per colpa dello stesso Cavitat.

La termografia digitale che rileva il calore emesso è una nuova tecnologia promettente che può rivelarsi utile per lo screening delle infezioni correlate ai denti. Non possiamo ancora giudicare a lungo termine l'utilità della termografia, ma è molto probabile che si rivelerà un buon indicatore di infezioni dentali.

LA VALUTAZIONE DEI TESSUTI MOLLI

La valutazione dei tessuti molli comporta la valutazione dapprima delle gengive per quanto riguarda la malattia parodontale o gengivite, quindi si misurano le tasche parodontali, si verifica se c'è sanguinamento delle gengive, o denti allentati ecc. Quando è presente un drenaggio di un seno, le infezioni croniche sono da controllare insieme ai tatuaggi metallici. Un tatuaggio gengivale è un segno scuro sulla gengiva.

Nel linguaggio comune sono chiamati "tatuaggi di amalgama". Talvolta, si tratta in realtà di pezzettini di amalgama intrappolati nella gengiva sin da quando l'amalgama si frantumò durante la sua rimozione. Questa presenza di pezzettini è, tuttavia, piuttosto rara.

Un tatuaggio è una concentrazione di ioni metallici. Un'infezione produce localmente una carica elettrica nella gengiva, e questo attrae gli ioni metallici con carica opposta. Poiché la quantità di ioni metallici tende ad aumentare, il tatuaggio diventa più grande e più scuro. Spesso i tatuaggi si vedono in giro ai segni di incisione di un apicectomia (quando la punta della radice del dente è stata tagliata via).

I tatuaggi devono essere rimossi chirurgicamente, non importa quanto siano grandi o quale sia la loro posizione nella bocca. Sono tutti la prova primaria del carico di tossicità di quella bocca. Tale rimozione può essere un'operazione abbastanza laboriosa, in quanto il tatuaggio è di solito infiltrato di tessuto connettivo fibroso e intorno ai bordi ci sono un sacco di piccoli pezzettini di tessuto scuro. Tutta la materia scura presente deve essere rimossa. Con i grandi tatuaggi, possono essere necessarie una serie di operazioni per rimuoverli del tutto. Il più grande tatuaggio che abbiamo rimosso copriva più di un terzo della mandibola e andava fino all'osso. La rimozione del tatuaggio diede un rapido ed importante miglioramento per la salute di quel paziente. Dovemmo rimuoverlo noi perché l'ospedale locale odontoiatrico del paziente si rifiutò di operare a causa delle dimensioni del tatuaggio e sapevamo che a meno che non venisse rimosso, il paziente non avrebbe potuto guarire. Tutti i tatuaggi sono segni di patologia attiva e devono essere rimossi ogniqualvolta sia possibile.

PIANO DI TRATTAMENTO

Utilizzando tutte le informazioni raccolte, può essere elaborato un piano di trattamento. Esso includerà un'idea precisa del risultato finale del lavoro dentale che si desidera ottenere, oltre al miglioramento complessivo della salute a cui si auspica. Col termine "risultato dentistico finale" si intende ciò che accadrà ad ogni dente e alla funzione generale dei denti e delle mascelle sulla base dei limiti fisiologici del paziente. Il quadro di salute generale fa riferimento alle specifiche esigenze del paziente, che devono essere preventivamente identificate. Devono essere trovati punti di riferimento precisi per misurare i progressi compiuti o non compiuti.

Senza punti di riferimento di qualche tipo, è difficile valutare con precisione l'efficacia del trattamento. Dopo l'inizio della guarigione, i pazienti dimenticano facilmente lo stato in cui erano la prima volta che ci siamo visti. Si tratta di scattare una serie di fotografie e di elaborare grafici dei sintomi che si riveleranno preziosi per orientarsi durante la progressione del trattamento. Tali grafici dei sintomi sono soggettivi, ed è richiesto un giudizio attento.

Per esempio, abbiamo avuto un paziente affetto da MS (sclerosi multipla), molti anni fa, che sosteneva che non vi fosse alcuna differenza rispetto ai suoi sintomi iniziali dopo il trattamento. Circa tre mesi dopo la fine del trattamento, in una visita di controllo, lasciò il nostro studio e si diresse per un chilometro a piedi presso la sua auto parcheggiata. Poi ritornò indietro ancora perché aveva dimenticato i suoi bastoni di sostegno nell'auto. Rimase scioccato quando capì quello che aveva fatto, in quanto questa presa di coscienza gli aveva mostrato quanto in realtà fosse migliorato nel tempo. Poiché il miglioramento non era stato repentino ma graduale, lui non l'aveva notato e non aveva visto l'incremento nelle capacità di resistenza e nell'equilibrio. In tal caso ad esempio, un buon punto di riferimento sarebbe stato per lui misurare la distanza percorsa senza alcun supporto.

Ogni caso deve essere quindi valutato in base ai limiti di ciascuno.

L'ordine di sviluppo del trattamento deve essere prescritto, ossia prima si lavora sulle gengive e il giunto mascellare, poi sui denti, e quindi si procede alla rimozione chirurgica delle infezioni: così avviene in un caso tipico. Ogni paziente sarà comunque diverso.

Tutte le terapie aggiuntive o supplementari come l'ozonoterapia o una terapia craniale o di trattamento della disbiosi intestinale o altre terapie dovranno essere valutate ed eventualmente intraprese.

Questa programmazione non è un compito semplice e può essere abbastanza scoraggiante per un professionista agli inizi in questo campo. Il passo successivo è quello di considerare i materiali appropriati da utilizzare per i denti ed eseguire i test relativi a ciascun materiale.

PROTOCOLLI TERAPEUTICI

Solo a questo punto può iniziare qualsiasi trattamento vero e proprio. I pazienti spesso sono un po' "scioccati" e infastiditi quando suonano alla porta del nostro studio e, cercando di prenotare un appuntamento per la rimozione dell'amalgama o del metallo, si sentono rispondere con un "no!". Abbiamo bisogno di vedere e conoscere prima il paziente per scoprire che cosa deve essere fatto e siamo noi e non il paziente quelli adatti a farlo. È anche importante sapere se il paziente è pronto per noi.

Con questo intendiamo dire che il paziente deve essere in grado di capire quello che stiamo facendo e perché lo stiamo facendo. Di tanto in tanto, capiterà che qualcuno vi chieda di praticargli solo una parte del trattamento, o che non ne voglia un'altra parte. Questo indica che le persone, o non capiscono il concetto di ciò che stiamo facendo, o pensano di essere un caso "speciale" per un motivo o per un altro. Questa scelta di un approccio terapeutico come "scegliendo da un menù" non dà mai il miglior risultato per il paziente.

I protocolli di rimozione dell'amalgama e dei metalli

La IAOMT (Accademia Internazionale di Medicina Orale e Tossicologia) ha stabilito il protocollo di trattamento minimo consigliato per la rimozione sicura dell'amalgama dentale. Questo dovrebbe essere utilizzato ogni volta che le amalgame (o altri metalli dentali) vengono rimosse. Lo scopo di questi protocolli è ridurre al minimo la quantità di mercurio rilasciata ed assorbita sia dal paziente che dal personale, nella trapanatura di una vecchia otturazione di amalgama.

I protocolli sono i seguenti:
- Il paziente respira un'aria separata o una miscela di ossigeno.

- L'operatore ed il personale indossano mascherine che assorbono il mercurio.
- Il paziente indossa occhiali di protezione.
- Le amalgame vengono frantumate e non molate.
- Vengono utilizzati trapani ad alta velocità, con abbondanti quantità di acqua e liquido refrigerante irrigante.
- L'aria della sala operatoria viene filtrata per rimuovere i vapori di mercurio.
- Una diga di gomma e punte ripulite sono utilizzate per isolare i denti durante la rimozione delle amalgame.
- La pelle e i vestiti del paziente vengono coperti, limitando al minimo l'area di pelle esposta.
- La bocca è costantemente risciacquata per rimuovere le particelle di amalgama e il vapore di mercurio.
- Un impianto di aspirazione a velocità elevata resta in uso nella bocca in ogni momento del trattamento.

La mancata osservanza di questi passi rudimentali aumenterà l'esposizione al mercurio di un paziente. Naturalmente è superfluo dire che i residui di vecchia amalgama raccolti devono essere smaltiti in modo responsabile per proteggere l'ambiente. I regolamenti sui rifiuti di mercurio sono molto severi, perché esso è riconosciuto dalle varie agenzie ambientali come una sostanza estremamente pericolosa. Infatti l'unico posto sicuro per conservare o utilizzare le amalgame è in bocca! Come vedete secondo l'opinione comune, Le avventure di Alice nel paese delle meraviglie sono un fatto reale!

Il protocollo Hall V-Tox

Il protocollo Hall V-Tox utilizza i protocolli dell'IAOMT, e va anche oltre.

1. Il paziente deve essere preparato utilizzando integratori adeguati.
2. Endovene di vitamina C con glutatione sono sempre somministrate al paziente durante o immediatamente dopo la rimozione delle amalgame o del metallo (da 1 a 4 giorni dopo). La quantità di vitamina C dipende dal peso e dalle condizioni del paziente, e

va dosata da un minimo 0.75g per Kg di peso corporeo, sempre diluita in soluzione di Ringer lattato. In ogni infusione è utilizzata una quantità da 800 mg a 1500 mg di glutatione. In alcuni casi vengono somministrate due infusioni al giorno.
3. Ogni tipo di chirurgia dentistica richiederà misure speciali contro i batteri, come ad esempio l'ozono, oppure risciacqui con cloruro di magnesio, o altro ancora. Il motivo per cui eseguire tutte queste misure supplementari è in ragione dell'effetto risolutivo che hanno sul paziente. La guarigione è più veloce, spesso il dolore è minore ed i pericoli di infezione sono del tutto eliminati. La Vitamina C e il glutatione si legano al mercurio rimuovendolo, correttamente e in modo sicuro, dal corpo.

La fase di preparazione

Questa può variare leggermente da paziente a paziente, comunque i principi di base vengono descritti qui di seguito. Il pH e la temperatura basale vengono misurati per una settimana prima del trattamento. Queste misurazioni verranno ripetute per tre mesi dopo il trattamento e confrontate con i valori post trattamento, come misura dei progressi raggiunti. Il paziente riceve uno dei due pacchetti base di integratori. Uno è la polvere denominata VTP3 (polvere + oli). L'altra è denominata MP (oli + polvere). La lista degli ingredienti di VTP3 è a pagina 226. Dopo il trattamento, i supplementi continueranno almeno per un altro mese. Preferiamo che i pazienti continuino ad assumere gli integratori per almeno tre mesi, ma otto mesi sono meglio. Alcuni pazienti continuano a prenderli per sempre. L'obiettivo della supplementazione è quello di aumentare i livelli di antiossidanti, regolare il pH, e promuovere il corretto funzionamento dell'intestino. Se l'intestino non funziona in maniera regolare, l'eliminazione delle tossine è quasi impossibile.

In aggiunta ai supplementi, vengono dati particolari suggerimenti al paziente. Essi consistono nell'eliminare completamente zucchero bianco e farina raffinata; nel mangiare burro e yogurt; ma nella riduzione o, ancor meglio, nell'eliminazione del latte; nell'aumentare il numero di uova e di proteine benefiche.

Niente alcol (che è una forma di zucchero), né caffeina e nessun succo di frutta non diluito. Come unica bevanda, è consigliata acqua minerale leggera, almeno un litro al giorno.

Questa dieta andrà adottata durante la fase di preparazione e di trattamento, e ci si atterrà essenzialmente ad essa anche dopo. Un test di tipizzazione metabolica dopo il trattamento sarà utile per perfezionare la corretta alimentazione da seguire per tutta la vita.

L'attenersi a questo protocollo di preparazione ha aumentato il nostro tasso di successo in maniera sostanziale, contribuendo ad offrire una vita più sana ai pazienti anche dopo il trattamento.

La dipendenza da zucchero è sorprendentemente elevata nella popolazione e molte persone devono essere divezzate dallo zucchero, usando la Stevia. La Stevia è una pianta sudamericana che può sostituire lo zucchero e ha benefici per la salute.

Una parola deve esser spesa sempre riguardo al cioccolato, soprattutto per i ciocco-tossico-dipendenti. Solo se si mangia cioccolato amaro biologico con moderazione, soprattutto se è privo di zucchero o latte aggiunti, si possono avere benefici per la salute. Mangiando in questo modo è impossibile stare male a causa di un'abbuffata di cioccolato.

LE CAVITAZIONI

Le infezioni da cavitazione o lesioni NICO (Osteiti Cavitazionali che Inducono Nevralgia) sono buchi nel tessuto osseo causati da batteri anaerobici. I batteri, che hanno origine all'interno di denti infetti o in siti infettati dopo che un dente è stato estratto, producono tossine che vengono scaricate nel corpo. L'unico trattamento veramente efficace per tali infezioni è quello di aprire il sito di estrazione e di pulirlo a fondo. Iniettando ozono in una cavitazione è possibile temporaneamente limitare la produzione di tossine poiché l'ozono uccide molti dei batteri anaerobici contenuti all'interno della cavitazione; il problema però è che le pareti della cavitazione sono ricoperte da una melma gelatinosa creata dai batteri per isolarsi dal sistema immunitario. L'ozono non può penetrare attraverso questo limo per raggiungere tutti i batteri. Alcuni di essi sopravvivono, e quando l'ozono viene esaurito, il che avviene molto rapidamente, i batteri tornano in attività. È solo una questione di tempo prima che tutto ritorni esattamente come era prima.

LE ESTRAZIONI

Le estrazioni sono una delle principali cause di cavitazioni. La cavitazione si verifica quando del materiale infetto viene lasciato nel punto dell'osso dove prima c'era il dente. Un dente infetto ha spesso un "sacchetto a goccia" di infezione appesa sotto la punta della radice.

> ### Caso studio 11
>
> La dimensione di alcune di queste cavitazioni a volte è piuttosto spaventosa. La prima in assoluto che abbiamo ripulito andava dal primo dente premolare fino alla zona del dente del giudizio nella mascella inferiore. Circa un terzo della mandibola era cavo. Molto raramente si verificano risultati eclatanti nel momento in cui una cavitazione viene aperta. In tale occasione, invece, la signora in questione, che aveva insistito per l'operazione nonostante le nostre perplessità (prima che il Cavitat fosse disponibile), all'improvviso si alzò a sedere e gridò: "Ecco, siete arrivati al punto esatto!", non appena aprimmo la cavitazione e ne esponemmo il contenuto all'aria.
>
> Ci fece morire di paura in quel momento, quando inaspettatamente balzò seduta gridando, ma i suoi sintomi di stanchezza cronica e di sensibilità chimica multipla cominciarono a diminuire quasi immediatamente. Conoscevamo la dimensione della cavitazione da una Tac fatta precedentemente, ma l'immagine della Tac non rendeva giustizia rispetto a ciò che in realtà trovammo.

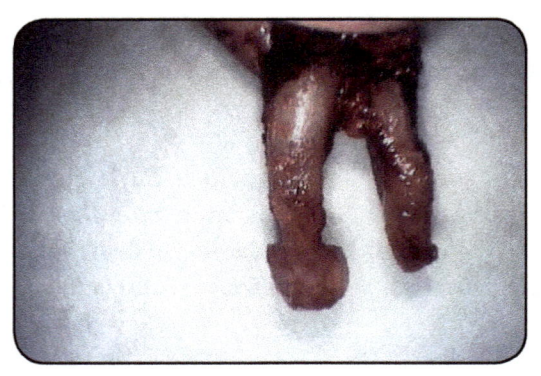

Fig. 4,1 Un tipico dente infetto con una goccia di infezione appesa sotto la radice.

Se il dente viene estratto e questa "goccia" infetta rimane dietro nella ferita, i coaguli di sangue nella ferita sigilleranno l'infezione in quel punto. I batteri si organizzeranno e a questo punto inizierà un'infezione da cavitazione. Anche se una parte della membrana che tiene un dente a posto viene infettata e lasciata nella ferita, si può formare una cavitazione. Se l'osso che circonda il dente viene rotto o traumatizzato durante l'estrazione, anche se si tratta di un dente sano, viene ridotto l'afflusso di sangue all'osso. Un ridotto apporto di sangue e un trauma osseo sono i classici modi per formare una cavitazione.

Il metodo Hall V-Tox di estrarre un dente

Statistiche a riguardo sono difficili da trovare, ma la Cavitat Medical Technologies Inc. segnala che all'incirca l'80% di tutte le estrazioni negli adulti finisce per essere causa di infezioni con cavitazione. È un dato che sosteniamo sulla base della nostra esperienza, ed è ancora più elevato per quanto riguarda le estrazioni dei denti del giudizio.

Il metodo di estrazione Hall V-Tox cerca di essere il più delicato possibile, non lasciando alle spalle né materiale infetto, né fessurazioni nell'osso. Ci vuole un po' di tempo per impararlo.

In sintesi, la membrana che tiene il dente nell'osso viene tagliata o separata. Con una serie di strumenti a mano, delicatamente si allarga l'osso intorno al dente. Il dente viene poi fatto dondolare per aumentare l'allargamento e diminuirne la presa nell'osso, ma per tutto il tempo in maniera molto dolce. La fase finale consiste nel fare leva per liberare il dente con uno strumento a leva o con una pinza.

Questo metodo mantiene normalmente la bolla di sangue sull'estremità del dente. Se la bolla era rimasta lì da un po', le sue dimensioni saranno aumentate e si sarà, per così dire, mangiato l'osso intorno alla punta della radice, creando un buco della grandezza fino ad un dito. In questo caso, la bolla può lacerarsi e rimanere nel foro. È importante cercare di rimuovere questa piccola goccia lasciandola intatta, per non diffondere batteri intorno alla ferita. Strumenti a mano sono utilizzati per pulire tutti i residui infetti dentro e intorno alla ferita.

La perforazione dell'osso per rimuovere i residui non è consigliabile a meno che nessun'altra opzione sia disponibile. Tale perforazione può diffondere l'infezione e traumatizzare le ossa. La scuola di pensiero che fresa via 2 mm di osso attorno alla ferita per rimuovere un'infezione all'osso non è quella che noi sottoscriviamo. Una foratura produce sempre fratture nelle ossa. E sappiamo che crepe nelle ossa sono un nascondiglio perfetto e un luogo di coltura ideale per batteri e che causano in seguito infezioni con cavitazione.

Dopo l'estrazione fatta con molta attenzione e utilizzando strumenti a mano per rimuovere i residui infetti, la ferita viene lavata con una soluzione di cloruro di magnesio in concentrazione dal 3 al 5%, che viene ozonizzata. L'ozono è fatto gorgogliare attraverso la soluzione per sterilizzarla e saturarla. Il lavaggio ripetuto uccide i batteri anaerobici che rivestono le pareti della cavitazione. I batteri anaerobici vivono in assenza di ossigeno, quindi l'esposizione all'ozono li ucciderà. Una soluzione satura di ozono è un modo efficace per trattare le infezioni dentali.

Il cloruro di magnesio ha anche altri vantaggi: di per sé è un antisettico, ma stimola anche il sistema immunitario a livello locale, il che favorisce una guarigione senza problemi. Si tratta di un adattamento del famoso trattamento del dott. Pierre Delbet, che curava le ferite in questo modo durante la prima guerra mondiale.

La ferita viene quindi riempita alla base con uno strato di gel di ozono. Questo gel agisce come battericida, anche se ha l'inconveniente di essere un po' troppo gocciolante. Sopra questo gel viene applicato un gel più denso di pasta antibiotica. Il sangue si infiltra e coagula nel mix e la ferita sopra viene ricucita. Abbiamo vari gel fatti per noi da farmacisti molto esperti (quelli che fanno da sé le loro medicine).

Utilizzando questa tecnica abbiamo eliminato la maggior parte dei problemi associati con le estrazioni e successivamente con la formazione della cavitazione. Molto poco gonfiore o dolore si verificano utilizzando questa tecnica di estrazione, ma ci vuole parecchio tempo e molta cura per eseguirla correttamente. È possibile utilizzare il DMSO, un solvente in combinazione con antibiotici, valido per ridurre il dolore, ma che presenta anche inconvenienti. I gel devono essere preparati al momento per ciascun paziente.

Estrazione dei denti del giudizio dalla mascella superiore

Le estrazioni dei denti del giudizio superiori sono notoriamente causa di formazione di cavitazioni. L'osso intorno a questi denti è chiamato tuberosità, e non è così densamente compatto come l'osso nella mandibola, e una cavitazione infetta molto spesso rende la tuberosità completamente vuota.

Quando viene estratto il dente immediatamente davanti al sito vuoto del dente del giudizio, vale a dire il secondo molare mascellare, mentre la leva sta scardinando il dente all'indietro, molto spesso il dente si va a ripiegare nell'osso o tuberosità posta dietro. La tuberosità è cava e il dente estratto collassa indietro nello spazio della cavitazione. L'infezione diffusa dalla cavitazione del dente del giudizio può infettare anche il secondo molare mascellare che per questo ha bisogno di estrazione. Quando un tale evento si verifica, il dentista, se osserva con cura, vede che l'osso è marcito a tal punto che egli sta guardando in realtà la base del cranio. Il che provoca una accelerazione del battito cardiaco del dentista!

MAGGIORI INFORMAZIONI SULL'OZONO

L'ozono ha molti usi in odontoiatria olistica. Uccide i batteri e apporta ossigeno ai tessuti. È costituito da tre atomi di ossigeno. Il gas ossigeno che noi conosciamo e respiriamo è costituito da due atomi di ossigeno, che lo fa risultare stabile; tre atomi invece non sono stabili. L'ozono è altamente reattivo e si scompone in acqua e ossigeno. Quando lo fa, diventa un agente ossidante ed è così che distrugge i batteri.

L'ozono ha la capacità di far fronte all'MRSA (Staphylococcus aureus resistente alla meticillina cioè Methicillin-Resistant Staphylococcus Aureus) il superbatterio ospedaliero, e possiamo affermare che nessun batterio potrà mai diventare resistente all'ozono, a differenza di quanto accade con gli antibiotici ed i disinfettanti chimici. Può essere utilizzato come disinfettante per pulire superfici, oltre che per uccidere i batteri in cavitazioni, tasche parodontali e ferite da estrazione; può fermare la carie e disinfettare i canali radicolari. Non è costoso e non è brevettabile. Dal momento che non è fonte di grossi guadagni, il gel di ozono è poco conosciuto e utilizzato.

L'ozono come gas

È utile come gas, come gel e come soluzione satura, ma dobbiamo dire che l'ozono gassoso è sconsigliato per la respirazione umana in quanto produce fortissimi colpi di tosse acuta e potrebbe danneggiare i polmoni. Il gas deve essere utilizzato con cautela in odontoiatria assicurandosi che il paziente non lo inali. Detto questo, molti medici entusiasti dell'ozono lo inalano essi stessi in concentrazioni molto diluite, sostenendo di ricavare benefici per la loro salute da questo, ma vi suggeriamo di non adottare questo comportamento perché non è per niente saggio.

L'ozono somministrato per via endovenosa

L'ozono può essere usato anche per via endovenosa. L'azione è simile a quella del perossido di idrogeno: entrambi sono scissi in ossigeno e acqua. Per via endovenosa, l'obiettivo è quello di aumentare l'apporto di ossigeno al corpo per incrementarne l'efficienza metabolica, per invertire qualsiasi metabolismo anaerobico, come si è visto accadere nelle cellule tumorali, e per uccidere tutti gli organismi parassiti che trova nel suo cammino. L'ozono per via endovenosa aumenterà l'efficienza del sistema immunitario se somministrato nel corretto dosaggio; tuttavia, se dato per troppo tempo o in una concentrazione troppo alta, può ridurne il buon funzionamento. Il gas ozono può essere iniettato in vena direttamente: tale utilizzo è popolare come terapia che viene autosomministrata in pazienti affetti da AIDS. Oppure il sangue viene estratto dal corpo, l'ozono viene fatto gorgogliare attraverso di esso e il sangue reimmesso in vena.

I russi e i cubani utilizzano una soluzione fisiologica o una soluzione di Ringer al posto del sangue e fanno gorgogliare l'ozono attraverso di essa, reiniettandola poi ossigenata nel corpo. Autoemoterapia maggiore e minore è il nome per i due modi di somministrazione dell'ozono.

L'ozono è un argomento controverso in medicina, soprattutto perché non esistono brevetti su di esso, come detto poc'anzi, e quindi nessuno può fare soldi con la sua fabbricazione. Se la pratica dell'utilizzo dell'ozono fosse liberamente disponibile nel sistema medico, i benefici per la salute pubblica generale sarebbero assolutamente enormi. Quasi simili ai benefici che avrebbe il mondo in generale, con l'uso massiccio della vitamina C per via endovenosa, che è il nostro prossimo argomento.

LA VITAMINA C PER VIA ENDOVENOSA

La vitamina C per via endovenosa è la pietra angolare della terapia Hall V-Tox.

> "Non c'è niente che possa curare come la vitamina C se data in dosi sufficientemente alte per un tempo sufficiente".
> Dr. Frederick Klenner, pioniere nell'uso della vitamina C per via endovenosa

La nostra esperienza nel corso degli anni ha dimostrato che ciò che affermava il dottor Klenner è, nel complesso, corretto. La vitamina C per via endovenosa è veramente ottima. Le endovenose di vitamina C e l'ozono si neutralizzano reciprocamente. L'ozono è un agente ossidante e la vitamina C è un agente riducente. Non possono essere mai utilizzati insieme nello stesso tempo. L'ozono cattura elettroni, mentre la vitamina C li dona.

Questo non è il luogo adatto ad approfondire la chimica della vitamina C, ma sapere cosa fa e come utilizzarla sono elementi importanti per il lettore. La vitamina C è essenziale per la vita. Lo scorbuto è la malattia da carenza di vitamina C. Denominato "flagello dei marinai" nel passato, lo scorbuto è stato responsabile di decine di migliaia di morti. Per fermarlo è sufficiente una piccola quantità di vitamina C: circa 65 mg al giorno è il livello raccomandato (RDA).

La vitamina c come agente di guarigione

Per il mantenimento della salute sono richieste dosi molto più elevate: almeno 1000 mg al giorno. Come nota personale posso affermare che l'autore (dottor G. Munro-Hall) ha usato la vitamina C ogni giorno per quasi 30 anni a un dosaggio da 10.000 mg (10 g) a 20.000 mg (20 g) al giorno per eliminare il mercurio e guarire dalla sua malattia di cuore, il tutto con effetti solo positivi. La vitamina C è completamente positiva, e accelera la guarigione.

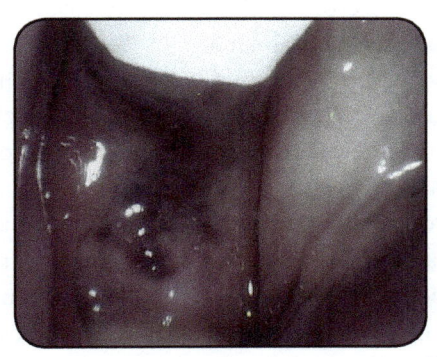

Fig. 4,2 Un sito di estrazione 24 ore dopo l'operazione alla cavitazione. Da notare la risposta di guarigione accelerata, dovuta alla vitamina C intravenosa.

Quelli che affermano il contrario sono scienziati che utilizzano vetrini sporchi nei loro esperimenti come è successo in una università del Regno Unito, oppure appartengono all'industria farmaceutica e quindi giustamente temono una riduzione delle vendite di farmaci, se la gente prende spontaneamente più vitamina C.

La vitamina C, o acido ascorbico, può turbare la digestione causando dolore e un certo grado di flatulenza, a causa della sua acidità. Questo inconveniente può essere superato utilizzando insieme ascorbato di magnesio o calcio ascorbato. Un 20% in più di questi ascorbati sarà necessario per avere lo stesso effetto della vitamina C pura.

Come funziona

La vitamina C è un agente riducente, che rimuove i metalli dal corpo non per chelazione, come fanno i vari DMPS, DMSA o EDTA, ma per ossidazione/riduzione, cioè reazioni simili a quelle che fa il corpo. La chelazione, invece, cattura chimicamente i metalli e minerali, e li elimina dal corpo, compresi però tutti i minerali essenziali come il magnesio, il rame, ecc. Questo, a lungo termine, è il pericolo degli agenti chelanti, soprattutto se si tende ad abusarne.

Due commenti sugli agenti chelanti: i fabbricanti di DMPS dicono che deve essere utilizzato per l'avvelenamento da mercurio e non per l'esposizione acuta e cronica al mercurio stesso, come avviene nel caso delle otturazioni in amalgama.

Il DMPS deve essere usato due volte in due settimane, e poi non può essere più usato per sei mesi a causa dei pericoli di deplezione (impoverimento) minerale. Questo saggio consiglio viene ignorato da molti medici.

L'EDTA è troppo debole per rimuovere il mercurio, non ha abbastanza energia chimica per rompere il legame del mercurio che è un legame tenace. L'EDTA come chelante del mercurio è inefficace.

La Vitamina C lavora donando un elettrone. Questo è in sostanza ciò che fanno gli antiossidanti. Il mercurio, quando è legato ai tessuti è costretto ad accettare un elettrone dalla vitamina C e, quando lo fa, perde il legame e diventa libero.

Immaginate un atomo di mercurio appeso per la mano, come una scimmia ad un ramo di un albero. Sopraggiunge la vitamina C e dà alla scimmia una banana (un elettrone), la scimmia afferra la banana, ma poi cade dall'albero. Il mercurio in questo stato non è così reattivo e gli sarà difficile riassociarsi nuovamente ai tessuti. Mentre è in questo stato, il glutatione avvolge il mercurio saldamente e lo porta al colon dove esso viene escreto.

Ora tutto è pronto per l'affondo finale davvero risolutivo.

Dopo aver agito, il glutatione deve rigenerarsi per poter avvolgere ancora più mercurio. La rigenerazione del glutatione richiede un elettrone alla vitamina C. Quindi, se c'è abbastanza vitamina C disponibile, il glutatione continua a rigenerarsi e a rimuovere mercurio e una miriade di altre tossine. In questo modo si è creato un circolo virtuoso.

E questo è il motivo per il quale il protocollo Hall V-Tox aggiunge glutatione all'infusione endovenosa di vitamina C, proprio per potenziare la disintossicazione dal mercurio e dalle altre tossine dal corpo. La vitamina C inoltre reidrata le cellule, facendole tornare alla loro forma corretta. Le cellule funzionano bene solo quando sono della forma giusta, perché interagiscono con gli ormoni messaggeri del corpo, attraverso un meccanismo a "serratura-chiave" situato sulla membrana cellulare.

Abbiamo descritto il meccanismo in modo semplificato, per renderlo più comprensibile ai lettori.

Inoltre la vitamina C potenzia i mitocondri che sono i fornitori di energia alle cellule. Ciò permette alle cellule di lavorare ad un elevato tasso di efficienza.

Aggiungendosi al potere della vitamina C di sgominare le infezioni virali e batteriche, tutto questo rende tale vitamina una potente arma nell'arsenale dell'uomo, per ottenere e mantenere un'ottima salute.

Il dosaggio della vitamina c orale

La vitamina C somministrata per via orale può provocare diarrea. Questo effetto è chiamato "tolleranza intestinale individuale", e può variare da individuo a individuo e sulla base del suo grado di cattiva salute.

Ad esempio, l'autore tornò da una vacanza in Sri Lanka, dove aveva "fatto amicizia" con Michael, il caratteristico pitone dell'hotel. Sul volo di ritorno fu colpito da febbre alta, di rapida insorgenza, probabilmente presa da Michael.

Tornato a casa, assunse 120 g di vitamina C per 24 ore, prima che si verificassero problemi nelle sue viscere. Nelle successive 24 ore questo dosaggio venne ridotto a 70 g, prima di raggiungere il proprio limite di tolleranza intestinale, e il terzo giorno scese ai "soliti" 30 g verificando che la febbre era completamente scomparsa.

L'avanzamento nel percorso di ritorno alla salute potrebbe essere misurato con la quantità di vitamina C che viene presa. Quanto più il paziente è malato, tanto più vitamina C è richiesta dal corpo, prima che la tolleranza intestinale sia raggiunta. Questo è un modo un po' "scomodo" di utilizzare la vitamina C, ma non per questo meno efficace.

Dosaggio della vitamina c per via endovenosa

La vitamina C usata per via endovenosa ha un effetto completamente diverso. Vitamina C per via endovenosa o IV–C, in realtà aspira acqua dall'intestino e, invece di produrre rilassatezza delle viscere, ha la tendenza a creare costipazione, blocco.

Tuttavia, questo effetto viene mitigato grazie alla sete che si genera nei pazienti quando sono sotto endovena IV–C. Questa sete deve essere soddisfatta immediatamente e con acqua di buona qualità. Vi è un valore minimo limite per la quantità di vitamina C endovenosa necessaria per avere un effetto terapeutico. Questo fatto non è ben compreso dai medici, molti dei quali pensano che 1 o 2 g di vitamina C per via endovenosa siano sufficienti.

La quantità di ½ g è la dose standard per il trattamento di persone ustionate, ma è del tutto insufficiente nel nostro caso. Da 100 g a 200 g al giorno avrebbero un effetto molto più benefico.

La dose limite è infatti di 0,75 g di vitamina C per chilogrammo di peso corporeo. Questo è il minimo, e, in presenza di gravi condizioni tossiche, la dose può arrivare fino a 1 g per kg di peso corporeo. In pazienti con gravi cavitazioni o altre infezioni, diamo due infusioni endovenose di vitamina C in questo alto dosaggio nello stesso giorno. Ciò accelera la velocità di guarigione enormemente, riduce il rischio di infezione, riduce la possibilità di gonfiore post operatorio, di lividi, e riduce il dolore. La massima quantità di vitamina C endovena che abbiamo mai dato, è stata di 250 g al giorno per tre giorni. È stata data ad una vittima della Guerra del Golfo, un uomo affetto da poco più di un anno dall'omonima sindrome. Questo quantitativo fu richiesto esplicitamente dal paziente. Ci disse che si sentiva bene con una normale endovenosa IV–C, ma che "sapeva dentro di sé che il suo corpo ne aveva un bisogno maggiore". Al termine di tre giorni, disse "Adesso basta!" e i suoi sintomi se n'erano andati.

Una parola di cautela qui, riguardo alla sindrome della Guerra del Golfo: essa presenta molte sfaccettature, e ciò che aiuta una persona potrebbe non avere lo stesso effetto su di un'altra. Inoltre, il fatto che il paziente venne da noi trattato poco dopo la guerra, fu un elemento che giocò a suo vantaggio; se invece lo avessimo trattato dopo molti anni di sofferenza, il suo potenziale di recupero sarebbe stato parecchio ridotto. Come è stato già detto, noi usiamo la vitamina C diluita in una soluzione di lattato di Ringer. Una parte di vitamina C per quattro parti di Ringer è il rapporto di diluizione.

La vitamina C per uso endovenoso è disciolta in una soluzione per rendere il suo pH compatibile con quello del sangue. Una soluzione fisiologica può essere usata al posto del lattato di Ringer, ma non è così buona. Utilizzare la soluzione fisiologica come diluente può causare, in alcuni pazienti, vertigini ed una sensazione di disorientamento. Il lattato di Ringer imita il plasma e gli elettroliti sono nello stesso rapporto che si trova nel sangue. L'infusione viene somministrata ad una velocità di 72 gocce al minuto; questo significa che un'infusione media durerà tra le due e le tre ore.

Quando non somministrare la vitamina c per via endovenosa

L'unica controindicazione di vitamina C endovena è la carenza dell'enzima G6PD. Il G6PD è un enzima del fegato, ma è raro riscontrarne tale carenza. L'abbiamo incontrata solo due volte in vent'anni. Si trova di solito, ma non sempre, nelle persone del Mediterraneo orientale o di origine africana. (Per carenza di glucosio-6-fosfato deidrogenasi si intende un quadro patologico ereditario legato al cromosoma X, caratterizzato da un deficit funzionale o quantitativo della glucosio-6-fosfato deidrogenasi (abbreviato in G6PD o G6PDH), un enzima chiave della via dei pentoso fosfati.)

Il deficit di G6PD è in gran parte generato da gravi reazioni agli antibiotici. Questo non deve essere confuso con le risposte di allergia agli antibiotici, che sono abbastanza comuni.

Un semplice esame del sangue può verificare se esiste il deficit di G6PD. Non è di solito testato a meno che non ci siano buone ragioni per farlo.

Se un paziente va dal medico e riceve un antibiotico, il medico non verifica l'G6PD in anticipo e le reazioni, che sono gravi, sono le stesse per gli antibiotici per via endovenosa che per la vitamina C.

Si sente affermare spesso che le malattie o disfunzioni renali siano una controindicazione per la somministrazione via endovenosa di vitamina C.

Questo non è così, anzi, è vero proprio l'esatto contrario. Inizialmente, non somministravamo il trattamento ai pazienti con disturbi renali, perché avevamo letto della controindicazione. Tuttavia, alcuni pazienti, venuti a conoscenza di questa nostra riserva avevano in realtà mentito sulla loro condizione renale, al fine di ricevere il trattamento. Abbiamo perciò iniziato a ricevere lettere di apprezzamento da parte di specialisti renali che avevano notato il miglioramento dei loro pazienti dopo il trattamento. Ora consigliamo la vitamina C endovena anche ai pazienti con disfunzioni renali.

Effetti collaterali

I pazienti avvertono sempre molta sete quando sono sottoposti alle infusioni di vitamina C, e la prima infusione è piuttosto speciale. I volti dei pazienti diventano molto pallidi, e più pallidi diventano, più intossicati sono. Questo pallore dunque è un buon segno, in quanto significa che le tossine vengono rilasciate dal corpo.

"California Cool" è lo stato mentale dei pazienti dopo la prima infusione. Si chiama "California Cool" (tranquillità californiana) perché la loro ansia se n'è ormai andata, e sono in una disposizione d'animo rilassata e non più tesa.

Relativamente alla settimana di infusione di vitamina, noi abbiamo coniato il detto: "Arriva come un leone, ci lascia come un agnello", per descrivere i cambiamenti di atteggiamento che vediamo su pazienti durante questa settimana. Inizialmente, i pazienti possono essere arrabbiati, impauriti, aggressivi, e ansiosi. In quattro giorni, la maggior parte di queste emozioni è dissipata.

I professionisti che non hanno esperienza di vitamina C endovena spesso consigliano ai pazienti di non passare attraverso questo trattamento perché ritengono che essi non siano abbastanza forti per resistere. Questo è sempre un errore. In realtà la vitamina C per via endovenosa sosterrà anche il delicato equilibrio del paziente gravemente malato, attraverso il trauma della settimana di trattamento. I pazienti devono ricordare che, senza questo trattamento, le loro possibilità di riacquistare la propria salute sono marcatamente ridotte. Come è stato già detto, noi siamo molto spesso l'"ultima spiaggia" in cui i pazienti giungono alla fine, quando tutto il resto è fallito.

Gli usi della vitamina C endovenosa

Il dottor Klenner usava iniezioni da 7,5 g di vitamina C, come strumento di primo soccorso. Ogni volta che un paziente veniva portato da lui in stato di incoscienza, lui iniettava i 7,5 g di vitamina, e ciò solitamente induceva i pazienti a rispondere alle domande o consentiva di avere il tempo per eseguire i test di laboratorio necessari a capire che tipo di trattamento doveva essere fatto. Abbiamo usato questo metodo e possiamo garantirne l'efficacia.

La vitamina C per via endovenosa è stata utilizzata da noi con successo nel trattamento dei seguenti disturbi, durante il corso di molti anni.

- Overdose
- Morsi di serpenti
- Infezioni virali
- Infezioni batteriche
- Avvelenamento
- Malattie autoimmuni
- Malattie neurologiche

Abbiamo aggiunto le seguenti malattie alla lista qui sopra utilizzando il protocollo Hall V-Tox.

- Acne
- Sensibilità chimica multipla
- Stanchezza cronica
- Fibromialgia
- Artrite
- Allergie
- Psoriasi
- Spondilite anchilosante

La lista potrebbe continuare ancora a lungo, ma non abbiamo spazio a sufficienza per citare tutte le malattie che trovano giovamento dalla vitamina C. L'unico elemento della lista di cui non ho avuto esperienza personale è il morso di serpente, ma è raro nel Bedfordshire!

Perché i bambini continuino a morire di meningite è un mistero per noi, tanto più che il protocollo del dottor Klenner è liberamente disponibile e si sa che funzionava bene in gravi infezioni virali nei bambini. Perché non usarlo subito per salvare vite umane in pericolo? È facile da somministrare, poco costoso ed efficace, se usato correttamente.

Le virtù della vitamina C endovenosa sono troppo numerose da menzionare, a parte questo breve cenno.

Perché la vitamina c per via endovenosa non è molto diffusa

Se è così meravigliosa, perché non viene utilizzata di più?

La risposta, come sempre, si trova sulla strada degli interessi economici. Senza brevetto per la vitamina C, nessuna azienda farmaceutica si sentirà incentivata a fabbricarla o a promuoverne l'utilizzo. Anzi, accadrà esattamente il contrario, perché l'uso di vitamina C su larga scala danneggerebbe le vendite di medicinali; e invece il profitto è l'obiettivo primario di qualsiasi azienda o società.

Nonostante i libri e gli articoli scritti sulla vitamina C nel corso degli anni, solo una manciata di professionisti la usano. La medicina, fin dal 1950 è sempre stata anti nutrizione e pro uso dei farmaci; in tal modo sostenere una vitamina per qualsiasi motivo è stato come nuotare controcorrente, contro l'opinione prevalente "esperta" e incorrendo nell'ira del potere. Questa situazione è cambiata di recente, quando l'associazione dermatologica americana ha effettivamente raccomandato l'uso di vitamina D.

La luce del sole sta lentamente tornando di moda, in ambito medico, dopo essere stata demonizzata per molti anni. La elioterapia o terapia della luce solare era in voga in medicina sin dall'inizio e fino alla metà dello scorso secolo, prima che ci venisse imposta la paura del cancro della pelle. Più persone, probabilmente, hanno contratto una forma peggiore di cancro utilizzando le creme solari, rispetto a quanto non avrebbero mai preso esponendosi alla luce del sole.

Un racconto ammonitore

Una volta, a una conferenza medica, a tutti noi medici venne misurato il livello di antiossidanti. I nostri (miei e di mia moglie) erano da 4 a 5 volte superiore ai valori normali, a parte quelli dei medici impegnati nella ricerca sul cancro, i cui livelli erano anche superiori ai nostri.

Quando ci appartammo dal gruppo e chiedemmo in privato ad un medico dei quel gruppo di ricercatori perché avveniva questo, egli rispose: "Perché sappiamo". Fu tutto quello che disse. Quando gli chiesero perché tutti gli altri non potevano sapere cosa fosse bene per la salute, la risposta fu un agghiacciante: "Il tempo non è ancora pronto".

Non occorre alcun commento da parte nostra, salvo chiederci quanti dovranno soffrire prima che i tempi siano maturi. Quante vite saranno state perse prima che sia il momento giusto?

RIASSUNTO

- Esaminare il paziente in modo corretto.
- Scrivere un piano di trattamento per rimuovere i metalli dentali e le infezioni.
- Somministrare supplementi per aumentare lo stato antiossidante e regolare il pH.
- I trattamenti dentali si svolgano in due giorni.
- Le endovenose di vitamina C vengano utilizzate a dosi elevate e siano somministrate per tre o quattro giorni compresi i giorni di trattamento dentale. Potrebbero essere necessarie altre infusioni.
- Mantenere un elevato livello di antiossidanti e minerali nel corpo per 8 mesi.
- Monitorare i progressi a 3, 8 e 18 mesi dall'intervento.
- Terapie aggiuntive potrebbero essere indicate in taluni casi.

CAPITOLO 5 — LA SOLUZIONE IN PRATICA

Questo capitolo illustra i trattamenti di pazienti reali. Queste non sono discussioni teoriche, ma sono solo alcuni dei tanti casi che abbiamo avuto il privilegio di affrontare nel corso degli anni. Non si tratta di uno scenario da "guerriero della poltrona", ma di casi reali con risultati concreti.

Il punto di partenza è situato nelle descrizioni diagnostiche, come ad esempio malattie neurologiche, allergie e così via. Il trattamento e la prognosi di pazienti con queste malattie saranno descritti in dettaglio. Coloro che hanno perseverato nella lettura del libro e ben assimilato quanto detto all'inizio realizzeranno che la distinzione delle malattie come neurologiche, autoimmuni, allergiche è, nel complesso, illusoria.

La causa fondamentale di tutte queste malattie è il sovraccarico tossico; e l'etichetta che viene messa sull'esplicarsi dei sintomi manifestati dal singolo paziente, ha poco effetto sull'esito finale.

L'etichetta può influenzare la percezione del paziente della propria condizione nel bene e nel male, ed è un utile strumento per amministrare e gestire la cosiddetta "malattia" da parte dei medici. Crea percorsi di carriera per i professionisti medici ed è utile nella pianificazione e per considerazioni di carattere finanziario.

Tuttavia questo non cambia il fatto di fondo, e cioè che l'etichetta che descrive qualsiasi MCD è in realtà un'illusione.

Alcuni dei casi illustrati si inseriscono in diverse categorie, mentre altri non rientrano in alcuna categoria specifica. Qualora un paziente si inserisca in diverse categorie, verrà indicato in ciascuna categoria e sarà fatto riferimento a dove si trova la descrizione completa del caso. Per esempio, un caso neurologico può anche essere un caso di stanchezza cronica, come pure un caso di infezione da cavitazione. Una descrizione dettagliata di tale caso sarà disponibile nella sezione neurologica ed esso verrà indicato anche nella sezione relativa all'affaticamento cronico.

In questo modo, i lettori che si concentrano su una condizione particolare saranno in grado di leggere in dettaglio i casi particolari a cui sono interessati.

Malattie croniche moderne e terapia "Hall V-Tox"

Malattie neurologiche

I tipici casi neurologici che osserviamo sono le malattie del motoneurone (MND), l'Alzheimer, il Parkinson, le neuropatie (debolezza muscolare), e la sclerosi multipla (MS). Ciò che rende particolarmente preoccupanti queste malattie è che, dal momento in cui i sintomi sono riconosciuti e gli viene attribuita l'etichetta, può poi passare così tanto tempo che molti dei pazienti arrivano da noi quando ormai sono oltre il punto di non ritorno. Questo comunque non significa che, in taluni casi, un rilevante allentamento dei sintomi e una riduzione della velocità di progressione della malattia non possa essere ugualmente raggiunto.

Malattia del motoneurone (mnd)

Le biopsie dei grassi in genere mostrano che i pazienti MND hanno livelli molto alti di lindano (un pesticida) e di sostanze dette "ritardanti di fiamma", presenti nei mobili e nell'abbigliamento. Pazienti con malattie simili all'MND hanno livelli più bassi di queste sostanze chimiche, ma sono significativamente più alti in organofosfati. Se le circostanze lo consentono, la terapia dei fosfolipidi può essere indicata per ridurre questi livelli: avrà inizio dopo che sarà cominciato il regime di disintossicazione Hall V-Tox.

L'esame del sangue del profilo neuropatico Biolab mostra diversi tipi di carenza di nutrienti in malattie diverse. Per esempio, tutti i pazienti neurologici sono a corto di gamma-tocoferolo, ma non di alfa-tocoferolo, e quasi tutti sono carenti di omega 3 e omega 9, acidi grassi essenziali.

Alcuni pazienti con sclerosi multipla sono a un livello basso di omega 6, ma non di omega 3.

Le vitamine B1 e B3 sono praticamente sempre ad un livello basso e così la B6 in metà dei pazienti. È interessante notare che l'acido folico e la vitamina B12 sono entro i limiti normali, ma devono essere aumentati in ogni caso, in quanto troviamo che la loro supplementazione aiuta.

Il glutatione ed i suoi complessi sono carenti nella maggior parte dei pazienti, ma i livelli di minerali come magnesio e zinco non mostrano alcun modello riconoscibile. Il regime integratore per tali pazienti deve essere adattato su ciascuno, proprio per affrontare eventuali carenze nutrizionali personali indicate dai test.

Per identificare le aree tossiche è necessario un attento esame e dev'essere approntato un piano d'azione per eliminarle. Questo consisterà nella rimozione di tutte le amalgame di mercurio e degli altri metalli dentali. Denti e ossa infetti devono essere rimossi e le tensioni strutturali alleviate.

Terapie a lungo termine, come il protocollo del Klenner e il Naltrexone a basso dosaggio (LDN) devono essere prese in considerazione quando termina la fase iniziale del trattamento.

Ci sono casi, riportati in letteratura, di recupero da MND avvenuto in seguito alla rimozione di amalgama. Va precisato che nell'MND, quando si inizia il trattamento, di solito è ormai troppo tardi per influenzare l'esito finale.

Il morbo di alzheimer

Anche l'esito di questa malattia è dipendente dal tempo entro cui si interviene, ma la rimozione precoce delle tossine seguita da ripetute iniezioni endovenose di vitamina C e degli integratori di acetil-L-carnitina, di aspartato di litio e di litio orotato sono la nostra raccomandazione, insieme all'OSR antiossidante, sviluppato dal professor Boyd Haley. Dal punto di vista scientifico si riscontra un forte collegamento tra mercurio e Alzheimer.

Il morbo di parkinson

I sintomi divengono evidenti solo dopo che oltre 70% delle cellule cerebrali particolari sono state colpite. Alti livelli di mercurio si trovano nel liquido cerebrospinale (CSF), poiché il mercurio danneggia la barriera emato-encefalica che permette a grandi molecole complesse, che altrimenti sarebbero state trattenute fuori, di entrare nel cervello: ci riferiamo a sostanze agro-chimiche, per essere precisi.

Ancora una volta l'intercettazione precoce di queste sostanze sembra offrire la speranza più concreta. Il recupero completo è incerto, ma un significativo sollievo dei sintomi è stato registrato dopo una terapia intensa di disintossicazione e con l'integrazione di OSR.

La sclerosi multipla – ms

Questa malattia può anche essere inclusa nella sezione "autoimmuni", ma è generalmente classificata come una patologia neurologica. La nostra esperienza con la MS risale a più di vent'anni fa.

Il caso tipico è quello di un giovane paziente che arriva da noi con una diagnosi di MS e con i referti di raggi X che mostrano le sue lesioni nel cervello. Dopo il trattamento, le nuove radiografie mostrano le lesioni ridotte di dimensioni, con i sintomi che scompaiono, al punto che i neurologi definiscono questo fenomeno come il frutto di una diagnosi errata, perché "nessuno recupera da MS".

Prima iniziano le cure, maggiori sono le possibilità di recupero. I pazienti giovani, con sintomi da meno di sette anni, rispondono al meglio. Ovviamente chi è sulla sedia a rotelle da vent'anni non potrà purtroppo avere lo stesso potenziale di guarigione di chi è all'inizio della malattia. Tuttavia, questo non significa che una persona non possa trarre beneficio dal trattamento. Uno dei fattori principali è la forza mentale, insieme alla ferrea determinazione del paziente, tanto che, senza di essi, ci si possono aspettare ben pochi progressi.

Alcuni pazienti particolari, si può dire che abbiano bisogno della loro malattia, da utilizzare come forma di controllo sugli altri: per questo motivo queste persone non saranno mai in grado di rispondere a qualsiasi trattamento in modo permanente.

Altri pazienti hanno invece superato il punto di non ritorno. È molto difficile individuare questi casi estremi. Ancora una volta, comunque, la chiave per sbloccare una patologia è identificare e rimuovere le tossine correttamente seguendo la procedura del protocollo Hall V-Tox. Questo trattamento può essere ulteriormente rinforzato con il protocollo di Klenner e l'LDN.

Il Protocollo Klenner è stato sviluppato dal dottor Frederick Klenner per la MS, ma aiuta anche con altre malattie e, in particolare, con la miastenia gravis, in cui l'effetto è impressionante e rapido. Il dottor Klenner è il padre della terapia endovenosa di vitamina C ed è stato perseguitato dai suoi colleghi per la sua conoscenza e perseveranza.

Brevemente, il suo protocollo consiste in un regime specifico fatto di alte dosi di vitamine B e minerali per via orale e di iniezioni intra-muscolari di estratto di fegato, quest'ultimo due volte la settimana o a giorni alterni. Il paziente segue tale cura a casa, mediante l'auto-iniezione, per il tempo necessario al ristabilimento dello stato di salute.

Invece il Naltrexone a basso dosaggio (LDN) è relativamente nuovo. Questo farmaco è assunto in capsule la sera a dosi tra 3 e 4,5 mg.

Con l'LDN il paziente è per sempre dipendente dal farmaco; interromperne l'assunzione consente ai sintomi di tornare. L'LDN lavora in vari modi, uno dei quali è la stimolazione del sistema immunitario. La dose normale terapeutica per alcolisti e nelle tossicodipendenze è di una capsula da 100 mg. A basso dosaggio, l'effetto dell'LDN è notevolmente diverso. A volte nessun trattamento funziona, in altre occasioni invece il caso può essere abbastanza semplice.

Normalmente, per la MS e per pazienti con caratteristiche simili, cerchiamo l'approccio semplice prima, e solo in seguito aggiungiamo gli altri protocolli, se il primo non ha successo. Entrambi i protocolli, Klenner e LDN, sono totalmente a carico del paziente o della sua famiglia, e questo continuo impegno finanziario può rappresentare per alcuni un grosso problema.

Caso studio 12

I sintomi e le cause

Un giovane poco più che ventenne venne da noi camminando con difficoltà, a volte costretto ad usare la sedia a rotelle. Dopo l'esordio, la sua malattia si era rapidamente evoluta nel corso di due anni, con solo alcuni brevi periodi di remissione. Aveva un fratello gemello identico, che invece non presentava alcun sintomo.

L'estate prima dell'insorgenza dei sintomi il paziente aveva lavorato in un impianto dell'industria pesante ed era stato esposto ad una miscela di aerosol inquinanti. In aggiunta a questo, gli studi che stava effettuando prevedevano il contatto con idrocarburi complessi come colle, acrilici, vernici, oltre che a prodotti per saldature e altro.

Suo fratello non era mai stato esposto a queste sostanze inquinanti. Entrambi avevano, da molti anni, otturazioni in amalgama di mercurio.

Il trattamento

Controllammo il suo pH urinario e salivare per poter realizzare il suo piano di supplementi. Le otturazioni in amalgama furono rimosse ed ebbe cinque consecutive endovenose con alte dosi di vitamina C. Indi proseguì con gli integratori per otto mesi.

Il recupero

Tornò ai suoi studi nel giro di pochi mesi, non appena i suoi sintomi scomparvero. Ci scrisse dicendoci che l'unica cosa che gli ricordava il suo stato di malato era un leggero "attrito" nel piede destro, tuttavia poteva correre mezze maratone senza difficoltà.

Ebbe dalla sua parte la gioventù, l'ottimismo e un intervento precoce. Non ebbe così alcun bisogno di protocolli continuativi come il Klenner o l'LDN, di cui altri pazienti potrebbero invece aver bisogno. Fu la combinazione del mercurio rilasciato dalle sue otturazioni in amalgama, più l'esposizione alle tossine industriali e alle tossine inalate nei suoi studi che contribuirono a procurargli i sintomi.

Suo fratello, geneticamente identico, aveva otturazioni in amalgama, ma nessun sintomo, perché non aveva avuto la stessa esposizione del suo gemello alle sostanze tossiche.

Caso studio 13
I sintomi e le cause

Questo caso è diverso e drammatico, e mostra come anche i pazienti liberi da amalgama possano avere problemi neurologici. La paziente in questo caso era un'importante donna d'affari sui trent'anni. Aveva sviluppato, nel corso degli ultimi tre anni, un tremore diffuso, più evidente nelle gambe ma anche nelle braccia e nelle mani, che l'aveva costretta a rinunciare al lavoro.

Inoltre lamentava una fragilità cutanea, con eruzioni infettive frequenti. Era stata sottoposta ad ogni test noto alla scienza medica e il tutto si era concluso con la diagnosi neurologica di "tremore essenziale": un tremore di cui nessuno conosce la causa. Nessun trattamento, convenzionale o alternativo, l'aveva aiutata.

Non aveva una storia di otturazioni in amalgama, ma aveva due devitalizzazioni radicali, oltre a due corone in metallo-ceramica (lega di palladio). Il modo in cui le corone erano state fatte le procurava uno stress strutturale.

I trattamenti devitalizzanti erano stati fatti un anno prima che i sintomi iniziassero e le corone erano state collocate alcuni mesi prima dei trattamenti di devitalizzazione. I denti del giudizio erano presenti e sani: una volta ogni tanto accade.

Il trattamento

Tutto ciò che abbiamo fatto per lei è stata la normale integrazione individualizzata: quattro infusioni di vitamina C, nel momento in cui le estraemmo i denti devitalizzati e le ripulimmo l'osso infetto.

Realizzammo uno speciale apparecchio bite, per eliminare immediatamente dalla sua masticazione lo stress strutturale. Il metallo delle corone era una lega di palladio che sostituimmo con corone di zirconio.

Il recupero

Nel giro di un mese, i tremori si erano fermati ed era di nuovo al lavoro. Fu probabilmente la concomitanza di tossine batteriche intorno alle devitalizzazioni, insieme alle corone in lega di palladio e alla cattiva masticazione, oltre ad uno stressante stile di vita, nutrizionalmente povero, che avevano contribuito a debilitarla.

Anche i suoi problemi di pelle sparirono, infatti spesso vediamo che la rimozione del palladio e del mercurio è grado di ripristinare la salute della pelle. L'esposizione al palladio sembra essere il colpevole principale dei problemi di pelle e spesso provoca anche il diradamento dei capelli, in particolare nelle donne che si avvicinano e oltrepassano la menopausa.

Nel complesso ottenemmo un risultato risolutivo da un intervento minimo; la signora aveva speso molto più denaro nelle consultazioni degli specialisti e negli esami diagnostici di quanto spese con noi. Senza di noi non avrebbe avuto altre strade aperte, e questo è un aspetto che carica molta responsabilità sulle nostre spalle.

Il suo commento è stato: "Perché la gente, ad esempio medici e dentisti, non sanno niente di ciò?". È un'ottima domanda per la quale non abbiamo risposta, o meglio possiamo rispondere come farebbe la dottoressa Lilian (Lilian

> Munro-Hall, moglie e collaboratrice dell'autore): "È solo il buon senso della casalinga".

ALLERGIE – SENSIBILITÀ CHIMICA MULTIPLA (MCS)

I pazienti si rivolgono a noi dopo aver sviluppato le allergie nel corso di molti anni. Queste allergie diventano più gravi e più numerose col passare del tempo. Alimenti e prodotti chimici come i prodotti per l'igiene personale, ad esempio i deodoranti, sono i principali colpevoli.

La causa probabile di quest'ondata di allergie, che stiamo vivendo nel mondo sviluppato, è l'esposizione sempre crescente e continua a sostanze chimiche di ogni genere. Questa esposizione travolge la capacità del corpo di affrontare le tossine, così le allergie agiscono come un avvertimento per fermare un'ulteriore esposizione.

Le allergie possono essere palesi e drammatiche, come avviene nelle eruzioni cutanee, nelle cefalee, nei problemi intestinali, nella formazione di muco e simili, oppure possono restare nascoste. Le allergie nascoste potrebbero non essere immediatamente evidenti, ma provocare a lungo termine un'infiammazione cronica.

Quando la capacità di reagire alle allergie viene sopraffatta, si pongono le basi per il cancro. Noi non vediamo molti malati di cancro che soffrono di allergie, infatti il loro sistema immunitario è troppo deficitario per opporsi agli allergeni.

Identificare gli allergeni (il frumento e i latticini sono i colpevoli più comuni) ed evitarli è il primo passo da fare.

L'esposizione al mercurio debilita il sistema immunitario e abbassa la soglia di tolleranza. Bambini e neonati ereditano delle loro madri i propri batteri intestinali, oltre alle allergie e, purtroppo, alle tossine. In utero, il bambino assorbe con facilità il mercurio dalla madre, e poiché il mercurio dell'amalgama è concentrato nel latte materno, il bambino ha un'ulteriore elevata esposizione al mercurio.

I neonati hanno un sistema immunitario che non è completamente sviluppato. Batteri intestinali difettosi e un alto carico di tossicità possono facilmente sovraccaricare un sistema immunitario nascente.

Questa è una delle cause delle dermatiti infantili. È una circostanza è dolorosa sia per il genitore che, ovviamente, per il neonato.

Questo problema venne portato alla nostra attenzione quando stavamo effettuando il trattamento di un genitore, che sollevò la questione di cosa fare per il proprio bambino: questi infatti non stava rispondendo abbastanza in fretta, per non dire per niente, alle creme e pozioni tradizionali.

La dottoressa Lilian elaborò uno speciale integratore in polvere per il bambino che, quando somministrato in combinazione con i nostri fermenti lattici per l'intestino (coltivati su una base di farina d'avena) elimina rapidamente il problema. Anche Lilian soffriva di allergie multiple che si erano sviluppate nel corso del tempo, con sintomi acuti ed estremi. La rimozione di un dente infetto risolse i suoi problemi, laddove invece gli auto-vaccini rendevano ancora più gravi i suoi problemi.

Gli auto-vaccini possono essere cosa giusta e positiva, ma la regola di base del trattamento delle allergie è di smettere di esporsi a ciò che le causa, piuttosto che tentare di diventare insensibili alla causa stessa.

Ci sono molti esempi che avremmo potuto proporre, riguardanti solamente le otturazioni in amalgama di mercurio, ma abbiamo voluto dimostrare che il mercurio non è la sola causa di questo tipo di problemi.

Caso studio 14
I sintomi e le cause

Una giovane donna sui trent'anni aveva un eritema pruriginoso trasudante su gran parte del corpo. L'eruzione, iniziata circa sei anni prima, era lentamente aumentata fino ad essere insopportabile. Un ciclo continuo di trattamenti steroidei contribuiva a mantenere le cose sotto controllo, e questo era tutto. La donna aveva diverse corone in metallo, ma non cavitazioni o devitalizzazioni. È interessante notare che le corone erano stati collocate due anni prima che l'eruzione pruriginosa iniziasse. Aveva, nel corso del tempo, sviluppato anche una sensibilità multipla alla maggior parte degli alimenti. Aveva ricevuto un trattamento di auto-vaccinazione in una clinica specializzata, ma questo aveva fatto soltanto peggiorare il problema.

Il trattamento

Non c'era modo di sapere quali metalli ci fossero nei denti fino a quando non li abbiamo tirati fuori. Invece di farle eseguire una serie di test costosi per verificare a quali metalli fossero le allergie, abbiamo deciso di togliere le corone metalliche. Un test per le allergie effettuato su una paziente con un risposta immunitaria tanto eclatante non avrebbe dato risultati utili in ogni caso, perché lei avrebbe reagito positivamente a quasi tutto.

Abbiamo sostituito le corone in metallo con corone di vetro-ceramica. Questa sostanza non provoca reazioni al sistema immunitario, anche se è sensibile agli sbalzi di temperatura calda e fredda nei denti. Come negli altri casi, anche la signora ebbe la sua integrazione alimentare individualizzata e cinque giorni consecutivi di endovene di vitamina C, quando le sostituimmo le corone metalliche.

Il recupero

Le eruzioni cutanee svanirono nei sei mesi successivi, come fecero un sacco di altre sensibilità. Svanirono a ondate; con questo intendiamo dire che si ridussero, e poi ritornarono un po' indietro, ma mai con forza, e poi ancora di più svanirono.

Si tratta di un modello di meccanismo che si ripete, e lo abbiamo visto accadere in molti pazienti. Abbiamo analizzato il metallo nelle corone e scoperto che erano state realizzate utilizzando una lega di argento/palladio. I test successivi confermarono che la donna aveva una sensibilità al palladio.

Questo caso è stato utilizzato nella nostra introduzione alla voce "la risposta di accensione". La risposta di accensione descrive cosa accade ad un corpo sotto stress. Qualunque sia lo stress a cui il corpo viene sottoposto – emotivo, traumatico, chimico o di qualsiasi altra cosa – la reazione consiste in un modello "appreso" di gestione dello stress. Per questa ragione l'allergia al palladio causava reazioni cutanee significative in questa paziente.

In seguito, qualunque eccessivo stress la paziente avesse patito, induceva automaticamente il ritorno di una lieve forma di rash al palladio. In questi casi è come se il corpo dicesse a se stesso: si tratta di una situazione stressante e mi ricordo come ho reagito allo stress in passato. Quindi ritorna una forma lieve dei sintomi originali.

La paziente si sposò e lo stress dei preparativi al matrimonio causò una riacutizzazione lieve dei vecchi sintomi. Accadde lo stesso con la malattia di un figlio qualche anno più tardi.

ME (ENCEFALOMIELITE MIALGICA) E STANCHEZZA CRONICA

Si tratta di malattie estremamente debilitanti che suscitano apprensione. Spesso il paziente sembra stare perfettamente bene, inoltre tutti gli esami medici che effettua non scoprono niente fuori dalla norma. È facile entrare in empatia con qualcuno con una gamba rotta in quanto il gesso si può vedere, ma con qualcuno che sembra a posto, ma che dice che si sente malissimo, è una questione completamente diversa.

Per questi pazienti è difficile o impossibile agire normalmente nella vita di tutti i giorni. Estremi atti di forza di volontà si rendono necessari giusto per affrontare la giornata.

Molto spesso vediamo in questi pazienti che la causa sottostante è una grave infezione, avvenuta nella prima età adulta, tipo una febbre ghiandolare o un'infezione batterica e una storia di trattamento odontoiatrico tossico.

Di solito questa malattia non compare da sola, ma si accompagna ad allergie, sensibilità chimica multipla, dolore e altri problemi congiunti. Può venire a qualsiasi età, ma si osserva principalmente nei giovani adulti. Tuttavia, abbiamo visto casi di bambini di otto anni e alcuni casi di settantenni.

Caso studio 15
I sintomi e le cause

Venne da noi una giovane donna sui venticinque anni, a cui era stata diagnosticata encefalomielite mialgica (ME) da cinque anni. Viveva reclusa in casa, incapace di fare alcun gesto della vita ordinaria. Aveva avuto una febbre ghiandolare all'età di diciannove anni. Sottoposta ad esami, rivelò un morso collassato a causa di un trattamento ortodontico fatto da adolescente. Aveva denti di aspetto grazioso, ma che non si adattavano bene l'un l'altro nell'insieme, e non erano in armonia con le sue articolazioni mascellari. Ciò provocava una sollecitazione strutturale. Aveva tutti e quattro i denti del giudizio conficcati nell'osso e infettati, oltre a varie otturazioni in amalgama.

il trattamento

Entrò nel nostro protocollo seguendo i principi di base, come da prassi. Le estraemmo i denti del giudizio e scoprimmo che tutti avevano radici deformi ed erano estremamente maleodoranti ed infetti. Il ricordo dell'odore che riempiva la sala operatoria, quando questi denti vennero fuori, rimase con noi per anni. Le amalgame furono sostituite con alternative non metalliche e il morso venne sistemato.

La ripresa

La ragazza guarì entro quattro mesi, entrò all'università, si laureò quattro anni più tardi e si sposò. Era stata probabilmente una combinazione di vari fattori a condurla verso il basso, ma i denti del giudizio infetti erano stati molto

> probabilmente i principali colpevoli della sua tragedia. Si ammalava a mano a mano che crescevano, sempre più costretti ed infetti. Il restringimento delle mandibole, causato dal tipo di trattamento ortodontico che aveva subito, l'estrazione dei premolari e la retrusione dei denti frontali, senza dubbio avevano limitato il normale sviluppo dei suoi denti del giudizio.

"Sistemare il morso, la masticazione" è una frase semplice, ma è stata una cosa molto complessa da realizzare. Ci vogliono anni di esperienza e di formazione post-laurea per diventare competenti in questo. Inoltre dieta e controllo del pH, nonché il concentrarsi sulla stabilità intestinale, sono probabilmente elementi importanti per questo gruppo di pazienti, più che per qualsiasi altro. Il test della tipizzazione metabolica è davvero consigliato in questo caso per scoprire i tipi di alimenti corretti, inoltre è importante mantenere un regime elevato di antiossidanti per tutto il resto della vita. Una sorta di esercizio fisico non troppo faticoso è pure di vitale importanza, oltre a saune di raggi infrarossi.

Sindrome dell'intestino irritabile (ibs)

Questa condizione dolorosa e diffusa ha risposto bene al nostro trattamento. Queste malattie sono quasi sempre una combinazione di amalgama e infezioni, ma con alcune eccezioni.

> **Caso studio 16**
> Una signora sui quarant'anni con IBS di lunga data non poteva mai allontanarsi dal bagno dopo che aveva mangiato o bevuto qualcosa, perché era costretta a una "visita" alla toilette ogni venti minuti. L'esame mostrò che aveva dieci otturazioni in amalgama e una zona "tatuata" nella gengiva

della mascella superiore. Il morso era bloccato, cosicché era presente pure uno stress strutturale.

La sostituzione delle otturazioni in amalgama, il ritaglio del tatuaggio, e la sistemazione della masticazione furono sufficienti per eliminare l'IBS entro due mesi.

A volte deve essere utilizzato un programma di trattamento intestinale che coinvolge diverse strategie.

Caso studio 17

Un altro caso interessante accadde col primo paziente con IBS (irritable bowel syndrom, sindrome del colon irritabile) che avessimo mai trattato. Era una signora che aveva soltanto una corona in lega di palladio su un dente anteriore e nessun altro lavoro dentale. L'IBS era iniziata meno di un anno dopo il posizionamento della corona, ed erano passati ormai dodici anni. Non c'era alcuna evidenza di infezioni.

Il risultato della sostituzione della corona di palladio fu che entro sei mesi l'IBS era scomparsa. Questa guarigione avvenne nei primi giorni dello sviluppo dei nostri protocolli di trattamento detossinante post operatorio: fu come uno shock per noi constatare come una simile semplice procedura con la vitamina C via endovena avesse potuto avere un effetto così profondo.

Pelle e capelli

Psoriasi, eczema, dermatite, diradamento dei capelli e pelle di drago hanno tutti risposto bene a questo trattamento. Pelle di drago non è un termine medico. Lo usiamo quando la pelle è molto secca e squamosa e quando stringere la mano a queste persone dà la sensazione di tenere un artiglio di drago. O, più precisamente, ciò che immaginiamo si senta tenendo in mano un artiglio di drago.

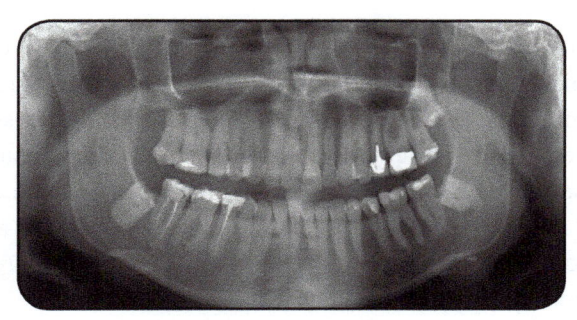

Fig. 5,1 Questa radiografia è di un paziente con un caso di psoriasi di vecchia data con anche allergie multiple e stanchezza cronica. L'estrazione del dente del giudizio infetto, dei denti devitalizzati e di quelli infetti, confermati con una scansione Cavitat, oltre alla sostituzione della corona in metallo con una in ceramica, avviarono questo paziente sulla strada della salute.

I nostri pazienti affetti da psoriasi avevano sempre metalli e infezioni da riempimento canalare e cavitazioni. Tutti gli altri pazienti avevano solo il metallo o solo le infezioni o a volte in combinazione. C'è sempre in queste patologie una disbiosi intestinale sottostante, che è presente da un bel po' di tempo. Questa disbiosi può essere rappresentata da un intestino incapace di ritenere, o da un intestino infiammato, o da problemi del colon o da un'infezione sottostante. Il diradamento dei capelli si vede quasi sempre nelle donne pre e post menopausa. Lo abbiamo visto anche in giovani donne e uomini, ma raramente. In questi casi il palladio è il principale colpevole, ma anche il mercurio e le infezioni giocano un ruolo importante.

Mente, memoria, ansia, depressione e disturbo ossessivo compulsivo

Ansietà, depressione, disturbo ossessivo compulsivo, attacchi di panico, irritabilità, perdita di memoria a breve, cervello annebbiato, perdita di concentrazione e mancanza di fiducia possono essere tutti sintomi attribuibili al mercurio contenuto nelle otturazioni di amalgama. Questo non significa che le infezioni, le cavitazioni, le devitalizzazioni e gli altri metalli usati in odontoiatria non giochino la loro parte, poiché in realtà la giocano, ma il peggiore di tutti è di gran lunga il mercurio. Ricordate che la maggiore esposizione al mercurio che la gente subisce è proprio quella che proviene dalle otturazioni dentali.

Drammatiche sintomatologie psicologiche come queste possono esser rimediate in maniera sorprendentemente veloce, usualmente in giorni o settimane, o al massimo in pochi mesi. A volte, in questi casi, problemi intestinali e di allergia fanno fatica a risolversi, anche dopo le rimozioni: allora è il caso di identificare e risolvere il problema per lo specifico paziente che le manifesta.

Case study 18

Questo è un caso bellissimo e la paziente alla fine è diventata una delle nostre migliori e più affezionate amiche, insieme a suo marito.

Tutti i nostri pazienti devono riempire e compilare un dettagliato questionario su se stessi prima di incontrarci, cosicché possiamo avere una dettagliata conoscenza delle loro particolari tematiche e problemi di salute specifici. Questo ci consente di definire il tempo giusto che occorrerà per gli esami diagnostici.

Gli esami veri e propri iniziano con un'intervista, prima che venga effettuato qualsiasi esame fisico o radiologico. Avevamo stabilito di impiegare circa un'ora per quella intervista, ma non fu assolutamente sufficiente.

I sintomi e le cause

La paziente era una signora di circa trentacinque anni, ben educata, colta, che si esprimeva con proprietà di linguaggio e con una sorta di atteggiamento contestatario e di leggera sfida. L'intervista iniziale consistette nel suo raccontarci, a lungo e ripetitivamente, esattamente cosa non andava bene in lei e cosa noi avremmo potuto fare per lei.

La signora aveva avuto vari episodi di malattia mentale negli ultimi diciotto anni ed era vissuta fuori e dentro le cliniche psichiatriche, costantemente sotto trattamento.

Tutte le consulenze psicologiche erano state inefficaci perché lei parlava tanto, ma non ascoltava nulla. I farmaci avevano mascherato il problema e certo non avevano indirizzato verso una possibile causa. Inoltre, poiché li aveva presi per anni, contribuivano anche a confondere ulteriormente i sintomi, e le stavano iniziando a dare i peggiori e più pesanti effetti collaterali.

Oltre a tutto ciò, la sua assicurazione privata stava per interrompere il risarcimento dei trattamenti, cosicché doveva trovare un modo per venirsene fuori da tutti i problemi, e alla svelta.

Soffriva di un fortissimo disturbo ossessivo compulsivo, un'imponente ansietà irrazionale, attacchi di gravissima depressione, attacchi di panico, disfunzioni di memoria, mancanza di concentrazione, sensazione di cervello annebbiato "come in una zuppa di piselli londinese" e "una miccia molto corta", nel senso che la sua tolleranza allo stress era davvero minima.

Vi suonano familiari questi sintomi? È il classico caso di avvelenamento da mercurio.

La donna aveva verificato, dai risultati del test di Kelmer effettuato in passato, che aveva livelli alti di mercurio. Il dottore che le aveva fatto il test non era stato in grado di curarla a causa dei propri limiti.

Come questione secondaria, vogliamo notare che ci sembra un po' strano che ci siano medici che vogliono trattare simili pazienti con agenti chelanti, ma che alla fine lasciano ancora alle persone le amalgame in bocca.

Inoltre un test di Kelmer era molto pericoloso per questa paziente, perché rilascia mercurio nel corpo e quindi può averla spinta oltre il limite e contribuito a farla solo peggiorare.

Noi non le avremmo mai fatto un simile test, infatti l'acido meso-2,3-dimercaptosuccinico (DMSA) usato nel test di

Kelmer, o il DMPS – acido 2,3 dimercapto 1-propansolfonico, sale sodico che è conosciuto col nome di Unithiol – usato come test diagnostico, tirano fuori il mercurio dalle otturazioni di amalgama, se presenti, cosicché entrambi i test risultano pericolosi, oltre che molto imprecisi.

Noi non avremmo mai voluto trattare la paziente, perché era decisamente troppo irrazionale, ma ci dispiaceva per il marito, e così alla fine cedemmo alle sue richieste. La signora aveva otto otturazioni di amalgama, due denti devitalizzati e una corona metallo-ceramica. Le devitalizzazioni e la corona erano relativamente recenti e fatte dopo la comparsa della malattia. Fortunatamente per noi, aveva tenuto un diario per l'intera durata della sua vita. Quando si esaminò quel diario, si poté riscontrare che, sin dagli anni dell'adolescenza, dopo ogni sua visita dal dentista erano comparsi i sintomi della malattia mentale. Questo schema di eventi si ripeteva attraverso gli anni, con tutta la durezza della malattia che peggiorava e aumentava di volta in volta.

Il trattamento

La signora entrò in fase preparatoria e noi cominciammo il trattamento un lunedì mattina. Nei due giorni successivi rimuovemmo tutte le amalgame ed estraemmo i denti devitalizzati. Fu un'eccellente paziente, nervosa, ma collaborativa. Smise anche di parlare, per un po' almeno. A mezzogiorno del giovedì, dopo la quarta infusione di vitamina C, consistente in 40 grammi di vitamina C, con 400 mg di glutatione e 200 mcg di selenio, più vitamina B, alla fine "si sentì finalmente normale".

La guarigione

L'effetto fu rapido, commovente e permanente. La velocità di recupero sorprese persino noi e forse fu determinata dal suo ottimo stile di vita e dalle sue abitudini alimentari osservate lungo gli anni precedenti. La sindrome del colon irritabile impiegò un po' più tempo per calmarsi e a tutt'oggi la signora è intensamente intollerante al frumento.

Ha mantenuto per parecchi anni gli integratori che le abbiamo prescritto: una ragionevole precauzione perché il mercurio può fuoriuscire principalmente nei primi trenta giorni, ma può trasudare nel corpo ancora per molto tempo. Probabilmente aveva scarsi percorsi interni di disintossicazione dal mercurio, cosicché ogni amalgama andava ad aggiungere il proprio peso e incrementava i suoi sintomi.

Infine scrivemmo lungamente e dettagliatamente al suo psichiatra, spiegandogli cosa le avevamo fatto e perché, ma egli non replicò alla nostra lettera.

La paziente incontrò lo psichiatra più tardi per spiegargli in dettaglio cosa le avevamo fatto e per mostrargli i rimarchevoli effetti che essa stessa aveva sperimentato. Il medico le disse che era felice che lei stesse bene, ma che il suo interesse era rivolto verso i pazienti ammalati e non verso quelli sani. Mostrò sincero interesse alla storia, ma non fece nulla per tentare di scoprire quale trattamento fosse stato tanto efficace per la sua paziente.

Che fosse perché non c'era alcun tornaconto finanziario per agli psichiatri?

Abbiamo schedari pieni di casi simili, ma questo è uno dei nostri preferiti a causa della natura drammatica dei sintomi e della facilità con cui i problemi sono stati risolti. Essere in grado di aiutare un paziente a tornare a una normale vita produttiva e felice è la più grande ricompensa che possiamo desiderare.

PROBLEMI AL CUORE

Io (dottor Graeme Munro-Hall) sono il miglior esempio del rapporto tra problemi cardiaci e tossicità. All'età di trentotto anni mi fu detto che mi restava un tempo limitato da vivere, eppure eccomi qui, ancora qui, oltre 34 anni più tardi, ad infastidire i medici.

Reagisco molto violentemente al mercurio, avendo lavorato una vita intera come dentista, ed essendo dunque stato esposto ad alti livelli di vapori di mercurio ogni giorno.

Ho avuto la fortuna d'imbattermi nei mezzi per controllare la tossicità del mercurio e di avere la consapevolezza di ciò che c'era dietro la mia malattia. Non c'è traccia di anomalie al mio cuore, tutte le arterie sono pulite ed i livelli di colesterolo normali. Sono stato il primo a passare attraverso il nostro trattamento.

Oggigiorno, vado da specialisti cardiaci per le visite, solo per mostrare orgogliosamente la mia pressione bassa e le mie arterie pulite.

Colesterolo

L'assunzione di farmaci per ridurre il colesterolo riduce le difese, ed è per questo che, quando i livelli di colesterolo sono molto ridotti proprio dai farmaci, aumentano i sintomi di malattie mentali come la tendenza al suicidio, così come aumenta il rischio di ammalarsi di cancro.

Si tratta del buon senso della casalinga, ancora una volta.

Ci chiediamo: i farmaci che riducono il colesterolo nel sangue aumentano l'aspettativa di vita? Questo è dubbio, se anche i produttori ammettono che questi medicinali (statine) non permetteranno a nessuno di vivere un giorno di più. E allora perché perdere tempo con queste sostanze?

> Caso studio 19
>
> Mio padre aveva sviluppato un'angina pectoris in età avanzata, che gli impediva di frequentare la sala da ballo. Tornare sulla pista da ballo fu la ragione che lo portò ad accettare una terapia con noi. Gli demmo infusioni di vitamina C ogni sei settimane, integratori e consigli dietetici.

> Tornò in pista entro dieci mesi. Era campione 1942 di danza latino-americana, nell'area di Portsmouth: si parla di roba seria qui!
> Tornò dal suo cardiologo che lo controllò e lo dimise dicendogli che non aveva bisogno di ulteriori trattamenti.
> Mio padre domandò al cardiologo se fosse interessato a sapere come era riuscito a riprendersi da una condizione che è generalmente considerata progressiva e permanente.
> Il cardiologo gli diede la risposta standard: che era interessato solo ai malati. Essendo mio padre un ex-Marine, WW2 Royal Commando, fisicamente ben strutturato e forte, letteralmente inchiodò il cardiologo contro il muro e gli raccontò a forza il suo percorso per la salute.
> L'unico risultato che ottenne, però, fu di essere bandito da quello specialista e da quell'ospedale. Non aveva problemi ai denti avendoli persi tutti nella giungla birmana nel 1944. I suoi problemi di cuore erano legati a cattive abitudini alimentari e a moderni farmaci.

Tachicardia e aritmia intermittente

Tachicardia e aritmia intermittente sembrano essere correlate ad infezioni orali e rispondono bene ai tipi di trattamento descritti in questo libro. Si tratta di osservazioni che abbiamo fatto nel corso degli anni.

Ci è capitato di avere un paziente in cura per qualcosa di completamente diverso; dopo il trattamento ci ha detto: "Oh, a proposito, non l'ho mai detto prima, ho avuto la tachicardia per anni, ma mi sono appena reso conto che non l'ho più". Le stesse cose sono successe con le aritmie, in cui il paziente dice di solito: "Non ti ho detto di questo disturbo prima, perché (probabilmente a ragione) ho pensato che se l'avessi fatto, non mi avresti trattato, ma devo dirti che ora il mio cuore funziona regolarmente".

I pazienti con malattie cardiache dovrebbero considerare seriamente che diventare persone libere da tossine, mantenere uno stile di vita privo di fumo e alcol, assumere alti livelli di antiossidanti, sono tutte pratiche che possono offrire loro una qualità di vita migliore rispetto a quella possibile con l'uso dei farmaci a vita.

ARTICOLAZIONI – ARTRITE E SPONDILITE ANCHILOSANTE

Ancora una volta, prima si fa l'intervento, migliore è il risultato.

Una volta che si sono verificati danni alle articolazioni, questi presto diventano irreversibili, ma anche così un'ulteriore regressione può essere sempre arrestata. È possibile spegnere l'incendio, ma il danno rimane.

Questa sezione si sovrappone alla sezione auto-immune, ma qui ci occuperemo di artrite reumatoide e della spondilite anchilosante.

Le tossine che sembrano dare i principali effetti in queste malattie sono quelle che derivano da infezioni e da cavitazioni, piuttosto che dai metalli. Ciò non significa che i metalli dovrebbero essere lasciati in bocca, se ci sono, ma piuttosto che devono essere rimossi correttamente, in quanto esercitano comunque un'influenza negativa sulla salute. Di certo le tossine batteriche da infezioni e cavitazioni sembrano svolgere il ruolo più importante in queste patologie.

Le cause di artrite reumatoide e spondilite anchilosante

Non è questo il luogo per esporre dettagliatamente quali siano i fattori dei reumatismi, o dei traumi ripetuti alle articolazioni e argomenti simili: sebbene questi discorsi siano interessanti, è il risultato finale che descriveremo.

Il dottor Weston Price descrisse dettagliatamente come, mettendo un dente infetto o devitalizzato, estratto da un paziente artritico, sotto la pelle di un coniglio, si causino nell'animale gli stessi sintomi artritici del paziente. Il dottor Price ripeté l'esperimento con pazienti con malattie cardiache, e i risultati indicarono che il rilascio delle tossine rappresentava un fattore chiave in entrambe le condizioni.

Emerse che gli stafilococchi aurei erano (e sono) il tipo di batteri coinvolti, e che il pH del terreno in cui crescono definirà quale malattia si manifesterà. Cioè, alcuni batteri che prosperano a un pH basso daranno un insieme di sintomi, ma lo stesso tipo di batterio che prospera soltanto sotto un pH diverso darà un diverso insieme di sintomi. Questo effetto fu scoperto nel 1920, ma oggi è stato in gran parte dimenticato.

Le intolleranze alimentari sono molto significative per l'artrite reumatoide e dovrebbero essere ricercate. Un test di tipizzazione metabolica può aiutare i pazienti nella ricerca degli alimenti corretti da scegliere. Individuare ed evitare i peggiori colpevoli, nonché mantenere livelli elevati di antiossidanti è di vitale importanza. Vivere in aree con fluoro nell'acqua aumenta il rischio sia di problemi articolari che di problemi del tessuto connettivo.

I casi descritti da noi riguardano la spondilite anchilosante (AK), che ha avuto una remissione completa, mentre i pazienti con artrite reumatoide che abbiamo trattato hanno ancora deformità articolari, ma siamo riusciti a ridurre il loro bisogno di farmaci e a fermare la progressione ulteriore della malattia.

Caso studio 20

Si trattava di una giovane donna di trentacinque anni. Lei era stato diagnosticata una spondilite anchilosante (AK) due anni prima. Aveva limitazioni del movimento, dolore, debolezza muscolare e affaticamento.

L'unico trattamento odontoiatrico che avesse mai avuto era stata la rimozione di due denti del giudizio sul lato destro, circa dodici anni prima. Una scansione Cavitat mostrò che l'area inferiore del dente presentava una infezione da cavitazione molto grande e ben visibile anche sulla radiografia a raggi X.

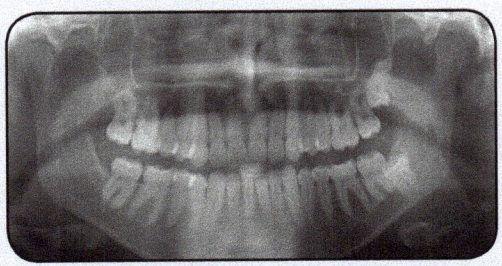

Fig. 2 Un infezione della cavitazione nello spazio in cui il dente del giudizio era stato (lato sinistro della x ray).

La cavitazione fu aperta e ripulita. Trovammo un grande buco nell'osso che circondava il nervo dentale inferiore, quello che consente la sensibilità del lato inferiore destro della mandibola. Fortunatamente, il nervo non venne danneggiato durante la pulizia e la cavitazione guarì riportando l'osso alla normalità. Nel giro di due settimane, i sintomi cominciarono a calare e scomparvero entro tre mesi.

Caso studio 21

Questo caso è molto più complesso e ci vollero quasi quattro anni perché fosse completato. Un giovane sui trent'anni, fisicamente attivo, era diventato progressivamente sempre più stanco, con dolori muscolari e limitazioni di movimento. Gli venne diagnosticata la AK.

Aveva avuto due denti devitalizzati con terapia canalare, che riteneva fossero stati la causa del problema, poiché erano stati devitalizzati proprio qualche tempo prima della comparsa dei sintomi. Quando giunse da noi, i denti devitalizzati già erano stati estratti, ma ciò non aveva modificato la manifestazione dei suoi sintomi. Presso un altro dentista aveva effettuato un notevole intervento e aveva sostituito tutti i metalli dentali con materiali compositi e vetroceramica, il tutto senza alcun beneficio per la salute. Il suo morso però era bloccato e erano presenti tensioni strutturali.

Una scansione Cavitat rivelò infezioni nelle ossa dove i denti devitalizzati erano stati estratti, anche in basso a sinistra della regione dei molari, e sotto tutti i denti del giudizio. Occorreva dunque rifare tutti i lavori dentali, in modo che fossero in armonia con le articolazioni della mascella per alleviare lo stress strutturale, e questo fu fatto per primo. In seguito tutti i denti del giudizio furono estratti e ripulita l'infezione della cavitazione in cui i denti erano stati tolti.

Questo trattamento portò ad un significativo miglioramento del paziente nel giro di pochi mesi. Ma dopo un po' di tempo lui sentiva che c'era ancora un'infezione alla mascella e una nuova scansione Cavitat purtroppo lo confermò. Dovemmo ripulire il sito di estrazione precedente per tre volte e tornare all'interno di un sito di estrazione del dente del giudizio.

La nuova scansione evidenziò che un dente con corona era in realtà morto e quindi anche questo venne estratto e il sito pulito. La corona esistente non aveva metalli essendo costituita di vetroceramica. Ad ogni operazione vennero somministrate endovene con alte dosi di vitamina C. Dopo che il dente con corona venne estratto, il paziente sentì "che qualcosa di rilevante era successo" e il suo recupero fu rapido.

La probabile spiegazione di questa serie di eventi è che, sebbene avessimo rimosso un sacco di tossine e di sintomi già alla prima operazione, era ancora presente un dente che stava morendo, o che era già morto, ma questa necrosi purtroppo non veniva rivelata inizialmente dalla scansione Cavitat o dalla radiografia. Il dente con corona perciò non venne rimosso al primo intervento, e per questo motivo alcuni dei sintomi erano rimasti.

Ciò dimostra sia l'importanza di ripetere la scansione, sia l'effetto che l'incapsulare un dente in una corona può avere, giungendo fino a farlo morire e quindi produrre tossine nel corpo. Per il primo di questi due casi ci vollero quattro mesi dall'inizio alla fine, per l'altro ben quattro anni.

In quest'ultimo caso, è importante notare che, dopo che le amalgame e i metalli furono rimossi dalla bocca e dopo che i denti devitalizzati furono estratti da un dentista convenzionale, non vi fu alcun cambiamento nei suoi sintomi.

La ragione di questo era ovviamente nel fatto che il problema di fondo delle infezioni non era stato risolto, e che l'estrazione e la rimozione di metallo non erano state fatte nei giusti modi. Certamente questo non significa che le otturazioni radicolari, i metalli dentali e le otturazioni in amalgama non contribuissero ai suoi sintomi. Erano tutti parte del suo carico tossico che alla fine lo ha trascinato verso il basso.

La chiave del successo è sempre identificare le tossine e rimuoverle in modo corretto, nella sequenza corretta, con una adeguata preparazione nutrizionale e con dosi massicce di vitamina C per via endovenosa. Non ci sono scorciatoie.

Il paziente avrebbe dovuto rivolgersi a noi per il trattamento con i denti devitalizzati e i metalli ancora al loro posto; in questo caso è abbastanza probabile che il suo recupero sarebbe stato veloce come quello della giovane donna descritta in precedenza. Nel corso degli anni, abbiamo notato che i pazienti che si rivolgono a noi dopo che le loro amalgame e gli altri metalli sono stati rimossi, e i denti estratti da altri dentisti, impiegano sempre molto più tempo per recuperare rispetto ai pazienti che si rivolgono a noi ancora con la odontoiatria tossica in bocca.

Una rimozione non corretta delle tossine sembra "bloccare" i sintomi in atto.

Un professore svedese ci ha spiegato questo fenomeno così: "Quando il corpo è esposto a sostanze tossiche, come il mercurio o altre tossine infettive, così come accade durante la rimozione, i meccanismi di difesa del corpo sono immediatamente mobilitati. Se una quantità sufficiente di vitamina C e di glutatione vengono somministrati per via endovenosa contemporaneamente, fino a saturare il corpo, i meccanismi di difesa entrano in un superlavoro e diventano molte volte più efficaci rispetto al normale. Inoltre, la

> vitamina C e il glutatione in tutta sicurezza neutralizzano ed eliminano le tossine".
>
> Nel caso di questo giovane, egli non ha vissuto la liberazione rapida dei sintomi, poiché il precedente trattamento impediva questa risposta. La giovane donna è stata più fortunata nel venire a noi con le sue tossine ancora "al loro posto". Il giovane invece ha richiesto più tempo per avere un risultato soddisfacente, ma ciò nonostante la sua guarigione è stata ancora un grande successo.

MALATTIE AUTOIMMUNI

Il termine "autoimmuni" significa che il corpo produce anticorpi contro una parte di se stesso e utilizza il proprio sistema immunitario per condurre un attacco contro se stesso.

La sclerosi multipla (ms)

Questa malattia è già stata descritta in precedenza nella sezione neurologica, ma è di fatto una malattia autoimmune. La mia teoria, secondo cui il mercurio sia una delle cause di questa patologia è la seguente.

Il mercurio, poiché è attratto dai grassi, si attacca alla guaina mielinica che circonda le fibre nervose. Questa particella estranea è vista e riconosciuta dal sistema immunitario, che produce quindi linfociti B per attaccare il mercurio e dà il segnale al sistema immunitario di aggredirlo come se fosse un virus o un batterio invasore.

Il sistema immunitario attacca il mercurio e la guaina mielinica a cui il mercurio è collegato ed è questo attacco che causa i danni visibili nella MS.

Il fenomeno è molto più complesso di questo, ma questa è l'idea generale.

Altre condizioni autoimmuni seguono lo stesso principio con i metalli e tossine. Il patrimonio genetico del paziente, insieme all'esposizione a una tossina particolare detterà quali sintomi si presenteranno di volta in volta.

Sindrome di sjögren

Anche questa malattia si inserisce nella sezione neurologica, ma essendo anche una malattia autoimmune, verrà descritta qui.

Abbiamo trattato un certo numero di pazienti con sindrome di Sjögren nel corso degli anni, e tutti con successo.

La sindrome di Sjögren è caratterizzata da una sconcertante varietà di sintomi. Non siamo noi che diagnostichiamo la malattia; i pazienti vengono da noi già con una diagnosi certa. Di solito, i pazienti della sindrome di Sjögren sono donne, hanno occhi e bocca molto secchi (xerostomia e cheratocongiuntivite secca) e possono essere colpiti e danneggiati in molti altri organi. Non esiste una cura nota e viene la malattia comunemente considerata progressiva, cioè, secondo la comune accezione medica, incurabile.

> #### Caso studio 22
> *I sintomi e le cause*
>
> Questo paziente era un uomo di circa quarant'anni che era stato molto atletico e in forma. I suoi sintomi erano iniziati dieci anni prima che venisse da noi, con dolori alle ginocchia che lentamente si erano diffusi a tutte le sue articolazioni. Era sempre più stanco, senza resistenza, e iniziò pian piano ad avere limitazione del movimento. Dopo otto anni il suo livello di stanchezza era tale che venne definitivamente dichiarato malato cronico e inabile al lavoro.
>
> Aveva anche secchezza oculare, oltre che alla gola e alla bocca. Inoltre aveva un costante dolore muscolare e una scossa continua alla testa – il che rese impegnative le cure dentarie – oltre che un ininterrotto movimento e dolore intenso alla gamba destra.
>
> *Il precedente trattamento odontoiatrico*
>
> Poco prima di iniziare con questi sintomi, aveva estratto entrambi i denti del giudizio sul lato sinistro: avevano impiegato molto tempo per guarire e il sito di estrazione era rimasto sempre dolorante. Due anni dopo l'inizio dei sintomi,

rimosse tre otturazioni in amalgama senza che intervenisse alcun cambiamento nelle sue condizioni di salute.

Il primo molare in alto a destra divenne sensibile, e quando lo estrasse, molti dei suoi sintomi scomparvero, anche se questo dente risultava essere "vivo". Tre altri denti molari ebbero il riempimento canalare e lui era sempre "consapevole" della presenza di questi denti, ma non aveva un dolore vero e proprio. Un anno prima che ci incontrassimo, un dentista convenzionale gli aveva rimosso il resto delle otturazioni in amalgama, senza alcun miglioramento per i suoi sintomi. Come era avvenuto nel passato, anche in quel frangente le sue condizioni di salute peggiorarono.

Il trattamento

Una radiografia a raggi X e una scansione con l'apparecchio Cavitat rivelarono infezioni estese sotto i denti molari, sia nella mascella superiore che in quella inferiore. Effettuammo una lunga serie di operazioni per eliminare tutte le infezioni.

Oggi faremmo tutto in due giorni, ma si trattava di uno dei nostri primi casi e quindi fummo molto prudenti. Iniziammo in basso a sinistra e monitorammo l'infezione della cavitazione, dalla zona del dente del giudizio fin sotto i due molari anteriori. Questi denti furono estratti.

I superiori erano esattamente nello stesso stato: c'era un tessuto osseo morbido e infetto intorno al sito di estrazione del dente del giudizio e c'era un'infezione estesa fin sotto i denti molari e comprendente anche uno dei premolari. Tutti i denti colpiti furono estratti.

L'odore dell'osso infetto marcio era davvero pungente e aspro.

Sul lato destro il primo ad essere trattato fu un molare inferiore che era devitalizzato con conseguente infezione sotto tutti i molari, che furono tutti estratti: l'osso venne pulito lentamente e con molta cura, utilizzando solo strumenti manuali.

Il recupero

I sintomi diminuirono un po', ma restavano ancora intensi. La sua testa aveva smesso di tremare, la sua visione a tunnel si era schiarita, i dolori facciali e le emicranie se ne erano andati, e anche l'infiammazione della gamba destra era scomparsa. I denti superiori apparvero normali ai raggi X, ma quando furono testati per verificare se erano vivi, si rivelarono infetti nella scansione Cavitat. Lo scanner Cavitat non mente. A volte può dichiarare sana una zona quando in realtà è infetta, ma se si vede che c'è qualcosa di sbagliato, in effetti c'è sempre.

Tutti e tre i denti molari furono rimossi qualche mese dopo, e tutti all'osservazione finale si mostrarono infettati. Il dente del giudizio aveva fatto marcire l'osso, propagando l'infezione tramite l'incavo, e l'odore, a detta del paziente stesso, era quello di una scatola di cibo per gatti avariato. I molari in alto a destra furono gli ultimi ad essere rimossi.

Sei mesi dopo l'ultima operazione e dopo una ventina di endovene ad alte dosi di vitamina C, i suoi sintomi furono finalmente cancellati. È persino tornato all'alpinismo e ha cercato di ottenere la cancellazione dal registro delle persone invalide, in modo da poter ritornare al lavoro.

Questo caso ha dimostrato come l'infezione possa diffondersi in denti apparentemente sani e anche come lo scanner Cavitat sia sempre preciso. Dimostra, inoltre, che devono guarire tutte le infezioni, completamente, non importa quanto tempo ci si impiega.

Questo paziente ha perso denti che in qualsiasi caso normale sarebbero stati considerati sani, dal momento che non erano mai stati otturati. È dubbio che avrebbe recuperato la salute, come ha fatto, se questi denti non fossero stati

> estratti. E infine ha detto: "Scambierò i miei denti con la mia salute ogni volta".
>
> Ci deve essere sempre una buona ragione per estrarre i denti, sia essa visibile, o provata dai raggi, o da una scansione Cavitat, ma, se le prove ci sono, si deve agire di conseguenza. Il salvataggio dei denti rispetto al mantenimento di una salute compromessa, non è un buono scambio, a nostro avviso.

Tiroidite di hashimoto

È una malattia autoimmune che sconvolge la normale funzione della tiroide. Abbiamo avuto casi che rispondevano rimuovendo il palladio, altri rimuovendo l'amalgama, e altri ancora con la pulizia delle infezioni della cavitazione.

Mercurio e fluoro riducono entrambi la funzione tiroidea attraverso un'azione diretta di avvelenamento: se, in aggiunta, c'è una risposta autoimmune, non c'è da meravigliarsi se stiamo osservando un sempre più alto numero di tiroidi ipoattive.

La maggior parte dei malati di tiroide sono donne e hanno una storia personale che presume un uso giovanile della pillola contraccettiva. Non siamo sicuri che la pillola anticoncezionale abbia o meno un'incidenza sulla salute della tiroide, la nostra è solo un'osservazione.

L'IRITE CRONICA

L'irite è l'infiammazione dell'iride. È associata con il lupus, il morbo di Crohn, l'artrite reumatoide e la spondilite anchilosante. Il trattamento standard è la soppressione dei sintomi attraverso l'uso di steroidi o di altri farmaci. L'irite cronica può causare lo sviluppo anche di altre malattie agli occhi, alcune delle quali possono causare un grave deficit visivo. Le malattie più comuni includono il glaucoma, la cataratta e l'edema maculare cistoide.

Abbiamo trattato diversi casi di irite cronica, che hanno risposto molto bene al trattamento. Ancora una volta per la medicina convenzionale non esiste una cura conosciuta ed è ritenuta, secondo l'opinione comune, una malattia progressiva.

> ### Caso studio 23
> *I sintomi*
>
> Questo è stato uno dei nostri primi casi di cavitazione, trattato prima dell'invenzione del Cavitat. La signora in questione era sulla cinquantina e le era stata diagnosticata una irite cronica da tre anni. La condizione era progressiva e la sua capacità visiva ne era molto compromessa. Aveva anche un'insorgenza precoce di tremori da Parkinson, un affaticamento cronico, e ansia. Aveva perso tutti i denti posteriori molti anni prima e aveva solo sei denti anteriori sia nella mandibola superiore che in quella inferiore.
>
> *La cause*
>
> Una TAC, il nostro unico strumento di diagnostica all'epoca, mostrò aree scure sospette nella mascella destra, superiore e inferiore. Aprimmo la mandibola destra per prima, nel sito del primo molare. Ricordo che esponemmo lo strato bianco di osso poi lo toccammo con il trapano. La punta del trapano attraversò la dura superficie esterna per un millesimo di secondo, poi saltò dentro un enorme buco nero. L'odore era terribile e caratteristico di quella che oggi riconosciamo come un'infezione della cavitazione di lunga data. Grazie all'apertura di un punto di accesso più ampio, potemmo vedere il buco che si estendeva in avanti e indietro lungo la mascella.
>
> Realizzare mentalmente quale fosse la dimensione di quella enorme cavitazione bruscamente aumentò la mia pressione sanguigna e la mia frequenza cardiaca.
>
> Tuttavia sapevo che una pulizia parziale di una tale cavitazione non avrebbe avuto senso, poiché l'infezione avrebbe semplicemente recuperato i territori persi dopo un

breve periodo. Il che sarebbe stato come lavare una sola mano invece che due.

Anche dopo tutti questi anni posso ricordare nei dettagli quel pomeriggio: gli odori, le sensazioni, i miei sentimenti del tipo "Oh mio Dio!", e le immagini viste.

Il trattamento

Quindi, lentamente e con attenzione separammo la gengiva dall'osso e aprimmo l'osso stesso, per seguire l'infezione fin dove arrivava. La cavitazione iniziava nella zona del dente del giudizio e andava avanti lungo tutta la mascella, per finire sotto il dente canino e il secondo incisivo, che vennero entrambi estratti. L'osso della mandibola interna (la piastra linguale) era spesso e teneva insieme la mandibola; era l'osso esterno (la piastra buccale) ad essere decomposto; e questo accade normalmente.

Raschiammo via lentamente la parte morbida dell'osso, morto e infetto (immaginate di curare una carie secca) fino a quando l'osso solido non venne raggiunto. L'infezione non era uniforme per dimensioni, a volte coinvolgeva il nervo, a volte ci trovavamo immersi in fori passanti nelle ossa come lunghi vermi che ricomparivano più avanti. Alcune parti erano grandi come un nastro dei capelli e altre parti erano di piccole dimensioni come stringhe, ma tutti i canali erano sempre collegati tra loro. Dopo aver ripulito questo mostro, lo lavammo con soluzione fisiologica, con tintura di iodio e olio di chiodi di garofano e cucimmo la gengiva posteriore. E a quel punto sperammo che i suoi angeli custodi avessero cura di lei.

La mascella superiore non era così spaventosa. Qui c'erano tre cavitazioni separate, una delle quali coinvolgeva il dente canino che venne estratto, e una che si apriva nello spazio del seno mascellare superiore. La mascella superiore presenta ossa più morbide della mascella inferiore e ha caratteristiche diverse quando ci si lavora sopra. Questo non significa che le cavitazioni dell'arcata superiore siano più facili da gestire, di solito è vero il contrario. Dunque quel giorno pulimmo le cavitazioni, le lavammo, le pennellammo con vari disinfettanti e alla fine ricucimmo la gengiva. Praticamente impiegammo un intero pomeriggio!

Quella sera il dottor Graeme M-H non sapeva scegliere se prenotarsi per un trapianto di cuore il giorno seguente o se sorseggiare un drink piuttosto forte: alla fine decise per quest'ultimo.

Il recupero

Stranamente, non ci fu molto gonfiore post operatorio: ci aspettavamo che la paziente tornasse con l'aspetto di un criceto con una brutta parotite, ma non accadde. Certamente non fu un'esperienza facile per lei, ma i suoi occhi cominciarono a recuperare nell'arco della giornata, e, dopo due settimane, non solo l'irite cronica se n'era andata via, ma con essa sparì anche il tremore tipo Parkinson. La fatica cronica doveva essersene andata a sua volta, perché un giorno salì all'improvviso su per le quattro rampe di scale che conducono al nostro studio, stringendo una casetta di legno per gli uccelli più grande di lei, che intendeva regalarci.

Perché aveva scelto di donarci una casa di legno per uccelli è un mistero, ma molte generazioni di piccoli uccelli vi sono state allevate, da allora.

Siffatte operazioni non sono per i deboli di cuore, e c'è da constatare che comunque nessun chirurgo, specialista in chirurgia orale, avrebbe riconosciuto che il suo problema medico era causato da infezioni da cavitazione. Quindi, o gliela eseguivamo noi quella brutta operazione o nessuno lo avrebbe mai fatto.

> Ancora oggi, solo una minoranza di chirurghi del cavo orale ammette l'esistenza di infezioni da cavitazione, e tanto meno il loro effetto sulla salute sistemica.
>
> Tutti i casi di iriti croniche che abbiamo visto erano associate a infezioni da cavitazione e tutte riguardavano femmine adulte di più di cinquant'anni di età.

GLAUCOMA

Spendiamo alcune parole riguardo al glaucoma, sebbene sia una malattia infiammatoria, piuttosto che una malattia autoimmune.

Noi diciamo che è una malattia infiammatoria, perché il tipo di glaucoma con aumento della pressione risponde bene sia alla vitamina C per via endovenosa che all'alto livello di supplementi antiossidanti. Abbiamo avuto per la prima volta l'opportunità di fare questa osservazione sulla madre di Lilian, e in seguito abbiamo visto che tale terapia trovava applicazione in altri casi con successo. Il tipo di glaucoma "senza pressione" non risponde a questo trattamento, ma è più frequente il glaucoma del tipo "pressione che aumenta".

DOLORE E INFEZIONI NICO (DA CAVITAZIONE)

Un caso di osteite che induce nevralgia NICO è stato descritto nel capitolo 3, specificatamente nel paragrafo relativo alle cavitazioni (vedi pagina 39).

PAZIENTI SENZA ETICHETTA

Alcuni pazienti non sono facilmente classificabili e quindi tendono a "scivolare" attraverso la rete medica. Spesso, i loro sintomi cambiano, sono diffusi e difficili da definire con precisione; altre volte i sintomi sono molteplici e apparentemente non collegati. Tutto questo rende difficile per qualsiasi medico, di famiglia o specialista, per quanto competente e attento, classificare un paziente, e nel contempo offrire un trattamento significativo. Qui descriveremo alcuni dei nostri casi più interessanti e drammatici.

Il primo caso è il peggior incubo per un medico, ma è l'ultimo caso che rivela l'angoscia in cui viviamo: lo consideriamo come uno dei casi più importanti che abbiamo mai trattato.

> **caso studio 24**
> *I sintomi*
>
> Una giovane donna sui trent'anni ci presentò la seguente lista di sintomi di cui aveva sofferto nel corso degli ultimi cinque o sei anni.
>
> Cattiva digestione cronica, visione a tunnel, formicolio e intorpidimento delle dita delle mani e dei piedi, incontinenza fecale, attacchi di panico, dolore all'orecchio, dolore facciale all'altezza della guancia destra, gusto salato nel lato destro della bocca, costante gocciolamento dalla parte destra del naso, tachicardia, ansia, depressione, stanchezza cronica e intolleranze alimentari.
>
> Era ancora in grado di lavorare ed aveva un lavoro di grande responsabilità, ma la normalità lavorativa stava diventando sempre più difficile da sostenere. Molti test erano stati effettuati senza alcun risultato chiaro.
>
> È interessante notare che un ciclo di antibiotici riduceva tutti i sintomi, temporaneamente. Questo dato è un chiaro segnale che si è in presenza di infezione e, purtroppo, gli antibiotici spesso non danno risposte positive nell'infezione cronica. Ci si sarebbe aspettato che la sua velocità di eritrosedimentazione o VES (un parametro non-specifico di infiammazione) fosse altissima, insieme con i livelli di proteina C-reattiva, ma il risultato di tali esami del sangue non era disponibile.
>
> *Le cause*
>
> La sua bocca era un disastro con un misto di amalgama dentali, metalli, denti devitalizzati, denti infetti e infezioni della cavitazione. Il suo livello di mercurio nel respiro a riposo era di 16 ppm (parti per milione) che passava a

101 ppm dopo due minuti di masticazione di chewingum. Ricordiamo che il limite di vapori di mercurio consentito sul posto di lavoro nel Regno Unito è di 25 ppm.

La paziente non aveva la perdita di memoria, la mancanza di concentrazione, l'irritabilità e la perdita di fiducia che sono tipiche dell'esposizione al mercurio. Un sacco di sintomi erano indicativi di esposizione al mercurio, ma probabilmente il problema principale era l'infezione, oltre che un problema strutturale. La sua temperatura corporea era un po' troppo bassa e il suo pH urinario era superiore al pH della saliva, il che indicava un'infezione di lunga data.

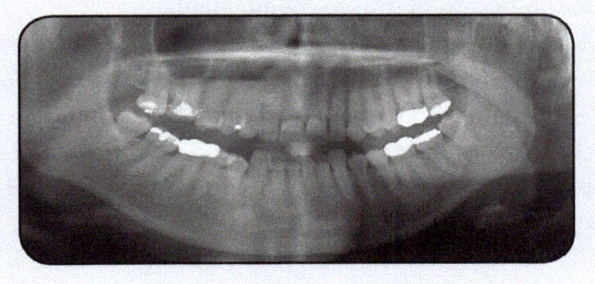

Fig. 5,3a l'ortopanoramica a raggi X di questa paziente.

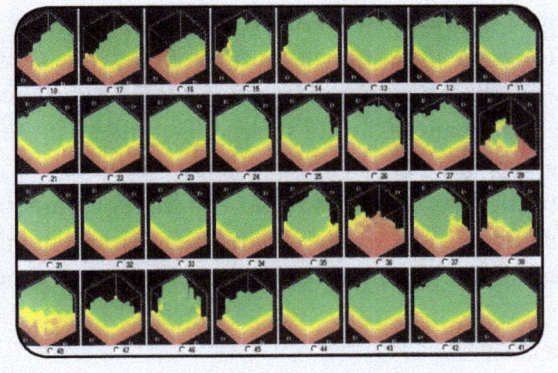

Fig. 5,3b la scansione Cavitat di questa paziente.

Quando si legge una scansione Cavitat, il verde è buono e il nero è cattivo. L'area del dente del giudizio superiore destro è al numero 18, il dente devitalizzato è al 16, l'area del dente del giudizio in alto a sinistra è al 28, la zona del dente del giudizio in basso a sinistra è al 38, un dente incapsulato è il numero 36 e la scansione mostra che i denti 45-48 sono sotto eccessiva pressione da morso di occlusione.

Il trattamento

La radiografia mostra l'usura della mandibola, un dente devitalizzato e un odontoma (una massa calcificata di tessuto dentale) bloccato nell'osso tra due denti.

Lasciammo l'odontoma dov'era, poiché non vi era motivo per rimuoverlo. I denti contrassegnati coi numeri 16, 38, 36 e 48 furono estratti. Le infezioni della cavitazione al 18 e 28 vennero ripulite. I metalli furono sostituiti da denti in composito e ceramica e l'orribile bite (morso) della bocca fu reso più funzionale.

La sostituzione dei denti mancanti era rimasta a quel punto sospesa, cioè rimandata a data da destinarsi, in quanto la ragione principale per la quale la signora era venuta da noi era quella di ottenere più salute, e non più bellezza.

Allo scopo di riempire i vuoti e per conferire stabilità al morso avrebbero potuto essere fatti ponti, protesi ecc., che in effetti le vennero fatti in seguito, ma intanto preferimmo attendere che la paziente riacquistasse la salute

Il trattamento seguì il solito iter di supplementazione individualizzata con vari integratori, oltre alla vitamina C endovena e ai due giorni di specifico trattamento odontoiatrico.

La guarigione

Ad una visita di controllo, alcuni mesi dopo, la paziente dichiarò che "si sentiva invincibile", i sintomi se ne erano andati e la vita era di nuovo affrontabile. Oggi mantiene un alto livello di integrazione di antiossidanti che condivide con il suo partner.

Aggiungiamo che quando il partner iniziò gli integratori, un disturbo denominato "sindrome delle gambe senza riposo", di cui soffriva, scomparve dopo un paio di settimane.

Questo dimostra quanta popolazione malnutrita c'è là fuori.

La signora doveva essere un incubo per il suo medico curante, ma in fondo che poteva fare il suo medico per lei, che avesse un senso?

Ogni singolo giorno, pazienti simili a lei vanno a riempire gli studi medici con la loro moltitudine di lamentele, laddove i medici possiedono un'unica risposta: "È tutto nella tua testa!", oltre che ovviamente offrire loro tranquillanti e antidepressivi.

LIBERI DA AMALGAMA?

Essendo noi (dottor Graeme e dottoressa Lilian) una sorta di personaggi parecchio pedanti, verifichiamo quanto spesso i pazienti pensino di essere liberi da amalgama e invece non lo sono. Il risultato è al tempo stesso allarmante e inquietante.

Tra i pazienti che hanno avuto rimosse le loro otturazioni, su propria richiesta, solo il 50% è risultato in realtà privo di amalgama. A volte tracce di amalgama rimangono sotto le otturazioni in composito o sotto gli intarsi, a volte le otturazioni in amalgama vengono di fatto "riasfaltate" con composito. Le corone sono spesso posizionate sopra le otturazioni in amalgama, un azione che serve solo a spingere il mercurio lungo i nervi, fin nel cervello. Sotto una corona, l'amalgama rimane invisibile e impossibile da rilevare.

I professionisti sciatti e faciloni sono da biasimare, come pure i dentisti che non credono veramente che l'amalgama sia un problema, cosicché lasciarla sotto le otturazioni o le corone non costituisce un problema, per loro.

"Immorale" è il termine che noi usiamo per definire un simile trattamento. Ci risulta che lasciare l'amalgama sotto le corone sia una pratica che viene insegnata nelle scuole di odontoiatria oggi; non era certo così ai giorni nostri ed è quindi evidente di quanto i praticanti più giovani siano più colpevoli in questo senso rispetto a quelli più vecchi.

Caso studio 25
I sintomi e le cause

Un uomo sui quarant'anni – che era stato sano fino al giorno della sua visita, avvenuta circa quattro anni prima, presso un dentista definito "olistico ed in grado di rimuovere in maniera protetta la sua amalgama" – giunse a noi con stanchezza e dolore cronico.

Prima di questo incontro con il dentista "olistico", le sue cure dentali erano state di routine. Aveva estratto tre denti del giudizio all'età di ventiquattro anni: di questi quello in basso a sinistra era stato gonfio e dolorante per molto tempo dopo l'estrazione. Il dente 36, cioè il primo molare inferiore sinistro, era stato estratto due anni dopo, di nuovo con una storia di guarigione problematica. Tuttavia, non aveva sintomi e il suo corpo funzionava normalmente.

Essendo preoccupato di preservare la sua buona salute, decise di recarsi in quello studio per rimuovere le sue otturazioni in amalgama. Si recò in quello che pensava fosse il posto migliore, ma vennero utilizzate, per ridurre la sua esposizione al mercurio, solo azioni meccaniche e suggeriti consigli dietetici rudimentali.

Durante quel trattamento i suoi incisivi inferiori furono incoronati perché erano "leggermente storti". Corone acriliche (in plastica) vennero montate su tre delle corone anteriori inferiori.

Subito dopo il trattamento piombò in un incantesimo maligno fatto di dolore, con insufficienza renale cronica e relativa stanchezza associata.

Qualsiasi trattamento dentale, anche una semplice ablazione del tartaro e pulitura, era in grado di innescare un aumento del dolore e della stanchezza. Il rene sinistro era sempre più dolorante rispetto a quello destro. L'alcol aumentava il dolore a livello renale. Egli stesso disse: "La cosa peggiore che abbia mai fatto è stata l'aver sistemato questi denti". (cioè cercato di liberarsi dei metalli).

Un esame rivelò stress strutturale, cioè che anche la sua occlusione (morso) era tutt'altro che ottimale. L'apparecchio bite fatto su misura per lui dal suo dentista precedente serviva solo a peggiorare le cose. La scansione Cavitat mostrò che purtroppo aveva infezioni della cavitazione localizzate nella parte inferiore sinistra della mascella, dove anni prima erano state fatte le estrazioni. È interessante notare che i denti anteriori inferiori, inseriti nella corona, si mostravano sani alla scansione Cavitat, ma questo si dimostrò non essere esatto. La parte anteriore (frontale) di tali denti si era rivelata quasi impossibile da anestetizzare in passato, e questa fu per noi una scoperta fondamentale.

Test approfonditi non avevano rivelato alcun problema ai reni, o a qualsiasi altro organo. Un nutrizionista gli aveva prescritto una supplementazione che aveva ridotto l'intensità del dolore; in caso contrario, nessuna forma di trattamento avrebbe avuto alcun successo.

Che cosa aveva trasformato un individuo apparentemente sano in un uomo a malapena in grado di agire, e con la preoccupazione di non essere più in grado di compiere il suo lavoro in maniera adeguata? La causa immediata era stato il mal progettato e mal eseguito trattamento odontoiatrico, ma questa era stata solo la goccia che aveva fatto traboccare un vaso già colmo. Senza dubbio il trattamento era stato inappropriato e pessimo, ma esso era servito solo a "spingerlo oltre la scogliera, quando lui era già in piedi sul bordo".

La diagnosi di infezioni della cavitazione è stata confermata dalla incapacità degli anestetici locali di desensibilizzare i denti anteriori inferiori. Una delle proprietà di un'infezione della cavitazione è proprio la capacità di bloccare gli anestetici che lavorano sul blocco dei nervi, se la cavitazione si trova tra il punto di iniezione e il dente su cui lavorare.

Infatti, per le infezioni acute dolorose chiamate NICO (osteiti cavitazionali che inducono nevralgia), questa circostanza è usata come misura diagnostica per rintracciare il punto esatto in cui si trova l'infezione, che potrebbe essere in qualche modo distante dall'effettivo sito del dolore.

Per esempio, se vi è una cavitazione nella zona del dente del giudizio, ma il dolore colpisce i denti anteriori, di solito, mettendo qualche goccia di anestetico locale intorno e davanti alla cavitazione sul suo stesso lato, è possibile interrompere il dolore. Ciò indica che si tratta proprio di una infezione NICO, nella zona del dente del giudizio, che causa il dolore e non sono i denti stessi la fonte del dolore; infatti essi possono apparire perfettamente sani, in quanto, in effetti, lo sono. Il dentista viene spinto dalla pressione dal paziente ad estrarre quei denti sani apparentemente dolorosi, l'uno dopo l'altro in un'inutile tentativo di fermare il dolore.

Le cavitazioni, anche se non producevano ancora nessun problema di salute conclamato, su questo particolare paziente avevano prodotto tossine che avevano stremato le sue risorse di guarigione, fino a portarle al limite. Per questa ragione lo stress aggiuntivo, determinato dal rilascio di mercurio fuoriuscito in seguito alla rimozione delle amalgame, e lo stress causato dal morso (bite) mal costruito, furono sufficienti per spingerlo "oltre il bordo della scogliera".

Se fosse ricorso a quell'odontoiatria "risanante dai metalli" realizzata secondo il protocollo Hall V-Tox, è improbabile che avrebbe avuto questa reazione estrema. Tuttavia, se le due infezioni della cavitazione non fossero state risanate, qualsiasi altro evento stressante in futuro avrebbe innescato qualche tipo di reazione negativa per la sua salute. Dopotutto "era sul bordo della scogliera", anche se non ne era a conoscenza.

Il trattamento

Dopo i soliti preliminari diagnostici, ripulimmo le due cavitazioni nella mascella inferiore sinistra. I suoi sintomi si risolsero quasi subito, riducendosi a circa la metà e il suo pH passò da fortemente acido a leggermente acido. Venne realizzata una placca occlusiva in maniera corretta, e questo contribuì ulteriormente a ridurre i suoi sintomi. Circa tre mesi dopo la pulizia della cavitazione, eravamo seduti con lui riesaminando insieme il caso, quando ci disse: "Sono queste corone anteriori in basso che mi tirano giù ancora. Mi toglierete per favore questi denti?".

Le corone erano in effetti state fatte molto male e avevano bisogno di essere sostituite, ma la rimozione dei denti senza una scansione Cavitat positiva, che ne dimostrasse la reale patologia, era un passo difficile da prendere in considerazione. Radiografie a raggi X più dettagliate dimostrarono in effetti che la membrana che collegava i denti all'osso era allentata e una nuova scansione Cavitat mostrò qualche stress strutturale sui denti, ma niente di drammatico.

Un test elettrodermico (EAV) aveva indicato che c'era un problema a livello di questi denti. Non essendo un grande fan di EAV, ma fidandomi del paziente e dei risultati equivoci che avevamo ottenuto, ci accordammo per la rimozione dei tre denti inferiori del lato anteriore. A quel punto almeno i denti avrebbero potuto essere anestetizzati, ora che le infezioni della cavitazione erano state trattate con successo, per cui estraemmo i denti anteriori inferiori, utilizzando la vitamina C via endovena come protezione. I denti non erano sani e avevano un leggero odore di acido. I nervi all'interno dei denti erano vivi, ma quando li tagliammo a metà per l'ispezione, li trovammo danneggiati.

La guarigione

I risultati furono stupefacenti. Il giorno dopo venne a dirci che tutti i problemi se n'erano andati, e andati completamente. "Non mi sono mai sentito così bene" è stata la sua dichiarazione. Nessuno dei sintomi è mai più tornato.

Ovviamente i denti anteriori pregiudicavano la sua salute molto più di quanto noi ci fossimo resi conto, e, per coincidenza o no, gli organi su cui gravavano i suoi problemi giacevano proprio sui meridiani della medicina cinese che li attraversano. Non siamo grandi appassionati di collegamento tra denti e meridiani e funzione degli organi, per cui la correlazione potrà sembrare un po' debole, ma per lui ha funzionato. Il nostro sospetto è che i denti anteriori fossero stati danneggiati dalle corone di plastica e abbiano in questo modo aggiunto il loro peso al suo carico tossico. La cavitazione era la causa principale del problema, ma fu necessaria la rimozione di tutto il carico tossico per alleviare i suoi sintomi.

Per lui realizzammo una protesi flessibile in nylon, poiché non voleva più corone né ponti; e nella sua ultima visita ci disse che la protesi funzionava e che si sentiva meglio di quando aveva ancora i propri denti. Questo probabilmente a causa del fatto che riuscimmo a realizzare la protesi corretta che seguiva un morso fisiologico. Nessuna diagnosi conosciuta, né alcun trattamento convenzionale o alternativo lo avevano aiutato, ma solo l'identificazione e la rimozione del suo carico tossico, eseguite correttamente, avevano ripristinato la sua salute. Quando questo accade, la vita di un dentista raramente può essere più soddisfacente di così.

Appendice

Come chiusa finale di questo complesso caso, vogliamo sottolineare come il trattamento debba essere effettuato in modo corretto, perché sia efficace. Infatti egli si era già fatto vedere da un dentista che rimuoveva le amalgame e che sosteneva di essere esperto di odontoiatria olistica, ma fu proprio il trattamento che ricevette da lui che attivò la sua malattia.

Caso studio 26
I sintomi e le cause

Una signora venne da noi dall'estero – un sacco di nostri pazienti viaggia intorno al mondo per vederci. Aveva un tremito molto brutto e una stanchezza cronica da oltre quindici anni. I neurologi avevano diagnosticato un "tremore essenziale" e lei aveva deciso di far togliere le proprie otturazioni di amalgama.

I dentisti nel suo paese si rifiutavano di credere che le amalgame potessero essere il problema, così lei venne in Inghilterra per il trattamento. Anch'essa si fece visitare e trattare da un dentista "olistico", uno diverso questa volta, e tutta la faccenda si concluse con due riempimenti radicali, con corone in metallo, e con la rimozione delle amalgame; la sua malattia si aggravò in misura significativa. Peggiorò a tal punto che dovette ritirarsi dal lavoro: solo temporaneamente per fortuna, come risultò più tardi.

Ancora una volta un trattamento odontoiatrico, che viene oggigiorno definito "trattamento olistico", aveva aggiunto ulteriori pesi al suo carico tossico e aveva fatto peggiorare i suoi sintomi.

Il mercurio contenuto nelle sue otturazioni in amalgama poteva esser stato dietro i suoi sintomi in origine, ma la rimozione non corretta delle otturazioni e il posizionamento di corone in metallo sui denti devitalizzati aveva creato un carico tossico eccessivo, impossibile da sopportare per la sua salute.

La guarigione

Fortunatamente, la storia si concluse bene. Lei passò attraverso l'intero nostro programma terapeutico: i suoi sintomi scomparvero ed entro un mese aveva ripreso la sua professione. Il semplice fatto che un paziente abbia avuto le proprie otturazioni in amalgama sostituite e ciò nonostante sia ancora malato, non significa che le otturazioni in amalgama non fossero dietro al problema in un modo o nell'altro. Significa invece che la rimozione delle amalgame era stata fatta in modo tale da peggiorare il problema.

Caso studio 27
I sintomi

Questo caso è interessante, perché, anche se i sintomi erano vari e specifici, nessuna precisa diagnosi era mai stata fatta. Infatti, alla paziente in questione era stato detto da parte di medici illustri ed eminenti che "nessuna diagnosi significa che non c'è malattia, è tutto nella tua testa".

La paziente era una donna brillante e attiva sulla sessantina. Giocava a golf, camminava, pedalava, si era occupata della casa e del giardino dopo il pensionamento, ma ora non era più in grado di fare nessuna di queste attività. Aveva fatto ogni test conosciuto dalla scienza medica, ma nessuno dei test riuscì a rivelare quale fosse il suo problema. Era una non fumatrice, beveva pochi alcolici e aveva una dieta eccellente, così come assumeva regolarmente integratori vitaminici e minerali.

Aveva sofferto di dolore cronico all'anca destra, di atrofia muscolare e di perdita di equilibrio. Poteva camminare solo se sostenuta ed era cronicamente stanca. I sintomi erano iniziati circa quattro anni prima ed erano stati inesorabilmente progressivi. Pensava di avere la sclerosi multipla, i neurologi non avevano trovato nulla in grado di spiegare la sua condizione.

La sua voce stava diventando progressivamente più debole e aveva un dolore costante nelle fauci in alto a destra e a sinistra. Tutti i raggi X e le risonanze magnetiche non mostravano nulla di malato, ovunque s'indagasse.

Aveva visto un medico olistico, che le aveva consigliato di rimuovere le otturazioni in amalgama, cosa che lei fece. Ebbe anche otto denti devitalizzati estratti e otto operazioni di cavitazione. Aveva eseguito anche varie iniezioni di DMPS (acido 2,3 dimercapto 1-propansolfonico), un chelante utilizzato per rimuovere i metalli pesanti dal corpo, oltre che 24 infusioni endovenose di 50 g di vitamina C.

Nulla l'aiutò con i suoi sintomi, per cui si potrebbe supporre che il medico si era sbagliato. Nonostante l'intervento dentale costoso e massiccio, nessun sintomo era migliorato, anzi era accaduto esattamente l'opposto.

Dunque non era l'odontoiatria dietro i suoi sintomi? Sì, assolutamente e inequivocabilmente sì: lo era! La signora aveva in corpo tossine che derivavano dai denti in metallo, dalle infezioni della cavitazione e dai denti devitalizzati tenuti in bocca per molti anni. Alla fine la sua resistenza a queste tossine si era consumata completamente e a quel punto le erano cominciati i sintomi.

L'esame

Quando la esaminammo, la paziente aveva infezioni della cavitazione in alto a destra nell'area dei denti del giudizio, in alto a sinistra nella mascella, dai premolari fino al dente del giudizio, e in basso a sinistra in un sito di estrazione, come mostrato dalla scansione Cavitat.

Inoltre aveva avuto un dente in ceramica e tre ponti metallici di grandi dimensioni realizzati per sostituire i denti mancanti. Un ponte iniziava addirittura nella parte anteriore degli incisivi e se ne andava giù fino a poco prima della zona del dente del giudizio. I ponti erano stati realizzati in modo da causare uno stress strutturale alle sue articolazioni mascellari e ai muscoli. Alla verifica risultarono essere fatti da una miscela di metalli, quasi certamente a base di nickel e di altre leghe, tra cui probabilmente c'era il palladio. Secondo noi, lei soffriva di stress tossico dato dai metalli contenuti dei ponti, dalle cavitazioni, e dallo squilibrio strutturale.

Il trattamento

La signora non era entusiasta di perdere tutto il lavoro costoso dei ponti così di recente installati, quindi, cosa inusuale per noi, giungemmo ad un compromesso. Di solito preferiamo rimuovere tutti i metalli dai denti e dalla bocca prima di eseguire qualsiasi intervento chirurgico. Anni di esperienza ci hanno insegnato che le bocche senza metallo guariscono più velocemente e hanno un minor numero di complicanze di quelle con metalli.

Inoltre, la risposta di guarigione viene rallentata se i pazienti sono ancora esposti ai metalli e i loro sintomi complessivi non migliorano finché i metalli non sono rimossi correttamente.

Trattare un paziente dopo tale trattamento intensivo è sempre più difficile che trattare un paziente dall'inizio.

I pazienti che si rivolgono a noi dopo che le loro amalgame e metalli sono stati tolti, e sono stati rimossi i denti devitalizzati, di solito richiedono un periodo di trattamento più lungo per ottenere un recupero soddisfacente.

Raccogliere i cocci, dopo un tentativo fallito da parte di altri, quasi sempre richiede più tempo rispetto a quando interveniamo all'inizio.

Quindi in questo caso, abbiamo trattato le cavitazioni prima e abbiamo realizzato un apparecchio da indossare durante la notte per rimuovere lo stress strutturale. Le cavitazioni erano sia vecchie che nuove ed estremamente grandi e maleodoranti. Pulirle accuratamente richiese tempo e una concentrazione immensa. Le vecchie cavitazioni si trovavano dove erano stati estratti i denti del giudizio, circa cinquant'anni prima. Quelle nuove le associammo con l'estrazione relativamente recente dei denti devitalizzati. Molte operazioni chirurgiche senza successo erano state fatte su queste zone, in un tentativo fallito di ripulire le infezioni.

Il recupero parziale

Il dolore alla mascella se ne andò quasi subito e riguadagnò in parte l'equilibrio: ciò fu sufficiente per offrirle un po' di incoraggiamento, ma non abbastanza per concederle una vita normale. La sua voce era ancora debole.

Dopo due mesi si rese conto che i ponti in metallo dovevano essere eliminati e a quel punto li sostituimmo con ponti non metallici e con una protesi in nylon. Anche lei ricevette integratori nutrizionali, in una combinazione progettata da noi per il suo pH particolare, in modo da mantenere la dieta che il test metabolico aveva dimostrato essere la più specifica e corretta per lei, e le vennero fatte otto infusioni di vitamina C con glutatione e minerali.

Le demmo anche le vitamine del gruppo B e iniezioni epatiche da somministrare da parte del suo medico di famiglia. Questi era preoccupato che alcuni dei suoi sintomi provenissero da una funzionale carenza di vitamina B, così alcuni mesi dopo, la paziente continuava a prendere le vitamine del gruppo B supplementari. Noi dubitiamo che le vitamine B extra fossero realmente necessarie, ma, in fin dei conti, non potevano farle altro che bene, in generale.

Dopo che i metalli le furono rimossi e la sollecitazione strutturale correttamente alleviata, la paziente recuperò rapidamente. I principi base della terapia Hall V-Tox, applicati correttamente, le restituirono la salute e la funzionalità. Le migliori intenzioni di medici olistici e dentisti, che non usano questi principi, non l'avevano aiutata per nulla. Il trattamento di successo è come una danza, in cui i passi, o passaggi, devono essere posti nell'ordine giusto, per conseguire un risultato positivo.

Il pieno recupero

Nel giro di un anno dalla sua prima visita con noi, la signora riusciva a camminare senza aiuto; inoltre le tornò il senso dell'equilibrio, insieme alla voce che aveva acquisito la sua potenza originaria. I suoi livelli di energia erano alti ed era completamente libera dal dolore. I suoi muscoli si ricostituirono e divennero più definiti, e la sua postura divenne eretta e sostenuta. Per la sua prima visita da noi, il marito l'aveva accompagnata dalla Scandinavia in auto, poiché non era in grado di volare. Il viaggio era stato di due giorni in macchina, oltre a diciotto ore su un traghetto. Ora lei è in grado di volare e anche di partecipare a "spedizioni di shopping".

Questa paziente aveva smarrito la fiducia in se stessa, soprattutto a causa della perdita dell'equilibrio che la costringeva ad appoggiarsi al marito per il sostegno fisico. Si ricordò di aver iniziato circa venticinque anni prima, subito dopo il montaggio di una corona d'oro, con una lieve sindrome da colon irritabile, oltre che con alcuni problemi di salute inspiegabilmente persistenti, ma non seri. La cosa spiacevole era che, nonostante le buone intenzioni del medico e del dentista – poiché non era stata trattata in modo corretto e secondo la giusta sequenza –non era migliorata. Quando venne finalmente trattata nel modo giusto, si riprese rapidamente e completamente. Al momento della stesura di questo libro la signora ci era appena venuta a trovare per una visita di cortesia e ci ha detto testualmente: "Quando vi ho incontrato per la prima volta, avevo la sensazione di essere prossima alla morte. È ciò che credo sarebbe accaduto se non fossi venuta per il trattamento". Che questo sia vero o no, lei lo crede ed è stato gentile, da parte sua, dirlo.

IL DIABETE

Il diabete è una malattia che non abbiamo menzionato finora. Esso è una MCD (moderna malattia cronica) che sta esplodendo in tutto il mondo. L'esito finale del diabete può essere drammatico, causando nel malato cecità, problemi circolatori e danno vascolare. È un danno del tessuto connettivo che dipende dallo zucchero in eccesso nelle diete moderne.

Si riscontrava solo nei ricchi, molti anni fa, perché erano gli unici che potevano permettersi lo zucchero raffinato.

Quando lo zucchero ha esteso la propria maligna influenza in tutto il mondo, l'incidenza del diabete è aumentata. Anche il mercurio gioca un ruolo nel diabete, poiché il mercurio dall'amalgama si raccoglie nelle isole di Langerhans del pancreas, che controllano la produzione di insulina, e inibisce il corretto funzionamento degli isolotti.

Le scuole di medicina stanno cercando di trovare il gene difettoso che si nasconde dietro il diabete, ma anche se lo trovassero, come farebbero poi a modificarlo? Interessante la ricerca, ma per il paziente è totalmente inutile.

Il diabete può essere autogestito. Certamente, nelle fasi iniziali della malattia, un'efficace modifica della dieta ed una supplementazione sensibile possono controllarlo e prevenirne la progressione. La corretta rimozione delle amalgame e procedure di disintossicazione come la terapia Hall V-Tox si sono dimostrate efficaci.

Il libro di Mike Adams sul diabete (www.naturalnews.com) deve essere consigliato a tutti i malati diabetici in quanto descrive i protocolli di dieta da seguire.

Nella nostra esperienza, il decorso della malattia diabetica si è dimostrato molto facile da invertire fino allo stadio di malattia che prevede le iniezioni di insulina: talmente facile che non necessita di molti commenti da parte nostra. Dopo che le iniezioni di insulina divengono necessarie, la progressione della malattia è tale che non è più reversibile, ma, anche in questo stadio, abbiamo visto taluni pazienti che sono riusciti a non ricorrere più alle iniezioni. Il diabete è una malattia dovuta alla cattiva alimentazione che consente ad una debolezza genetica di manifestarsi.

AVVELENATO, MA NESSUN SINTOMO?

Il prossimo caso è molto importante perché dimostra come anche una persona, che sembra vivere al massimo delle sue potenzialità, sia in realtà avvelenata e possa sentirsi e vivere molto meglio una volta che i suoi veleni vengono rimossi. Questo deve valere anche a ogni livello della popolazione in generale, che deve essere angustiata dagli effetti di un carico tossico proveniente sia da fonti mediche, sia odontoiatriche, sia ambientali.

Quanto sarebbe migliore la loro vita, se solo potessero liberarsi da questo carico sempre più tossico? Il risparmio per la società sarebbe enorme, oltre al fatto che aumenterebbe la somma della felicità umana e della possibilità di realizzazione di ciascun individuo.

> Caso studio 28
> *Nessun sintomo?*
>
> Questo caso mostra l'entità del problema creato dall'uomo con le proprie mani, nella società in cui viviamo, a causa del carico tossico proveniente da moltissime fonti. Il paziente è il marito della donna descritta nel "Caso Studio 18", cioè la signora che era stata dentro e fuori dall'ospedale psichiatrico, per diciotto anni. Era un uomo di età simile a sua moglie (sulla quarantina), senza malattie, senza sin-

dromi, senza disfunzioni, insomma un individuo estraneo alle cure mediche. Egli era, secondo tutte le definizioni moderne, perfettamente sano.

Il carico tossico

Aveva quindici otturazioni in amalgama, tutte abbastanza datate, tre denti "influenzati" non fuoriusciti, ma non infetti, era privo di cavitazioni o di denti devitalizzati e l'occlusione o "morso", stavolta era buono.

Il solo carico tossico che abbiamo potuto trovare in lui proveniva dalle otturazioni in amalgama. Il vapore di mercurio emesso dalle sue otturazioni in amalgama era di 12 ppm a riposo e, dopo aver masticato, di 124 ppm.

È importante ricordare che il limite nel Regno Unito è di 25 ppm di vapori di mercurio, nell'ambiente di lavoro, per una esposizione di 8 ore al giorno. Ovviamente egli superava la dose teoricamente sicura di vapori di mercurio ogni singolo giorno della sua vita.

Il dottor Stock, già nel 1930, dimostrò che un'esposizione a 25 ppm di vapori di mercurio è pericolosa ed è per questo che alcuni Paesi hanno abbassato il suo limite a 10 ppm.

Egli era sotto pressione quotidiana sul lavoro poiché ricopriva un'importante carica manageriale all'interno di una grande azienda multinazionale; inoltre aveva curato una moglie mentalmente compromessa per anni, e stava anche studiando per una laurea da esterno, al punto che alla fine passò come studente modello.

Quell'uomo era stato testimone dei cambiamenti drammatici che erano accaduti a sua moglie quando era passata attraverso il trattamento e volle essere trattato egli stesso, a scopo preventivo, piuttosto che dover ricorrere un giorno a una cura per qualche malattia intercorsa nel frattempo.

Passò attraverso tutto il nostro normale iter e finì per ritrovarsi con dei denti privi di metallo.

Vantaggi

Come egli stesso disse, la trasformazione su di lui fu enorme dopo il trattamento. Disse testualmente: "Non sapevo di essere tanto stanco, ho così tanta energia adesso. Il mio pensiero è diventato più chiaro e molto più veloce. Non mi sentivo così bene da quando ero uno studente universitario".

Questo è stato un caso molto importante in quanto mostra quanto la popolazione generale soffra a causa dell'avvelenamento da tossine dentali. Quanto migliore sarebbe la qualità della vita per la popolazione in generale, senza queste tossine? Che problemi futuri avremmo potuto prevenire, eliminando queste tossine in modo sicuro e controllato? Non vi è alcun modo di saperlo, naturalmente, ma questo trattamento avrebbe potuto salvare sia la nazione che il singolo, in ragione della spesa assai significativa, purtroppo necessaria per il trattamento medico delle malattie che si manifesteranno più avanti.

Ci vorrebbe solo del buon senso per capire che se si mettono veleni nelle persone, non ci si può aspettare altro che di farle ammalare.

Nel 1994 uno scienziato chiamato Richardson ha dimostrato che, se un adulto ha quattro o più otturazioni in amalgama nei propri denti, è probabile che abbia un evento avverso alla salute dovuto alle amalgame. Ciò dimostra quanto siano pericolose le otturazioni in amalgama.

GLI ALTRI CASI

I casi scelti non sono altro che una piccola raccolta di quelli che abbiamo trattato e dei registri che teniamo in archivio. Se una malattia particolare non è stata qui illustrata, il lettore sappia che è molto probabile che ne abbiamo un caso simile all'interno del nostro archivio.

Ad esempio, abbiamo trattato pazienti con "correnti a scatto di energia elettrica attraverso la mascella" o donne di mezza età che dormono in tende nel giardino, in quanto non possono stare in prossimità di cavi elettrici neanche per un breve lasso di tempo: questo per fare due esempi di bizzarre malattie correlate all'odontoiatria che abbiamo affrontato. Lo spazio ci limita qui a questi pochi casi prescelti e per ogni caso discusso ce ne sono altri che avremmo potuto scegliere.

La varietà dei sintomi visualizzati, l'età e il sesso dei pazienti è vasta, ma il filo conduttore che li unisce è che il trattamento "Hall V-Tox" ha lavorato per loro. Preparare i pazienti dal punto di vista nutrizionale, rimuovere i metalli dai loro denti e mascelle, rimuovere i denti devitalizzati e infettati e pulire le infezioni nelle ossa mascellari, ottenere la giusta e corretta masticazione, utilizzare le infusioni endovenose di alte dosi di vitamina C con glutatione, ed eseguire tutte queste cose nell'ordine giusto e in modo completo e corretto, sono tutte azioni che condurranno a risultati che possono essere sorprendenti. Come abbiamo già detto, questo approccio non sempre funziona, ma funziona in molti casi in cui tutto il resto è fallito, per cui il nostro metodo merita di essere provato.

IL TASSO DI SUCCESSO

Come regola generale si applica la regola 80:80:8. Questo significa che l'80% dei pazienti stanno l'80% meglio entro 8 mesi. Il 98% dei pazienti ha dichiarato che ha vissuto benefici significativi dopo il trattamento. Alcuni sono stati del tutto bene, altri no. Non ci sono promesse o garanzie con nessun trattamento, ma la logica e l'esperienza ci hanno insegnato che il buon senso della casalinga si applica anche qui: se si è avvelenati, ci si ammala.

La natura della malattia che si sviluppa in ciascuno dipende dal corredo genetico, dal tipo e dalla quantità di tossine a cui si viene esposti, e dalla durata del periodo di tempo in cui si è stati esposti alle tossine.

Gli avversari ci dicono: "Orbene, noi facciamo impianti e altri lavori odontoiatrici, eppure i nostri pazienti sono sani". Davvero? Come fanno a sapere se i loro pazienti rimangono sani? Mettono forse alla prova i pazienti prima e dopo i trattamenti? Hanno modo di monitorare la salute del paziente? Naturalmente non lo fanno, soltanto sperano che i loro pazienti siano sani, non lo sanno per certo e neppure lo possono testare.

Nel mio caso (dottor G. Munro-Hall), il primo sintomo che qualcosa non andava in me si sarebbe presentato sotto forma di attacco cardiaco, che avrebbe provocato la mia morte.

Sarebbe mai stato associato quell'evento con una reazione al mercurio? Neanche per sogno.

Il fatto è che noi dentisti speriamo che il nostro trattamento non sia dannoso per la salute del paziente, ma non lo sappiamo. Se, come pazienti, voi comprendete la logica di ciò che vi sto dicendo, chiederete aiuto al vostro dentista. A questo punto se il vostro dentista vuole continuare l'approccio tossico di un tempo, trovatevi un altro dentista che non lo fa. Solo la pressione del paziente costringerà i dentisti a cambiare. Il cambiamento è scomodo perché ci fa affrontare la realtà e anche il nostro passato. Questo è ancora più scomodo per dentisti saturi di mercurio.

NESSUN EFFETTO PLACEBO

I pazienti arrivano da noi con una moltitudine di sintomi e di diagnosi. Sono individui di varia età, di entrambi i sessi, di diverso temperamento, diverso stato nutrizionale e diversi sistemi di convinzioni. L'unica cosa che li lega è il loro carico tossico e il fatto positivo che la rimozione del carico tossico ripristina correttamente la loro salute. I risultati che ottengono non possono essere placebo perché i loro sintomi vengono permanentemente ridotti o scompaiono. Con il trattamento placebo, i sintomi sarebbero ritornati nel tempo.

Né le guarigioni possono essere dovute alla fede, o ad un credo personale.

Solo perché un paziente collega nella sua mente l'amalgama con la sua cattiva condizione di salute, non significa che la rimozione dell'amalgama farà star meglio il paziente soltanto perché lo crede. I casi mostrano pazienti che hanno rimosso le loro otturazioni di amalgama stare molto peggio di quanto non sarebbe accaduto se l'unica causa del loro stato fosse stata soltanto nella loro mente.

Certo, tutti i medici che rimuovono le amalgame avranno storie di successo da raccontare, ma noi vediamo anche i loro fallimenti, e fallire in questo ambito può significare una vita devastata per il paziente e la sua famiglia. Tutti i casi mostrano che il modo corretto di eliminazione delle tossine è un fattore critico per un prevedibile successo. C'è un'enorme soddisfazione personale nel vedere pazienti recuperare da quella che sembrava essere una situazione disperata.

RIASSUNTO

- Questo capitolo illustra attraverso casi clinici come la causa fondamentale delle moderne malattie croniche sia il sovraccarico tossico.
- Il nome della malattia MCD (modern chronic deseases) o l'etichetta messa sul paziente raramente è utile per alleviare la malattia. Tutti i nomi e le etichette delle MCD sono illusori, perché la stessa causa, il sovraccarico tossico, sta alla base di tutti.
- A meno che non sia effettuato un esame adeguato e completo da parte di professionisti esperti, la natura e la gravità del sovraccarico tossico può non essere compresa.
- Anche i cosiddetti "dentisti olistici" possono rendere le cose molto peggiori non avendo applicato i principi di base di diagnosi e trattamento della terapia Hall V-Tox.
- Un trattamento di successo non è mai garantito, ma un percorso di cura accurato e completo sulla base di principi di base, e un piano di azione terapeutica ben progettato, unito a una buona cooperazione del paziente, offrono le migliori possibilità di un recupero completo.
- Il recupero non può avvenire se il sovraccarico tossico non viene identificato e trattato correttamente, se le esigenze nutrizionali del paziente non sono soddisfatte, e se le vie di detossificazione non sono all'altezza del compito loro richiesto.

CAPITOLO 6
CANCRO E INFERTILITÀ

Questo capitolo tratta del cancro e dell'infertilità, entrambi i quali sono drammaticamente in aumento nella società moderna. Per il cancro, l'enfasi è posta sulla prevenzione piuttosto che sulla cura. Potersi liberare dal tumore, una volta che ha preso piede, non è un compito facile, ma di solito per molte persone è ancora possibile.

Il tema del trattamento del cancro è così grande da meritare da solo un intero libro e perciò l'argomento sarà qui soltanto brevemente sfiorato.

Quanto all'infertilità, essa può colpire sia maschi che femmine e deve essere considerata come una moderna malattia cronica anziché una vera e propria patologia. Il trattamento è essenzialmente lo stesso di tutte le altre malattie croniche MCD. I programmi di prevenzione sono adatti all'individuo che non ha ancora avuto una diagnosi o che soffre dei sintomi di una qualsiasi delle MCD già trattate. Lo scopo di una strategia di prevenzione è quello di apportare le modifiche necessarie per evitare o ridurre significativamente il rischio di sviluppare nella propria vita, qualsiasi MCD.

Ciò comporterà cambiamenti dello stile di vita, e considerazioni che faremo sulla dieta e sugli integratori.

IL CANCRO

Il cancro non è, in sostanza, diverso da qualsiasi altra MCD. Si tratta, tuttavia, di gran lunga del più grave di tutti i mali, in quanto rappresenta di fatto il punto finale della disgregazione dei meccanismi di difesa del corpo. È la malattia che induce più paura di ogni altra e si trova proprio dietro alla malattie cardiache come causa più frequente di morte nelle società moderne.

1. Poiché i tipi e l'aggressività dei tumori possono variare, allo stesso modo varierà il trattamento adatto ad ogni singolo paziente.
2. Non ci facciamo alcuna pubblicità con il cancro. Trattiamo i pazienti che hanno il cancro, piuttosto che trattare pazienti per il cancro.

Tuttavia, ciò che abbiamo sperimentato nel corso di anni di pratica clinica è che non abbiamo mai visto un cancro svilupparsi senza che fosse presente un'infezione orale cronica (un dente devitalizzato o una cavitazione infetta). Trattare il cancro senza affrontare l'infezione orale sottostante, consente al cancro di ritornare in futuro.

Il trattamento di un'infezione orale cronica, una volta che il cancro è iniziato, non è sufficiente; devono iniziare contemporaneamente specifiche terapie anti-cancro. Questa è un'affermazione controversa, ma non siamo soli, come verrà illustrato in queste nostre ricerche.

La percentuale di incidenza del cancro nella popolazione è aumentata notevolmente negli ultimi 100 anni, passando da un caso su 30, all'attuale 1 su 3. Il tasso di guarigione è solo il 5% in più di 50 anni fa, secondo un recente rapporto del New York Times, nonostante tutta la campagna pubblicitaria che viene fatta intorno al problema.

Lo sviluppo di una strategia di prevenzione personale è una cosa molto più sensata da fare, anziché cercare di giocare a recuperare il ritardo, dopo la comparsa della malattia.

Tutti i trattamenti del cancro sono complessi, lunghi e costosi, siano essi convenzionali oppure alternativi o una miscela di entrambi. L'esito di qualsiasi sistema di trattamento è sempre incerto per cui è un gesto sensato ridurre il rischio di malattia in modo da non dover affrontare la paura e l'ansia che una diagnosi di cancro produce sempre. Avere una certa conoscenza di cosa fare se mai ci si trovasse di fronte ad una diagnosi di cancro è un'azione molto utile. Il terrore ispirato dalla diagnosi di cancro può paralizzare il pensiero coerente di chiunque, tanto che il paziente può trovarsi forzosamente incanalato in un trattamento che è inadatto, inutile e persino dannoso per lui.

CHE COS'È IL CANCRO?

Le cellule tumorali sono primitive, in linea di massima si tratta di cellule deformi che hanno sviluppato un metabolismo anaerobico, invece del normale metabolismo aerobico. Il metabolismo anaerobico funziona senza ossigeno ed ha un grado di efficienza solo del 18% rispetto al metabolismo aerobico. Le cellule tumorali hanno una polarità elettrica diversa rispetto alle cellule sane. Esse possono essere considerate la risposta del corpo a un danno che è andato orrendamente peggiorando fino ad essere completamente fuori controllo.

LE CAUSE DEL CANCRO

I geni

Il cancro è una malattia genetica. Il tipo di cancro che un paziente contrae è causato dal suo corredo genetico, ma questo non significa che, perché si possiede un gene del cancro, ci si ammali di cancro. Cioè, al fine di trasformare questo gene del cancro in cancro conclamato, voi avrete bisogno di essere esposti ad una particolare tossina, per un determinato periodo di tempo e con una risposta immunitaria ridotta a causa della dieta e di altre cause. Solo se tutte le caselle della tabella sono state spuntate, la malattia si avvia. Avere un gene del cancro significa quindi che è possibile per voi averlo, ma che non è inevitabile.

L'infiammazione cronica

Il cancro non è una condizione iniziata magicamente, un giorno, all'improvviso. Come tutte le MCD, di solito esso è la conseguenza di molti anni di esposizione a sostanze tossiche, con alla base una dieta inadeguata dal punto di vista nutrizionale. Ricordate ciò che abbiamo detto in principio, vale a dire che tutti i malati di cancro che abbiamo visto nella nostra lunga carriera professionale avevano infezioni cronicizzate sia dentali che orali.

I "genitori" del cancro, in grado di generarlo, sono le allergie e le infiammazioni croniche. L'effetto a lungo termine di questi due elementi è l'usura del sistema immunitario. Quando il sistema immunitario viene sovraccaricato per troppo tempo, può abbassare la guardia e, invece di smaltire spietatamente le difettose cellule tumorali, permette loro di vivere.

Consideriamo il micro-ambiente in cui un cancro inizia. L'infiammazione cronica crea un ambiente acido nel corpo e il corpo reagisce cercando di controllare il pH, e lo fa sciogliendo le ossa e rilasciando grandi quantità di calcio disponibile. Una tossina di qualche tipo, sia essa chimica o una esotossina batterica (una tossina secreta da un microrganismo), raggiunge alcuni tessuti e li danneggia. Il corpo cerca di riparare al danno, ma in un ambiente povero di ossigeno e a basso pH, con un sistema immunitario sovraccarico circondato da calcio libero, il messaggio di riparazione è molto distorto e un qualche tipo di cancro si sviluppa.

Vi è, ovviamente, un iter un po' più complesso di come ve l'ho sommariamente descritto, ma quanto detto è il motivo di base che si cela dietro lo sviluppo della maggior parte dei tumori.

Le infezioni dentali

Il dottor Hans Nieper, un oncologo tedesco, ha dichiarato che le infezioni dentali, in particolare l'osteite condensante (infiammazione dell'osso) vista intorno ai canali radicolari, è una delle principali cause di tumore.

Il dottor Robert Dowling del North Carolina Institute of Technology fa un passo avanti. Egli afferma che tutti i tumori iniziano con un'infezione dentale. E continua affermando che l'imaging termico che individua le fonti di calore in bocca, è in grado di individuare dove è localizzata l'infezione. Non solo, ma il lato della faccia in cui l'infezione si trova, determinerà in quale lato del corpo il cancro inizierà.

Per esempio, un'infezione al lato destro, determinata da un dente devitalizzato o da una cavitazione, darà come conseguenza il cancro al seno sul lato destro. Allo stesso modo un infezione sul lato sinistro darà un cancro al seno sinistro. Se ci sono infezioni da entrambe le parti quindi, il cancro interesserà entrambi i seni. Pertanto, se il cancro viene trattato, ma l'infezione sottostante a livello della bocca è ancora lì, il ritorno del cancro è solo questione di tempo. Questo vale per tutti i tumori, ma è perfettamente illustrato nel cancro al seno.

Questa è certamente un'affermazione controversa che, se affermata in un consesso medico verrebbe respinta come un'assurdità dai medici oncologi e dalla maggior parte dei professionisti odontoiatri. Tuttavia si tratterebbe solo della loro personale opinione, in quanto non vi sono dati scientifici su cui basare alcuna conclusione certa. Negli ultimi trent'anni e passa di esperienza di lavoro come medici dentisti, non possiamo che essere completamente d'accordo con il dottor Dowling. Questo non significa che tutte le infezioni dentali, come le otturazioni con devitalizzazione e le cavitazioni, conducano sempre al cancro. Ciò significa che non abbiamo mai visto un paziente di cancro che non abbia un'infezione dentale cronica nella sua bocca e che il lato dell'infezione rispecchia sempre la metà corporea in cui il cancro si è sviluppato.

Caso studio 29

Ecco un tipico esempio di ciò che ci si presenta. La paziente ha un cancro sul lato sinistro del cervello. La scansione Cavitat mostra l'infezione intorno agli ultimi due denti molari superiori di sinistra, dove il dente del giudizio è stato estratto anni prima. Il primo molare superiore sinistro era stato devitalizzato due anni prima dell'esordio del cancro.

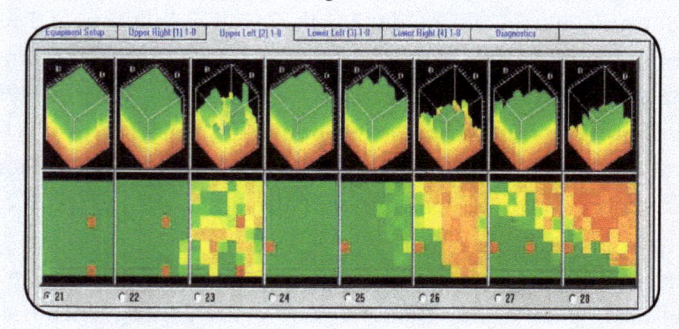

Fig. 6,1 la scansione Cavitat.

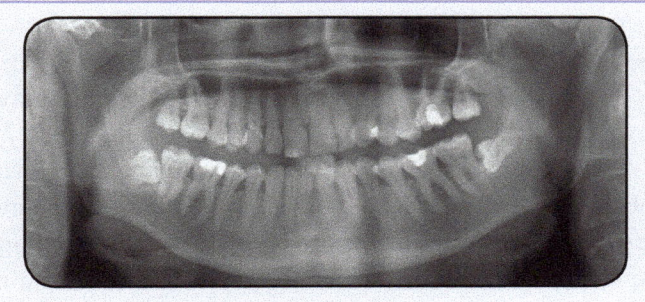

Fig. 6,2 L'ortopanoramica a raggi X.

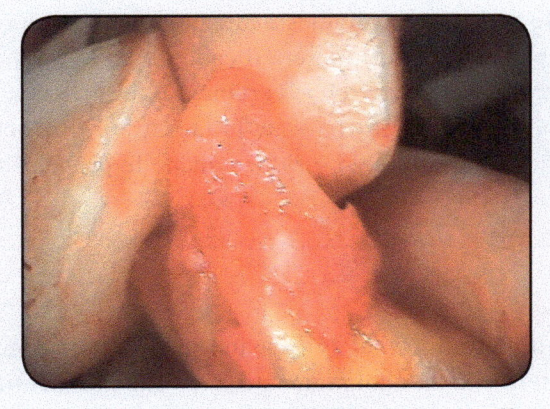

Fig. 6,3 La grande, morbida massa infettiva attaccata alle radici del dente devitalizzato estratto.

Quando abbiamo tolto il dente devitalizzato, abbiamo verificato che presentava una grande, morbida massa infettiva associata alle radici (vedi fig. 6,3). In realtà, questo dente aveva cinque radici al posto delle normali tre.

Ai raggi X sembrava che il dente avesse una devitalizzazione con trattamento canalare perfettamente normale, ben eseguita e in posizione (vedi fig. 6,2). Le due radici extra erano nascoste alla radiografia ed erano divenute zone dimenticate, piene di tessuti morti in decomposizione. Non

> c'era modo per il dentista che aveva eseguito la devitalizzazione di venire a conoscenza delle radici in più: quindi aveva agito facendo quello che riteneva giusto.
>
> Anche se il dente avesse avuto solo tre radici, sarebbero probabilmente rimasti ancora tessuti morti nei canali laterali che sarebbero marciti e avrebbero prodotto comunque tossine. In questa paziente il dente situato dietro il dente devitalizzato trattato era infetto. Dopo l'estrazione, l'infezione della cavitazione nella zona del dente del giudizio era abbastanza grande da poterci infilare un dito.
>
> Se la rimozione di queste infezioni permetterà realmente alla paziente di sconfiggere il cancro non lo possiamo prevedere, ma essa dovrebbe certamente fornirle una migliore possibilità di recupero e, se le fa battere il cancro, la rimozione delle infezioni riduce anche le probabilità di una ricaduta in seguito.

PREVENIRE IL CANCRO

Le cellule tumorali si sviluppano in tutti noi lungo l'arco della nostra intera vita, in ogni momento, ma vengono identificate e disinnescate dal nostro sistema immunitario. Un sistema immunitario pienamente funzionante è la soluzione migliore, anzi, è proprio il vostro unico meccanismo di difesa contro il cancro.

Infatti un sistema immunitario compromesso può essere sopraffatto dall'assalto delle cellule tumorali prodotte dal corpo. Questa circostanza negativa, abbinata alla velocità di duplicazione delle cellule tumorali, fa in modo che il cancro riesca a prendere piede. Dal momento in cui in una persona si notano sintomi evidenti di tumore, esso sarà in realtà già attivo da diversi anni.

Dieta

Si suppone che i mangiatori di carne abbiano un aumentato rischio di cancro, in particolare più dei vegetariani. Questa affermazione è fuorviante, in quanto la definizione di carne rossa negli studi include anche "carni processate" – salumi, insaccati e hamburger commerciali – che sono tutti molto lontani da quella carne fresca proveniente da animali sani e puliti, nutriti con erba fresca, senza ormoni e antibiotici.

Ancora una volta non vi è alcuna regola che si dimostri valida per tutti i casi, poiché, ad esempio, il tipo metabolico 2s aumenterà il proprio rischio di cancro con una dieta prettamente vegetariana, in quanto il suo corpo diverrà più acido con una dieta di questo tipo: l'autore (dottor G. Munro Hall) ne è proprio un classico esempio. L'argomento diventa anche più complicato, quando, sempre a titolo di esempio, si rileva che il tipo metabolico 2s in realtà richiede una dieta vegetariana di solito all'inizio del regime di disintossicazione, come può essere verificato dal suo test metabolico individuale, prima di tornare alla dieta animale proteica di tipo 2.

TRATTAMENTI DEL CANCRO

La differenza tra il cancro e le altre malattie è che il cancro è generalmente più grave. Può essere considerato il punto che segna la fine del percorso della malattia, e non solo una sosta lungo la strada. Il recupero, se possibile, richiederà più tempo e saranno necessari più impegno e risorse rispetto ad altre condizioni. Ci sono numerose strategie disponibili per il trattamento del cancro e non rientra nell'ambito delle possibilità di questo libro farne un elenco o fare commenti su ognuna di esse. Tuttavia, nonostante la sua gravità, per noi il cancro è essenzialmente uguale rispetto a tutte le altre malattie descritte in questo libro e il successo del trattamento segue gli stessi principi.

Quale trattamento?

Non abbiamo mai detto né mai diremo che esista qualcosa di facile in questa brutta faccenda, ma è proprio in questi frangenti che si comprende il grande valore di possedere una mente aperta. Il guaio è che il paziente medio è lasciato completamente solo in un campo minato di opinioni, molte mascherate come fatti, con poche indicazioni per lui per trovare la strada giusta

Molti dei cosiddetti "esperti" hanno le loro agende e le loro priorità commerciali da soddisfare per prime, per non parlare della loro arroganza e di una fuorviante fiducia in se stessi. Questo vale sia nel settore delle medicine alternative che in quelle convenzionali. Ci sono brave persone su entrambi i lati della barricata, ma non "comprate" mai nessuno in base solo al valore nominale, cioè in base alla sua fama.

È davvero difficile per il paziente riconoscere a chi credere e quale sia il trattamento più appropriato per lui come individuo.

STATISTICHE SUL CANCRO

Le statistiche sul cancro sono fuorvianti e devono essere interpretate con scetticismo. Ad esempio, un recente studio ha dimostrato che in Italia oltre il 60% dei malati di cancro, sottoposti a terapia convenzionale, hanno anche avuto cure alternative, ma non l'hanno confessato al loro medico. Dal momento che i medici non conoscono tutti i trattamenti che il paziente sta ricevendo, come fanno a sapere quale trattamento è veramente efficace?

Per eventuali risultati significativi, si dovrebbero distinguere quelli che hanno avuto trattamenti convenzionali da quelli che non li hanno avuti, oppure li stanno provando entrambi. Allo stesso tempo andrebbero distinti quelli che, ad esempio, rispettano diete adeguate al loro tipo metabolico, rispetto a chi non lo fa; oppure chi ha una adeguata integrazione ed ha provveduto all'eliminazione dello zucchero, da chi persevera con il regime di dieta occidentale che ha livelli alti di zucchero. E ancora distinguere chi presenta una dieta a basso valore nutritivo, da chi ha una dieta corretta; oppure ancora chi vive in una zona con acqua fluoridata, da chi ne è libero.

Vi è un aumento del 13% del rischio di contrarre il cancro a causa del fluoro, secondo il dottor Dean Burke, ex responsabile scientifico presso il National Cancer Institute.

SUCCESSO O FALLIMENTO?

La riduzione delle dimensioni di un tumore viene spesso descritta come un successo, ma è interessante ciò che ci ha detto di recente un nostro paziente, riguardo al fatto che la chemioterapia ha ridotto le dimensioni del suo tumore: "Ho ancora il tumore, e quindi che tipo di successo sarebbe l'averlo ridotto di dimensioni?".

Il tasso di sopravvivenza rilevato per vari tipi di cancro è in aumento. Tuttavia, ciò è dovuto più alla diagnosi precoce che al fatto che i pazienti effettivamente vivano più a lungo.

Logicamente, l'unica vera misura del successo è l'eliminazione totale del tumore e il fatto che il paziente sia ancora in vita per raccontarne la storia. La morte della persona è il punto finale per misurare il successo o il fallimento di qualsiasi trattamento del cancro; qualcosa di diverso da questo è da considerarsi solo una sciocchezza. Alcuni tipi di cancro hanno un tasso di sopravvivenza di cinque anni, buono nella visione tradizionale, ma il trattamento di solito porta alla leucemia (un diverso tipo di tumore) dopo sette anni. E un simile inconveniente come compare sulle statistiche? Come successo o fallimento? Noi lo consideriamo di certo come un fallimento, ma questo nostro giudizio non è quello che il vostro oncologo medio sarebbe propenso ad emettere.

I NOSTRI CONSIGLI

I nostri consigli in materia di cancro sono semplici: bisogna seguire una strategia efficace di prevenzione per ridurne in modo significativo il rischio. E saperne abbastanza circa i regimi di trattamento convenzionali e alternativi in modo che, qualora doveste essere abbastanza sfortunati da ritrovarvi di fronte ad una diagnosi di cancro, già conosciate quali trattamenti sono da evitare e quali da seguire.

Il tipo di cancro che si sviluppa in una persona dipende dal suo patrimonio genetico e dalla natura della tossina prodotta dai batteri che ha in corpo.

Nel trattamento del cancro, sia con chemioterapia, che con radioterapia, o con chirurgia, o con una qualsiasi della miriade di terapie alternative, le probabilità di recidiva nel futuro aumenteranno, a meno che la "fonte" del cancro, cioè l'infezione cronica dentale, non venga rimossa con successo.

Da un punto di vista personale, riteniamo che sostenere il sistema immunitario con tutti i mezzi possibili abbia di certo più senso che danneggiarlo con veleni, come avviene con la chemioterapia o con le radioterapie, che bruciano via tutto con le radiazioni.

Le percentuali di successo di questi due trattamenti sono deprimenti e i danni a lungo termine causati al corpo da questi trattamenti convenzionali sono in grado di ridurre la probabilità di successo di qualsiasi tipo di trattamento non convenzionale.

Solo perché un trattamento è "non convenzionale", non significa che si tratti di un trattamento di successo. Nessuno ha tutte le risposte e alcuni dei sostenitori di trattamenti alternativi possono essere di vedute ristrette come le loro controparti convenzionali.

Questo è un altro motivo per fare la vostra ricerca riguardo all'argomento "cancro", prima di essere di fronte a non procrastinabili decisioni di trattamento, rischiando così, all'ultimo minuto, di essere spinti frettolosamente verso qualcosa di inadatto.

La teoria delle infezioni dentali si applica anche a coloro che hanno estratto i denti molti anni prima della comparsa del cancro. L'estrazione di denti senza aver preventivamente rimosso la sottostante infezione intorno al dente stesso, condurrà alle infezioni da cavitazione nell'osso, che sono asintomatiche. Noi ci siamo imbattuti in tali silenti infezioni da cavitazione anche molti anni dopo che le estrazioni erano state eseguite.

Anche se il cancro è di certo un argomento complesso, possiamo affermare che può essere prevenuto, e che una buona percentuale di tumori possono essere trattati se vengono compiuti dei passi significativi e logici. Per un paziente, entrare in questo argomento è come entrare in un campo minato, perché ciascuno viene esposto ad informazioni contrastanti tra loro ed è facile che uno venga condotto a un trattamento inefficace, costoso e addirittura a volte pericoloso. Cercare medici professionisti di buona esperienza, che possano fornire un valido aiuto e strategie efficaci di trattamento, non è di certo un compito semplice.

INFERTILITÀ

Questo è un problema che può colpire sia i maschi che le femmine. Un buon punto di partenza nel valutare il problema è il libro di Mike Ziff: "Amalgama dentale, infertilità e difetti congeniti".

Questo libro utilizza dati scientifici di riferimento per confermare il legame esistente tra l'amalgama dentale, in particolare il mercurio rilasciato dalle otturazioni in amalgama, la sterilità e le malformazioni congenite.

L'aumento della sterilità, oggi molto diffusa, è dovuto in parte ai cambiamenti sociali, quali ad esempio la tardiva età in cui molte coppie cercano di avere figli, ma è in gran parte da imputare all'aumento delle tossine provenienti da tutte le fonti ambientali e allo scarso valore nutrizionale degli alimenti che mangiamo.

Per concepire è necessario pure un atteggiamento mentale più disteso. Pensieri positivi sul concepimento e la nascita sono molto più costruttivi che concentrarsi sul motivo per cui non si concepisce. Basti pensare ai bambini nati da coppie che hanno appena adottato un bambino, dopo anni di tentativi vani di concepimento.

Una volta che le persone si rilassano e si concentrano sul bambino nuovo, anziché concentrarsi sul perché non concepiscono, ecco che il miracolo della vita diventa più facile.

POTTENGER

La dieta gioca un ruolo fondamentale nella sterilità. L'importanza della dieta è stata ampiamente illustrata da Pottenger e dai suoi gatti negli anni Trenta del Novecento.

Pottenger teneva i gatti come animali da esperimento, alcuni dei quali non mangiavano nient'altro che cibi cotti, mentre altri seguivano una dieta più mista. Alcuni gatti erano nutriti solo con latte pastorizzato e altri ricevevano soltanto latte crudo.

La riproduzione di questi gatti era normale per la prima generazione. Sia il concepimento che le nascite erano normali. Tuttavia, questo cambiava nelle generazioni successive.

Ciascun gruppo di gatti fu riprodotto solo all'interno del proprio gruppo. I gatti nutriti normalmente avevano nascite normali e figli in ogni generazione. Anche i gatti che bevevano solo latte crudo avevano ogni successiva generazione normale. Non avveniva così, invece, per i gruppi nutriti a cibi cotti e a latte pastorizzato. In questi gruppi, dopo la seconda generazione, il concepimento diveniva sempre più difficile, fino a quando, dalla quarta e quinta generazione, i gatti diventavano sterili. Ogni successiva generazione mostrava malformazioni fisiche sempre più enfatizzate. Si trattava di deformità che includevano arti più sottili, mascelle più piccole con denti storti e anche più strette. I gatti erano sempre più violenti e aggressivi a tal punto che l'ultima generazione non poteva più essere affrontata se non indossando indumenti protettivi.

I fianchi più piccoli significavano che il parto diventava sempre più difficile, con casi in cui molti gatti morivano durante il travaglio o subito dopo il parto. La differenza nella forma del corpo e nel comportamento tra i due sessi divenne sempre più confuso, al punto che i più giovani erano diventati androgini. È interessante notare che questa degenerazione fino a un certo limite era ancora reversibile, ossia che dopo un paio di generazioni nutrite a dieta mista, i gatti tornavano alla normalità. C'era comunque un punto di non ritorno.

I gatti e gli esseri umani

Il confronto tra questi gatti sfortunati e le generazioni di oggi è sconcertante. I giovani di oggi sono più alti e con arti più lunghi, vi è una epidemia di mascelle piccole e di denti storti e la differenza di forma del corpo tra i due sessi si sta riducendo: è un fatto notato già dal dottor Weston Price negli anni '30. Dovrebbe non sorprendere quindi che, per queste giovani coppie, sia il concepimento sia il parto risultino più difficili da realizzare rispetto ai loro predecessori.

Che nella società si stia vivendo un aumento del comportamento aggressivo e "arrabbiato" è forse discutibile, ma certamente i giovani oggi appaiono più dissociati che mai dalla società in generale. Gli esperimenti di Pottenger dimostrano l'importanza fondamentale della dieta, il cui effetto non può essere visto nell'attuale generazione.

Il risultato della dieta del gatto è stata una costante diminuzione nella capacità di concepire. L'aumento dell'infertilità che stiamo vivendo oggigiorno potrebbe essere in parte il risultato di ciò che abbiamo fatto al nostro cibo, dopo l'avvento della agricoltura chimica.

Anche il mercurio ha un ruolo cruciale sia nel comportamento aggressivo che nell'infertilità e nei difetti congeniti. Poiché la più grande fonte di mercurio per gli esseri umani proviene proprio dalle otturazioni dentali in amalgama, questa tossina dentale è da biasimare.

Il mercurio può ridurre drasticamente i tassi di fertilità sia femminile che maschile.

TASSI DI FERTILITÀ FEMMINILE

Uno studio condotto sulle assistenti dentali mostrava che avevano un tasso di fertilità ridotto a solo il 50% del normale, se avevano lavorato per un dentista che utilizzava l'amalgama. L'aborto spontaneo è tre volte superiore al normale nelle dentiste femmine, e inoltre esse hanno una gravidanza più difficile e un tasso di mortalità dei neonati post partum più elevato.

Lo stesso risultato è stato verificato in molte sperimentazioni sugli animali, dopo aver esposto gli animali al mercurio. Esperimenti sulle scimmie dimostrano che il mercurio riduce il numero dei nati vivi, anche se di contro non provoca evidenti segni di tossicità nella prole.

Altri studi condotti su animali hanno dimostrato chiaramente non solo tassi di fertilità ridotti, ma addirittura che il 26% dei cuccioli sono nati morti, un tasso altissimo se paragonato all'1% del campione di paragone, e questo dopo che gli animali in stato di gravidanza sono stati esposti al mercurio. Per dirla in modo inequivocabile, le madri esposte al mercurio apparivano del tutto normali, ma molti dei loro cuccioli sono nati morti.

Il CICLO MESTRUALE

I disturbi del ciclo mestruale, naturalmente, modificano il tasso di fertilità. L'esposizione al mercurio causa ipermenorrea (mestruazioni pesanti e di lunga durata), flusso ematico eccessivo, intervalli irregolari tra un ciclo e l'altro, e mestruazioni molto dolorose. Più lunga sarà la durata di esposizione al mercurio, maggiore sarà la possibilità che insorga un problema. Il tasso di anovulazione (vale a dire l'incapacità di produrre un uovo vitale) è quasi raddoppiato in soggetti esposti al mercurio rispetto ad un gruppo di controllo.

LA TIROIDE

Un altro problema di fertilità è costituito dall'azione del mercurio sulla tiroide. Abbiamo visto che il mercurio è preferenzialmente assorbito dalla tiroide, dove deprime la funzione tiroidea. Nel tempo, il danno alla tiroide diventa irreversibile. La tiroxina proveniente dalla tiroide materna è di vitale importanza per il cervello e per lo sviluppo neurale del bambino.

L'alcol incrementa l'assorbimento dei vapori di mercurio, depositando il mercurio sia nella tiroide della madre che nella tiroide e nel fegato del feto. Ciò significa che le madri che bevono alcolici durante la gravidanza aumentano la quantità di mercurio, proveniente dalle loro otturazioni in amalgama, che viene trasmesso al nascituro.

L'ENDOMETRIOSI

Comunemente si pensa che l'endometriosi sia una malattia autoimmune, causata da un disturbo dei sistemi immunitario e ormonale. Abbiamo precedentemente descritto come il mercurio alteri il sistema immunitario. L'endometriosi è quindi una causa frequente di infertilità, tanto che circa il 40% di tutte le infertilità è causato proprio da questa malattia. Poiché agisce sull'ipofisi, sulle ghiandole surrenali e sulla produzione di progesterone, il mercurio dalle otturazioni in amalgama può essere considerato un fattore significativo nello sviluppo dell'endometriosi.

È meglio evitare la sostituzione delle otturazioni in amalgama durante la gravidanza, in quanto la rimozione di amalgama può aumentare la quantità di mercurio nel corpo. Anche l'alcol deve essere evitato. È importante ricordare che, come ho detto poc'anzi, il feto durante tutto il periodo del suo sviluppo intrauterino è esposto al mercurio proveniente dalle otturazioni in amalgama della madre.

L'INFERTILITÀ MASCHILE

Oltre il 50% dei problemi di infertilità sono causati da un difetto nello sperma maschile. La fertilità degli uomini viene significativamente alterata dal mercurio. Composti di mercurio sono stati commercializzati in Inghilterra dal 1938 come spermicida, una sostanza che uccide gli spermatozoi. (Pare siano stati molto efficaci, anche se la madre di G. M-H avrebbe di certo sostenuto il contrario!)

Metalli pesanti tra cui mercurio, oro, alluminio e vanadio sono stati trovati in alte concentrazioni nello sperma. La motilità e la velocità degli spermatozoi vengono ridotte dai composti di mercurio. Un uomo è considerato sterile se il 25% del suo sperma risulta anomalo. Il mercurio inibisce nello sperma la produzione di DNA, che è il vettore dell'informazione genetica. Anche la sintesi dell'RNA è inibita. Le funzioni di DNA e RNA sono processi molto complessi, per usare un eufemismo, ma in questa sede possiamo limitarci ad affermare che l'alterazione della produzione di questi messaggeri genetici, causata dal mercurio, significa probabilmente riduzione di fertilità maschile. Gli esperimenti sugli animali hanno confermato questa correlazione.

Il selenio viene assorbito nello sperma. Questo elemento infatti, è così importante per lo sperma che, se scarseggia nel corpo, i testicoli se ne assicurano la priorità per il proprio rifornimento. Il mercurio è immagazzinato anche nei testicoli, dove si combina facilmente con il selenio in modo da ridurre la quantità disponibile per la produzione di spermatozoi sani.

L'esposizione accidentale, a livello industriale, al mercurio, anche per un periodo di tempo limitato di sole otto ore, è in grado di causare l'impotenza per molti anni.

Questo non significa che il mercurio contenuto nell'amalgama possa avere un simile effetto, anche se dimostra quale potente effetto, a lungo termine, una piccola esposizione al mercurio possa avere sugli organi riproduttivi maschili.

LE MALFORMAZIONI CONGENITE

Il mercurio delle otturazioni in amalgama di una donna gravida ha un effetto patologico sullo sviluppo del feto e se il bambino sarà allattato al seno, purtroppo riceverà il mercurio anche dopo la nascita. Ci vogliono due giorni per il mercurio che fuoriesce da un amalgama inserita di recente in una donna incinta, per essere depositato nel feto.

Il latte materno concentra il mercurio a livelli da 4 a 8 volte superiori a quelli del sangue. Una funzione della placenta è di evitare che il materiale tossico della madre possa nuocere al feto. Il mercurio passa attraverso la placenta senza trovare ostacoli.

Il mercurio è così biologicamente attivo che la placenta non è in grado di opporgli alcuna barriera.

IL MERCURIO NON È TUTTO UGUALE

I vapori di mercurio, emesso dalle otturazioni in amalgama, vengono assorbiti dal feto fino a 50 volte in più rispetto a qualsiasi altra forma di mercurio. Inoltre il mercurio emesso dalle amalgame (mercurio inorganico), ha 12 volte più probabilità di passare attraverso una placenta rispetto al mercurio organico proveniente dal cibo.

In effetti, il mercurio che viene dai cibi (come il pesce) non è in grado di aumentare il livello fetale di mercurio. Ciò significa che il bambino che si sta sviluppando assorbe più mercurio dalle otturazioni in amalgama della madre, più giustamente chiamate impianti di mercurio, che da qualsiasi altra fonte.

IL DANNO AL BAMBINO

Quindi è chiaro che il mercurio delle amalgame si deposita nel feto, ma quanto danno gli può causare? Durante la gravidanza, i livelli di mercurio nella madre aumentano di quasi il 50%. Numerosi casi di aborti, nonché di neonati nati vivi ma malformati, hanno una diretta correlazione con il livello di mercurio della madre. Si è dimostrato che mercurio e cadmio sono fattori di riduzione della capacità nutrizionale del feto nella placenta, al punto da provocare morti, anomalie congenite o gravi ritardi di crescita nel bambino.

Il mercurio danneggia anche la barriera emato-encefalica sia della madre sia del feto. Può anche entrare nel cervello direttamente a partire dall'amalgama, bypassando la barriera emato-encefalica e infiltrandosi così nelle cellule nervose. Ciò significa che al cervello verrà in questo modo impedito di assorbire i nutrienti vitali necessari per il proprio sviluppo pieno e corretto. Piccole quantità di mercurio, anche meno di una parte per milione, possono provocare questo effetto deleterio.

Le conseguenze enormi di questo effetto verranno ulteriormente chiarite ora.

Sono stati effettuati esperimenti sugli animali, in tal senso, e s'è visto che i danni sono permanenti.

Una madre, con un numero medio di otturazioni in amalgama, assorbe su base giornaliera nel suo corpo e in quello del proprio bambino più mercurio rispetto a quello utilizzato in tali esperimenti.

Maggiore sarà la quantità di mercurio assorbita, tanto più la capacità di apprendimento del figlio ne risulterà ridotta.

Il mercurio riduce l'intelligenza del bambino con una proporzionalità diretta: maggiore è il livello di mercurio, più bassa è l'intelligenza. Inoltre, poiché il mercurio viene assorbito nel cervello e nel sistema nervoso centrale per tutto il periodo dello sviluppo, questa circostanza potrà portare a disturbi funzionali e ad alterazioni comportamentali più tardi nella vita. I soggetti della ricerca hanno mostrato in particolare lo sviluppo del comportamento iperattivo.

C'è di peggio: piombo e mercurio agiscono in sinergia, ciò significa che insieme hanno un effetto maggiore rispetto a quanto lo stesso loro livello produrrebbe singolarmente. Il piombo riduce anche l'intelligenza ed è molto presente nel nostro ambiente quotidiano urbano.

Ora dovrebbe essere chiaro a tutti, oltre che ovviamente a coloro che stanno frequentando corsi di formazione odontoiatrica a livello universitario, come il trattamento dentale, e le otturazioni in amalgama in particolare, possano ridurre la fertilità in entrambi i sessi, oltre che aumentare in un soggetto il rischio di generare un bambino con difetti congeniti.

Ogni coppia che stia pensando di avere un bambino o che abbia difficoltà di concepimento non dovrebbe far rimuovere soltanto le proprie otturazioni in amalgama, ma anche tutte le altre otturazioni metalliche che si ritrova in bocca, in maniera corretta e sicura.

> **Attenzione:** andare a farsi sostituire le amalgame da un dentista che non usa le precauzioni necessarie per la protezione completa del paziente durante la rimozione del mercurio, potrebbe peggiorare le cose. Quindi cercate un vero dentista esperto, professionalmente competente e preparato per questo tipo di lavoro.

RIASSUNTO

- Il cancro è una malattia genetica, ma la nostra esperienza dimostra che vi è un nesso diretto tra un'infezione orale cronica e il cancro.
- Il cancro è uguale a tutte altre moderne malattie croniche, ma è più grave e richiede un approccio più complesso per il recupero rispetto ad altre condizioni.
- Il cancro è il punto di arrivo di un lungo processo di intossicazione in cui le difese del corpo hanno gettato la spugna.
- È più facile, più economico e molto meno traumatico prevenire il cancro, piuttosto che tentare di curarlo.
- La sterilità crescente nella società moderna ha le sue radici in una cattiva alimentazione e nell'aumento del carico tossico.

CAPITOLO 7
STRATEGIE DI PREVENZIONE

Questi che tratteremo sono davvero elementi di base e non dovrebbero rappresentare una grande sorpresa per chi ha perseverato fino ad ora con la lettura di questo libro.

Le tre componenti della prevenzione per tutte le malattie croniche moderne sono le seguenti:
1. Nutrizione;
2. Riduzione del carico tossico;
3. Modifiche dello stile di vita.

1. NUTRIZIONE

L'obiettivo generale è quello di avere il vostro corpo al pH corretto, assumendo abbastanza vitamine, minerali e aminoacidi per poter funzionare in modo ottimale: semplice da dirsi, ma non facile da realizzare. La tipizzazione metabolica è il passo logico successivo. Essa vi guiderà su quali cibi mangiare e su quali cibi ridurre al minimo, al fine di creare le migliori condizioni di pH nel vostro corpo.

ACQUA

Il punto successivo è l'acqua, vale a dire semplice acqua pulita e pura. Ciascuno di noi deve essere sufficientemente idratato con acqua pulita affinché ogni sistema del corpo funzioni bene. Con il termine "acqua" si intende solo acqua e quindi non tè, caffè, birra, coca cola o bevande gassate. La quantità di acqua da bere può variare da individuo a individuo e sulla base di situazioni contingenti, ma, in generale possiamo dire che 0,75–2 litri di acqua al giorno siano l'optimum, e che bere di più può essere controproducente.

L'acqua del rubinetto, a causa di contaminanti come cloro e altre sostanze, non è potabile. Filtrare l'acqua del rubinetto prima di berla è una buona idea in quanto rimuove la maggior parte delle impurità, ma ci sono diversi punti da considerare.

Il filtro deve essere in buone condizioni. Questo significa che non sia troppo vecchio, in modo che l'efficacia non ne venga ridotta, e che non sia contaminato da batteri che vi possano crescere. Deve essere un filtro di buona qualità, in quanto non tutti i filtri sono uguali. Filtri ad osmosi inversa sono molto efficienti, ma possono lasciare l'acqua acida e sottrarne parte del contenuto minerale.

L'acqua distillata viene completamente spogliata dei minerali, nonché da ogni sapore, e inoltre richiede energia per essere prodotta, per cui non la si può certo definire ecologica.

Sistemi di filtraggio che separano l'acqua nella variante acida o alcalina, mediante elettrolisi, sono diventati sempre più popolari. L'idea è che l'acqua acida si butta via, mentre l'acqua alcalina si beve. La tecnologia è troppo recente per effettuare qualsiasi giudizio a lungo termine, i sistemi possono anche avere qualche merito, ma le apparecchiature sono costose e richiedono l'alimentazione elettrica per funzionare: quindi, da quest'ultimo punto di vista, non sono di certo definibili ecologiche.

L'acqua non deve essere troppo fredda, poiché il freddo ha l'effetto di un freno sull'apparato digerente. L'uso dell'acqua calda è previsto da una terapia tibetana per le malattie croniche, molto piacevole da sperimentare.

SUPPLEMENTI

Un'assunzione di antiossidanti è essenziale. Il danno ossidativo causato dall'attacco dei radicali liberi, con la conseguente infiammazione cronica, conduce alle moderne malattie. Tale danno deve essere evitato e dove si verifica, riparato.

Il segreto è nell'assunzione di sufficienti quantità di antiossidanti. La dieta da sola non basta nel nostro mondo inquinato, cosicché possiamo affermare che siamo sempre tutti sotto l'attacco ossidativo delle tossine nel nostro ambiente generale e personale. La degenerazione della qualità del cibo moderno, significa che il cibo da solo non può più fornire abbastanza vitamine, minerali e antiossidanti.

La supplementazione di vitamine e minerali è essenziale.

Al momento di scegliere gli integratori, si deve avere cura di separare il grano dal loglio se si vuole intraprendere un percorso di integrazione di qualità. I supplementi dovrebbero essere assunti in forma naturale, anziché in forma sintetica, il che aumenterà la loro efficacia e velocità di assorbimento.

Supplementi secondo la predisposizione

Si deve sempre tener conto di qualsiasi predisposizione genetica ad una moderna malattia cronica (MCD). Per esempio, se la malattia di cuore è il punto debole della vostra famiglia, sarebbe opportuno aumentare la vitamina C, la vitamina E, la vitamina K, il coenzima Q10 e l'enzima serrapeptase. Se invece le malattie neurologiche sono il punto debole della famiglia, sotto forma di demenza, Alzheimer, Parkinson... la strada da percorrere prevede l'assunzione (al di sopra del livello base consigliato) di acido alfa-lipoico, vitamine del gruppo B in tutte le forme e L-carnitina. Malattie auto-immuni come la sclerosi multipla o la miastenia grave possono richiedere il regime del dottor Klenner, con uso di vitamine del gruppo B, colina e magnesio. Se è il cancro che compare spesso in famiglia, la vitamina D con la vitamina A, iodio e selenio possono essere presi in considerazione, insieme a complessi di glutatione. La vitamina A deve essere somministrata con cautela contro il pericolo di sovradosaggio, in quanto è dannosa ad una dose troppo alta. Lo stesso vale per la vitamina D. Prima di decidere un regime supplementare personalizzato, è consigliato farsi orientare da professionisti.

Anti-infiammatori

Per interrompere un processo infiammatorio sono necessari gli acidi grassi essenziali (EFA). I loro nomi sono omega 3, omega 6 e omega 9, presi nella giusta proporzione. Ci sono ottimi marchi che offrono le miscele corrette, oppure potete dosare voi stessi con la pratica la vostra giusta miscela.

Olio di canapa, olio di lino e olio di pesce sono ciò di cui stiamo parlando. L'unica accortezza che dovete avere è quella di fare in modo che i grassi non siano irranciditi, il che significherebbe che sono ossidati. Questo può accadere in alcune capsule, ed è molto facile capirlo dall'odore di una capsula aperta.

> **Caso studio 30**
>
> Al fine di illustrare cosa intendo, questo è ciò che io, dottor G. M-H, prendo ogni giorno da molti anni. Le malattie cardiache sono il punto debole della mia famiglia e, all'età di 28 anni, la diagnosi ufficiale che ricevetti fu quella di un irrimediabile danno cardiaco che mi avrebbe condotto alla morte precoce. Questo però è avvenuto più di 35 anni fa e non solo sono ancora qui, ma non ho più visto un medico per motivi professionali (relativi al mio stato di salute) da molti anni.
>
> **Dose Giornaliera che assumo:** Miscela VTP3 (questa è una miscela tipica data ai nostri pazienti, ma metà dose). A pieno dosaggio VTP3 contiene: 4 g di vitamina C, 200 mg di complesso di glutatione, metionina 75 mg, più la maggior parte dei minerali indicati di seguito.
>
> In aggiunta alla polvere VTP3, prendo i seguenti integratori:
>
> | | |
> |---|---|
> | Vitamina C | da 0 g a 2 g |
> | Vitamina E | 0 iu |
> | Beta-carotene | 0 m g |
> | Olio di Enotera | 0 mg |

Coenzima Q10	30 mg
Vitamina D3	1 u
Selenio	200 mcg
Olio di lino	1 mg
Acido alfa lipoico	50 mg
La vitamina B complesso	50 mg con la maggior parte delle vitamine del gruppo B
Multi-vitamina	1 capsula
Multi-minerale	1 capsula
Calcio AEP (vitamina M)	1 mg
Magnesio	200 mg
Ossido di magnesio	5 mg
Cromo picolinato	1 mcg
Zinco	5 mg
Enzima serrapeptase	1 mg
Boro	3 mg (prevenzione dell'osteoporosi)
Saw Palmetto	900 mg (prevenzione dei problemi della prostata)
Lecitina di soia	2 mg

La broncopneumopatia cronica ostruttiva (BPCO) può essere alleviata con serrapeptase, e lo stesso può avvenire con le altre malattie degenerative del cuore. Tuttavia, dopo un trauma o nelle persone con elevata pressione sanguigna, è meglio andare cauti. Inoltre, poiché la maggior parte della soia è ora OGM, sconsigliamo la lecitina di soia come supplemento generico. Essa ha in effetti capacità protettive, nelle malattie delle arterie coronarie, ma la ha caratteristiche che imitano gli estrogeni e che possono creare problemi ad alcune persone: quindi fate attenzione.

Questo elenco è dato solo a scopo illustrativo e non è una ricetta. È ciò che è necessario per il dottor Graeme Munro-Hall sulla base delle sue debolezze familiari o genetiche e del suo stile di vita. Evidentemente non possono essere generalmente applicabili a tutti.

Il costo per un tale regime è circa lo stesso di un pacchetto di sigarette, su base giornaliera. Potrebbero sembrare davvero un sacco di integratori da prendere, e in effetti lo sono, ma si deve ricordare che il dottore è esposto a vapori di mercurio su base quotidiana, rimuovendo le otturazioni in amalgama. Ha una predisposizione ereditaria a problemi di cuore e ha reagito molto forte al mercurio con un test Melisa.

Anche con tutte le precauzioni prese nella pratica medica odontoiatrica, come la filtrazione dell'aria, le maschere di assorbimento del mercurio, e quant'altro di necessario, il dottor Graeme Munro-Hall avrà sempre qualche contatto con i vapori di mercurio, sul posto di lavoro. Se il cancro fosse stato la debolezza della sua famiglia, egli avrebbe aggiunto alla lista 3 g di vitamina B17 (Laetrile) e più glutatione. Se la debolezza fosse stata sclerosi multipla e simili, avrebbe aumentato la vitamina B e il calcio AEP. Se la degenerazione cognitiva fosse stata la tara familiare, allora sarebbe stata aggiunta L-carnitina e così via.

Dove acquistare gli integratori

Poiché non esistono due individui identici, neppure è possibile delineare due regimi di integratori uguali. Tuttavia, il principio generale di tenere alti i livelli di antiossidanti e minerali deve essere sempre rispettato. All'inizio, decidere quali integratori prendere, quanto di ognuno e dove procurarseli, può sembrare un po' opprimente. Può essere richiesto il consiglio di esperti indipendenti e internet in questo senso fornirà un sacco di informazioni.

Molti integratori sono venduti tramite il multi-level marketing (MLM), il che può portare ad acquisti troppo entusiastici e molto disinformati. Alcuni prodotti MLM sono eccellenti, altri meno. Il nostro consiglio, al momento dell'acquisto di integratori, è quello di essere prudenti e porre molte domande.

Lo zucchero

L'assunzione di zucchero in tutte le sue forme deve essere ridotta. Questa precauzione eliminerà dalla vostra dieta la maggior parte dei prodotti alimentari trasformati e ogni tipo di bevande gassate. Lo zucchero è a buon mercato e utilizzato praticamente ovunque nella produzione alimentare. Lo zucchero nutre per eccellenza il cancro.

Sale

Ci sono un sacco di sciocchezze scritte riguardo agli effetti nocivi del sale. Ciò che vale la pena puntualizzare è che il sale da tavola raffinato è veramente dannoso; ma bisogna sapere che il sale naturale, come il sale marino non raffinato o sale dell'Himalaya, ha molti benefici per la salute. Infatti, un grammo di sale himalayano, preso con un grammo di vitamina C fino a cinque volte al giorno può essere usato per trattare infezioni profonde come la malattia di Lyme.

Grassi

Non fatevi ingannare dalla frenesia attualmente in voga, in merito al basso contenuto di grassi. Tutti hanno bisogno di grassi, ma di grassi buoni, non di grassi transgenici. Mangiate burro soltanto, e non margarine, che sono un prodotto industriale. Non fatevi ingannare dal mito del colesterolo, poiché anche i medici convenzionali ora ammettono di aver preso per anni la via sbagliata a riguardo. Assumete una giusta quantità di grasso buono tutti i giorni.

Carni rosse

Attualmente queste sono la bestia nera della community della salute alternativa. Ancora una volta, questo concetto è soltanto parzialmente corretto. Sì, le carni rosse non favoriscono il cancro, tuttavia, si tratta di definire quali siano le carni rosse.

Le carni rosse che sono pericolose sono le carni trasformate, gli hamburger e simili prodotti alimentari industriali. Inclusi in questo gruppo sono i bovini da carne alimentati a mais, poiché i loro grassi sono modificati.

Tutta la carne rossa che proviene da fonte pulita, compresi gli organi interni, ha beneficio per la salute, in particolare per gli individui del corrispondente tipo metabolico (come il dottor G. M-H). L'animale dovrebbe essere alimentato con erba, se manzo, oppure aver vissuto una vita all'aria aperta. Dovrebbe esser stato nutrito solo con alimenti crudi, ove possibile, per l'alto contenuto di enzimi e di vitamine. Va da sé che devono essere evitati gli additivi chimici. Questi includono i dolcificanti artificiali, il glutammato monosodico, coloranti e conservanti come nitriti e altri, spesso nascosti nella carne.

Alimenti biologici

Le fonti alimentari dovrebbero essere le più sane possibile, senza fare di questa ricerca una mania né una religione. Con questo intendiamo dire di orientarsi verso cibo di provenienza biologica, se possibile (anche se sappiamo che questo non è sempre possibile) in modo da fare di tutto per ridurre la contaminazione chimica degli alimenti che mangiate. Per esempio, questo può significare lasciare in ammollo le verdure in perossido di idrogeno (di grado alimentare 3%) prima dell'uso, oppure rimuovere la superficie esterna (buccia) che è il luogo in cui può trovarsi la maggior parte dei residui chimici. Il cibo dovrebbe essere una fonte di piacere e di interazione sociale positiva. Il cibo non dovrebbe essere mai una fonte di ansia o di senso di colpa. Fate il meglio che potete, ma se le circostanze non sono l'ideale, accettatele senza drammi.

2. RIDUZIONE DEL CARICO TOSSICO

Ridurre il carico tossico comporterà un attento esame di tutti i prodotti per la cura personale come deodoranti, dentifrici, cosmetici, shampoo, creme solari e simili. Sappiate che tutti questi prodotti sono disponibili anche in forme che non sono dannose. Come regola generale, tenete presente che tutto ciò che è pubblicizzato, è un intruglio chimico che deve essere rigorosamente evitato. La pubblicità costa denaro, di solito a scapito della qualità degli ingredienti. Una piccola ricerca su internet vi mostrerà che esiste una vasta scelta di prodotti disponibili, non tossici, per la cura personale, in modo che non sarà necessario esporsi ogni giorno ad una vasta gamma di sostanze chimiche e profumi prodotti dall'uomo. Tali sostanze e profumi possono causare problemi che vanno dalle allergie alle dermatiti, fino al cancro: quindi, evitandoli, si può vivere molto meglio!

ARIA

L'aria che si respira può essere pulita un po', indossando degli ionizzatori personali, posti intorno al collo, se si soggiorna in luoghi inquinati. Negli aerei, per esempio, c'è aria riciclata soffiata da stretti tubi di metallo, con basso contenuto di ossigeno, e che potrebbe contenere anche vapori di carburante da motore jet, ben celati al suo interno. In tale situazione, indossare uno ionizzatore a batteria personale renderà i vostri viaggi meno rischiosi per la salute, oltre che un'esperienza più piacevole. Lo ionizzatore emette particelle cariche che neutralizzano gli inquinanti dell'aria. Per meglio visualizzare l'azione di tale dispositivo, mettete lo ionizzatore in una ciotola di vetro piena di fumo di sigaretta e vedrete quanto velocemente il fumo si dirada.

Non usate mai profumi artificiali o spray deodoranti e mai e poi mai usate i deodoranti d'ambiente a spina elettrica. Questi profumi artificiali contengono composti volatili organici (VOC) che sono una potente fonte di cancro. Non è un caso che più a lungo si resta al chiuso, più è alto il rischio di cancro e di altre malattie. Vi siete mai chiesti il perché di questo? Ventilare un ambiente e rimuovere l'oggetto fonte di qualsiasi odore, è molto meglio che cercare di coprire il tutto con un altro odore.

TOSSINE MEDICHE E DENTISTICHE

Fatevi rimuovere correttamente le tossine dentali ed esaminate attentamente i farmaci che assumete. Lo scopo è di eliminare o almeno ridurre il consumo di tutti i tipi di farmaci. Potrebbe essere necessario chiedere il parere a un professionista sanitario comprensivo e competente per questo. "Il meno possibile" è sempre la miglior regola da attuare quando si tratta di cure dentistiche e mediche.

PULIZIA PROFONDA

Considerate la possibilità di detergere il colon. Questo può essere realizzato con la dieta e con integratori di magnesio o con l'idrocolonterapia. Quando prendete in considerazione l'idrocolonterapia, sappiate che l'effetto su di voi potrà essere notevolmente positivo, ma tenete presente che è necessario che venga sempre eseguita da personale specializzato e con esperienza, e senza l'utilizzo di apparecchi a pressione. I clisteri possono essere fatti a casa, l'uso di un asse da clistere è utile per evitare un caos inutile. Una varietà di miscele a base di erbe possono essere utilizzate nei clisteri e i clisteri di caffè sono particolarmente efficaci nell'alleviare il dolore cronico e per eliminare le tossine del fegato, attraverso la vena porta. La pulizia renale deve essere eseguita prima di quelle del fegato e della cistifellea. Ci sono disponibili metodi di pulizia delicati oppure più radicali, in modo da poter sceglier sulla base sia del singolo individuo, che delle circostanze specifiche.

Partire con delicatezza è sempre una buona idea. Ci sono molte ricette purificanti disponibili e non abbiamo intenzione di discutere qui i pro e i contro di ognuna. La prima volta che viene eseguita un pulizia del fegato ci si accorge che è un'esperienza salutare quando si vede ciò che è effettivamente viene fuori da voi. Personalmente facciamo queste detersione una volta l'anno, ma un antiparassitario intestinale lo usiamo due volte l'anno per ripulirci. Usiamo un gadget elettronico proveniente dalla Russia, chiamato, in modo abbastanza appropriato, Sputnik, che emette vibrazioni armoniche dopo che è stato ingerito. Questo elimina tutti i parassiti. Parecchi nostri pazienti che sono stati sottoposti a questo trattamento, hanno persino raccolto dei parassiti da portare a noi per l'osservazione e la discussione.

Vi sono anche regimi di dieta a base di erbe e sostanze chimiche pure, ma queste procedure richiedono molto tempo e perseveranza perché sono da seguire correttamente e la maggior parte delle persone non li porterà alla fine. È probabile che per sviluppare un sano sistema immunitario, sia necessaria l'esposizione a parassiti intestinali vari in certi momenti della vostra vita, ma in ogni caso mantenere basso il loro numero, di tanto in tanto, avrà sicuramente enormi benefici per la vostra salute.

3. STILE DI VITA
ALCOL, DROGHE E SIGARETTE

Ciò che ci proponiamo in questo capitolo è evitarvi di fare certe cose e incoraggiare voi e gli altri a farne delle altre. Per esempio, evitate il tabacco in tutte le forme. Smettete di fumare ed evitate il fumo passivo. Evitate tutte le droghe in ogni occasione, e sempre. Una droga cosiddetta ricreativa altera comunque la chimica del vostro cervello, e questo è evidente, altrimenti non verrebbe utilizzata. Questa alterazione non è mai positiva e può avere conseguenze permanenti sul vostro stato e rendimento mentale. L'alcol deve essere da voi utilizzato, e non ne dovete abusare. Sia i vini biologici che le birre sono migliori rispetto ai loro cugini commerciali in sapore e in gusto. Persino se vengono bevuti in eccesso, i postumi che essi danno non sono così gravi come quelli derivanti dagli intrugli chimici commerciali, così ampiamente pubblicizzati e commercializzati. Quindi diciamo che un ragionevole uso di alcol può avere conseguenze positive per la salute, soprattutto il vino rosso (a causa dei suoi antiossidanti, in particolare il reservatrol), ma il succo d'uva rossa sappiate che ha gli stessi benefici per la salute. Nessuno ha bisogno di alcol quotidianamente, quindi pensare prima di bere è una regola all'ordine del giorno. I superalcolici non hanno alcun effetto positivo, ma il dottor G. M-H è piuttosto ipocrita qui, perché proprio lui ha una collezione di oltre 50 diversi tipi di whisky di malto e non li tiene per osservare la forma delle bottiglie. Tuttavia, per fortuna questa non è una religione, cosicché un'indulgenza occasionale può essere tollerata.

ESERCIZIO FISICO

L'esercizio fisico è vitale e positivo in qualsiasi forma lo pratichiate. L'unico esercizio negativo è il troppo esercizio, che può portare a stress ossidativo e a danni ai tessuti. Si dovrebbe fare esercizio fisico in una forma che piace, altrimenti diventa anch'esso un lavoro di routine e alla fine viene abbandonato. L'esercizio fisico viene eseguito meglio se svolto come attività di gruppo, in quanto se vi sono interazioni sociali può essere vissuto come sport e ciò è certo meglio che percorrere chilometri solitari su un tapis roulant o su strade trafficate, respirando i fumi di scarico delle auto. L'attività fisica dovrebbe essere divertente e dovrebbe essere regolare. Abbiamo conosciuto persino pazienti con gravi disabilità che visualizzavano l'esercizio fisico che non potevano eseguire nella realtà. Per esempio, essi si immaginavano di scendere su una spiaggia di sabbia, lungo la linea del bagnasciuga e immaginavano di sentire la consistenza e la temperatura della sabbia e del mare, e il sole sulla schiena. Questo donava loro benefici sia fisici che psicologici.

ATTEGGIAMENTO MENTALE POSITIVO

Ecco cosa ci conduce piacevolmente allo sviluppo di un atteggiamento mentale positivo. Non fate entrare le cose negative nella vostra vita. Se vi concentrate sul lato negativo delle cose, la vostra tazza sarà sempre mezzo vuota mai mezzo piena, e si creerà la condizione su cui vi state concentrando.

Ricordate "Molecole di Emozione" di Candice Pert cui ho già fatto riferimento in un capitolo precedente. Se si è immersi nella miseria, si creeranno i recettori cellulari che rafforzano questa sensazione di miseria. Allo stesso modo se siete felici e positivi, avrete recettori cellulari più felici e positivi. Una convalida biologica del tipo "Legge di Attrazione". Questa legge afferma che ciò che è più importante nella vostra mente è quello che attirerete a voi. Una variante di questo pensiero è quello che mia madre (madre del dottor G. M-H) ha detto anni fa: "Attenzione a ciò che desideri, perché lo otterrai".

Questo non significa che si debba fischiettare allegramente per tutta la vita, senza una sola preoccupazione, anche in tempi bui. Non si potrà mai apprezzare la luce, a meno che non venga sperimentato anche il buio, dopo tutto. Ciò significa che è possibile assumere il controllo della propria vita, anche solo in piccole parti, in un primo momento, e costruire su questo.

Sei in grado di controllare la tua vita, anche se non te ne rendi conto immediatamente. Questa presa di coscienza può portarti alla salute.

TERAPIA DEL SOLE O ELIOTERAPIA

Che sciocchezza assoluta siamo stati costretti ad ingoiare a forza, riguardo ai pericoli derivanti dall'esposizione alla luce del sole. La luce solare produce la vitamina D e la maggioranza della popolazione è cronicamente a corto di vitamina D. La mancanza di vitamina D aumenta drammaticamente il rischio di cancro, così come fanno le creme solari. Sappiate che le creme e gli oli solari commerciali sono molto più cancerogeni della luce solare eccessiva e devono essere evitati.

"L'esposizione al sole ti procura il cancro" è il messaggio, ma le creme protettive e gli oli sono molto più pericolosi per la salute che una moderata esposizione al sole. I valori commerciali trionfano sui valori del buon senso comune, ancora una volta. Se proprio ne avete sommo bisogno, utilizzate le creme solari meno tossiche che sono disponibili in commercio. Personalmente abbiamo trovato che, con un elevato livello di antiossidanti nel corpo, siamo tutti in grado di stare esposti al sole senza scottarci, per molto tempo, ma ovviamente questo può variare da individuo a individuo, per cui "fate attenzione" è la parola d'ordine.

Questa faccenda dei pericoli del sole è un tipico esempio di moda medica. Cento anni fa, l'elioterapia veniva caldamente consigliata e cliniche speciali venivano istituite per i pazienti, per potersi esporre alle proprietà curative del sole. Ora il sole è diventato il nostro nemico mortale da evitare e i suoi raggi vengono bloccati mentre, pensando di proteggerci, ci spalmiamo tutto il corpo con sostanze chimiche cancerogene.

PIANIFICAZIONE

Come sempre nella vita, la risposta giusta sta nel mezzo, non agli estremi. Ogni individuo sviluppa una strategia di prevenzione o di trattamento nei confronti di una MCD, e poiché i due estremi talvolta sono molto vicini, bisogna agire con grande ponderatezza e non buttarsi in qualsiasi cosa ci si presenti davanti.

È un argomento delicato questo, da discutere con un partner e con la famiglia, al fine di arrivare a conseguire un risultato valido ed efficace alla vostra portata.

Ricordate: il piano d'azione che elaborerete è un piano per vivere e non è una moda passeggera inventata da qualcuno, da scartare appena va in auge qualcos'altro.

Per questo, grande attenzione dovrebbe esser posta nello sviluppo di una strategia di prevenzione, perché il risultato, l'effetto di tutto ciò, sarà ottenere una vita sana, lunga ed attiva. Non ci può essere una ricompensa più grande di questa. Vale a dire che quando andrete dai migliori medici per farvi esaminare rigorosamente e non troveranno niente di sbagliato in voi, proverete una grande, impagabile soddisfazione!

RIASSUNTO

- Strategie di prevenzione dovrebbero essere ben pensate, pianificate e solo in seguito realizzate.
- Queste consisteranno in dieta, supplementi e modifiche dello stile di vita.
- Nessuno può fare tutto, così fate ciò che è possibile, senza sentirvi in colpa per quello che potete aver dimenticato. Basta prendere 2g di vitamina C con un multivitaminico e minerali ogni giorno per ridurre in modo sostanziale il rischio di contrarre un sacco di gravi malattie.
- Anche un approccio mentale positivo è di grande aiuto.
- Nutrizione, carico tossico e stile di vita devono essere sempre esaminati con onestà intellettuale. I cambiamenti che si effettuano devono essere duraturi nel tempo.
- Cercate un accordo con il partner e la famiglia, prima di attuare sostanziali cambiamenti nel vostro stile di vita.
- Fate in modo che il cibo e le bevande siano per voi una fonte di piacere, non una fonte di senso di colpa e di ansia.

CAPITOLO 8
SIETE SOTTO ATTACCO

Le ragioni di questa triste affermazione sono ben spiegate in questo capitolo: l'attacco è il risultato dell'azione di gruppi di interesse e del meccanismo decisionale della politica. Come e perché si resti sotto attacco è qui ben spiegato e quindi vengono offerti consigli su come proteggere se stessi e la propria famiglia.

TATTICHE ALLARMISTICHE

Una nostra paziente, una signora di mezza età dotata di grande buon senso, una volta ci ha detto: "Quando vado dal dottore so che sono sotto attacco. I dottori espongono dei poster che mettono paura, proprio per spaventarci e indurci a fare le vaccinazioni e quando il vostro medico vi vede tutto quello che vuole fare è costringervi ad assumere farmaci". Questo è stato il pensiero scaturito dalla sua personale esperienza quando le statine, prescritte per il suo colesterolo alto, le causarono effetti collaterali talmente gravi da costringerla ad interrompere il farmaco.

Inoltre a causa di una ernia iatale (reflusso acido) che aveva sviluppato qualche anno prima, dovette optare per altri farmaci, "per migliorare i sintomi dell'ernia iatale, oppure scegliere di ammalarsi di cancro dell'esofago": sono parole del suo medico.

Dopo aver tolto le otturazioni in amalgama e i denti devitalizzati infetti, secondo il nostro protocollo Hall V-Tox, il suo livello di colesterolo discese. L'assunzione di aceto di sidro di mele, associato con miele, ha anche fermato l'ernia iatale, così lei non ha più bisogno dei farmaci. La sua fiducia che il sistema sanitario fosse lì per aiutarla andò in frantumi.

"Volevano che continuassi ad assumere questi farmaci per sempre, senza mai scoprire quale fosse veramente il mio problema".

Un'azione informata con assunzione di responsabilità è un passo positivo che dovrebbe essere sufficiente a tenerla in vita e in salute per lungo tempo.

L'anziana signora aveva ovviamente ragione. Siamo tutti sotto attacco e sta ad ognuno noi proteggerci, perché nessun altro lo farà per noi: questo è solo il modo in cui il sistema di protezione funziona. Questa mia affermazione non è una critica dei sistemi medico e dentistico occidentali, ma più che altro un'osservazione.

GRUPPI DI INTERESSE SPECIALE

Siamo messi sotto attacco da parte di tutti i gruppi di interesse che controllano e influenzano le decisioni politiche a tutti i livelli di governo. È lo stesso per il settore medico e dentistico, così come per tutto il resto del sistema. Purché si sia consapevoli di questo, è possibile vivere una vita ragionevole e proteggere sia noi stessi che la nostra famiglia dai peggiori eccessi di questi gruppi di interesse.

Quando i pazienti vengono da noi, si lamentano di essere abbandonati dalla medicina e dall'odontoiatria, hanno la sensazione di essere soli e che nessuno è lì per aiutarli.

È davvero così, infatti essi sono appena giunti alla consapevolezza che la cosiddetta medicina "dalla culla alla tomba", che sono stati portati a credere fosse messa a loro disposizione dalla società di diritto, in realtà sia solo un'illusione, una nobile idea, ma non raggiungibile.

E in effetti non è mai stata raggiungibile, perché tu eri e sei sempre responsabile di te stesso. Calza perfettamente agli scopi di alcuni dei gruppi di interesse speciale promuovere questa illusione di una medicina "dalla culla alla tomba", ma, alla fine della giornata, sei veramente solo e responsabile per il tuo benessere. La vera domanda è come il sistema sia diventato così, un sistema alla rovescia che paga un conto salato per la salute, ma che incoraggia effettivamente la malattia. Di chi sia la colpa e cosa si possa fare a riguardo sono le domande a cui risponderemo in seguito.

I POLITICI

I politici sono bersagli facili, ma la colpa è condivisa tra loro e le corporazioni dei professionisti, i media, l'industria farmaceutica, e le industrie agro/chimica ed energetica.

I politici raramente sono esperti in qualche campo e, al fine di affrontare i problemi quotidiani che vengono percepiti come urgenti, chiedono il parere agli esperti. Anzi, sono aperti a critiche feroci se non lo fanno.

Purtroppo gli esperti provengono dai gruppi di interesse che sostengono di avere le competenze in un particolare argomento. Questi esperti sono al servizio di un gruppo con interessi specifici, a cui devono la propria sussistenza, il proprio status e il proprio senso di appartenenza. Non servono gli interessi del pubblico o del pianeta in generale, anche se sostengono di farlo: è ovvio che nella maggior parte dei casi non è così.

Come funziona

I cittadini vengono influenzati mediante esagerazioni dei media riguardo alle ultime paure, che si tratti di SARS, influenza aviaria, influenza suina o qualsiasi altra cosa. Il problema è reso molto apparente ed evidente e ne viene proposta la soluzione: ad esempio, la vaccinazione. Su questa soluzione devono essere fatti molti soldi.

I politici devono seguire la campagna pubblicitaria, altrimenti verrebbero accusati di non avere seguito; enormi fondi pubblici vengono dirottati sia verso le aziende farmaceutiche sia verso i centri di ricerca, per sviluppare e produrre vaccini.

I media avrebbero distrutto quei politici che avessero agito diversamente, perché i media sono a conoscenza dei nomi dei finanziatori. Basta assistere a tutta la pubblicità del farmaco che è onnipresente sotto ogni forma, nei media degli Stati Uniti.

La SARS è arrivata, ha ucciso qualche centinaio di persone, i media hanno creato uno spavento enorme, più di 800 milioni di dollari sono stati messi a disposizione per la ricerca e poi non si è più sentito parlare di SARS fino allo spavento successivo, quando di nuovo si spenderà senza ritegno. Tutte queste industrie sono guidate esclusivamente dal profitto, non dall'etica, e di tale comportamento ci sono molti esempi, alcuni dei quali affronteremo più avanti. Dobbiamo conoscerli per essere in grado di proteggerci.

IL CIBO GENETICAMENTE MODIFICATO OGM

Un esempio perfetto di industria guidata esclusivamente dal profitto è l'industria alimentare OGM. L'industria alimentare OGM sostiene che la tecnologia possa nutrire il mondo, mentre la verità è che c'è già abbastanza cibo per sfamare il mondo, ma è il sistema di distribuzione che non è riuscito a funzionare.

Il vero scopo degli alimenti geneticamente modificati è di sollevare la linea di fondo delle relazioni di bilancio delle società coinvolte, e nient'altro. In realtà questo è un vaso di Pandora che hanno aperto e nessuno può prevederne il risultato finale. Lo scopo degli studi sugli OGM è quello di diffondere i geni attraverso il polline di queste piante che si sparge naturalmente per chilometri al di là della zona di contenimento, e una volta che i geni sono "fuori", le aziende credono che saremo costretti seguire la loro strada.

Le colture geneticamente modificate richiedono più sostanze chimiche rispetto a quelle non-OGM, e questo è il motivo principale per cui sono state fatte. La società che possiede i brevetti sulle colture, guarda caso, produce anche i prodotti chimici di cui le colture hanno bisogno.

I politici, in genere, essendo scientificamente analfabeti, sono bersagli facili per la propaganda del settore del cibo geneticamente modificato. Aggiungete a questo la pressione che esercita il "muscolo" finanziario delle imprese (la politica è un affare costoso, dopo tutto), e la manipolazione da parte dei media dei risultati relativi agli effetti nocivi degli OGM, e si dispone di un perfetto esempio di come agisce un gruppo di interesse speciale al lavoro.

Centri di studio e organizzazioni con nomi dal suono innocente vengono creati e finanziati dall'industria, nella speranza di dare al pubblico una versione credibile sulla bontà del settore dei cibi geneticamente modificati. Cospicue bustarelle ai politici sono state date da società che producono cibi geneticamente modificati per consentire la produzione di colture OGM, nel tentativo di aggirare i processi di regolamentazione: alcune di queste tangenti sono di dominio pubblico.

ALTRE INDUSTRIE

Tale comportamento non è esclusivo dell'industria OGM, ma è diffuso in tutti i principali settori. Lo sviluppo dell'auto elettrica, ad esempio, è stato ostacolato dalle industrie automobilistiche e petrolifere, che avevano ritenuto che questa scoperta avrebbe fatto molto male ai loro profitti. Le aziende esistono per realizzare un profitto e nulla più. Questo non è né giusto né sbagliato, è solo un dato di fatto.

Esse non possono pensare ad altro che agli utili del prossimo trimestre, in cui il mercato azionario richiederà loro che conseguano profitti ancora maggiori. I premi, gli stipendi, anche i posti di lavoro stessi dei dirigenti sono in prima linea, in modo che il bene a lungo termine di molti (e del pianeta stesso) è messo da parte per le esigenze a breve termine di pochi.

L'INDUSTRIA FARMACEUTICA

L'industria farmaceutica è un altro buon esempio di un gruppo di interesse commerciale particolare. I profitti delle industrie farmaceutiche dipendono dalla malattia, e non dalla promozione della salute. In realtà, tutta la medicina occidentale dipende dalla malattia per il suo finanziamento, non dal mantenimento della salute; e la storia della medicina occidentale è stata quella di promuovere gli interessi delle aziende farmaceutiche.

È balzato alle cronache negli USA il recente scandalo di un farmaco, il Viox, in cui gli effetti collaterali, tra cui la morte per insufficienza cardiaca, erano conosciuti, ma nascosti in modo che l'azienda che aveva creato il farmaco potesse fare milioni di profitti. Tutto è venuto alla luce dopo una stima prudenziale di più di 50.000 morti. La multa che la società ha pagato era piccola in confronto ai profitti realizzati prima il farmaco che fosse ritirato. Questo significa che si è dato l'incentivo per la ripetizione di questo comportamento con altri farmaci. Purtroppo questo non è un caso isolato. Gli utili prima dell'etica sono la regola, non l'eccezione.

Vaccinazioni

La vaccinazione è un altro esempio di utile prima dell'etica, ma i vaccini realmente funzionano? Se andate dietro alle statistiche pubblicate e osservate le prove, l'efficacia dei vaccini viene messa in discussione, per usare un eufemismo. L'affermazione tipica dei produttori di vaccini è dire che negli ultimi vent'anni, o giù di lì, l'incidenza di una particolare malattia è stata ridotta, e che ciò sia dovuto all'introduzione dei vaccini.

I dati effettivi appaiono impressionanti fino a quando non ci si rende conto che l'incidenza della malattia andava già riducendosi alla stessa velocità o più velocemente prima dell'introduzione del vaccino, e in alcuni casi, l'introduzione del vaccino ha in realtà aumentato l'incidenza della malattia in questione.

La citazione di Mark Twain "Bugie, dannate bugie e statistiche" balza alla nostra mente.

I medici guadagnano con i vaccini. Anche in un sistema medico sociale come il NHS del Regno Unito, ai medici vengono pagati di più se vaccinano la maggior parte dei loro pazienti.

I vaccini possono essere dannosi in se stessi: il Gardasil, un vaccino contro il cancro del collo dell'utero, ha ucciso diverse centinaia di ragazze nel mondo e causato danni a molte altre, ed è efficace solo contro alcuni tipi selezionati di cancro cervicale.

È valsa la pena di correre un simile rischio? Alle ragazze coinvolte è stato detto del rischio che correvano? Qual è il rapporto costi/benefici?

Le risposte non sono disponibili in quanto collocate in una zona commerciale "sensibile" per l'azienda che ha prodotto il vaccino.

Ora stanno incredibilmente cercando di spingerlo anche verso i ragazzi al fine di "prevenire la trasmissione del virus", senza avere dati certi riguardo alla sua efficacia. Il vaccino tra l'altro è efficace solo per due anni e se usato da persone sessualmente attive, e quindi perché viene promosso per ragazzine di 12 anni, se non per puro profitto?

I vaccini contro l'influenza sono conservati dal Thimerosal. Si tratta di un conservante contenente mercurio, estremamente tossico, che è stato tolto dagli altri vaccini ma è ancora presente nei vaccini influenzali. Gli studi di sicurezza sul Thimerosal sono stati effettuati negli anni Trenta attraverso la sua somministrazione a malati terminali, per vedere se sarebbero morti più rapidamente. Poiché ciò parve non accadere, il Thimerosal è stato ritenuto sicuro.

E pensate che tutto ciò è assolutamente vero, anche se sembra impossibile riuscire ad architettare una faccenda simile pur impegnandosi con tutte le forze, perché è oltre l'immaginazione di ogni essere razionale.

Uno studio condotto sugli abitanti di vecchie case popolari del nord-est degli USA, ha mostrato che i residenti che avevano ricevuto il vaccino contro l'influenza sviluppavano una maggiore probabilità di contrarre il morbo di Alzheimer, rispetto ai residenti che non l'avevano avuto. Considerando la biochimica coinvolta, discussa in precedenza nel libro, questo era prevedibile.

Un altro fatto che fa riflettere è che il vaccino che vi fanno quest'anno contro l'influenza è fatto contro il virus dell'influenza dell'anno scorso e non contro quello di quest'anno, e quindi tutta l'operazione risulta pressoché inutile, a parte le significative considerazioni finanziarie.

La vaccinazione è il testo sacro della medicina, così come la fluorizzazione lo è per i dentisti, al punto che nessuna critica può essere mossa nei suoi confronti da un medico, senza correre il rischio, estremamente elevato, di essere oggetto di una punizione da parte di tutte le autorità in materia: chiedete al dottor Andrew Wakefield.

Questi, sia detto per inciso, è un medico australiano che lavora con gli aborigeni ed ha scoperto che i danni da vaccino nei bambini potrebbero essere facilmente ridotti. Ha scoperto che se un bambino ha bassi livelli di vitamina C nelle urine, a causa di un raffreddore o di altre infezioni, le probabilità di subire danni da vaccino vengono notevolmente aumentate.

Ritardando la somministrazione del vaccino fino a quando il bambino aveva normali livelli di vitamina C nelle urine, il dottor Wakefield impediva al vaccino di danneggiare il bambino. Ergo: la vitamina C è necessaria per proteggere il bambino dalle proprietà tossiche del vaccino: semplice, economico ed efficace. Perché, dunque, questa non è la prassi del medico standard? Forse perché è un concetto collegato con le vitamine che sembra appartenere ad una medicina un po' marginale e sconosciuta al medico medio? Che cosa ci sarebbe di negativo nel mostrare al paziente che i vaccini possono essere pericolosi?

Cancro

C'è stata circa ogni sei mesi, dal 1968 (sulla base dei ricordi del dottor G M-H), una "svolta" contro il cancro, annunciata da qualche casa farmaceutica o gruppo di ricercatori. È anche così che il tasso di cancro aumenta inesorabilmente.

L'annuncio dell'ultima scoperta è che l'ossigeno uccide il cancro. Otto Warburg ci ha detto questo nel 1935, quindi o qualcuno non sta leggendo bene la letteratura medica o l'annuncio "rivoluzionario" è un altro falso d'autore.

L'industria del cancro è enorme, e impiega migliaia di persone. Il fatturato per i farmaci chemioterapici si misura in miliardi e gli enti di beneficenza del cancro sono tra le più ricche organizzazioni di beneficenza in tutto il mondo. Ciò significa che c'è molto poco incentivo finanziario per trovare effettivamente una cura o un metodo di prevenzione del cancro. Il presidente Nixon versò miliardi di dollari nella guerra contro il cancro solo per sentirsi dire dai ricercatori che la guerra era stata persa e il denaro se n'era andato.

Gli annunci costanti dei media su una svolta imminente nel cancro servono comunque a diversi scopi. Si consente al pubblico pagante di credere che qualcosa si stia facendo e che presto saranno salvi da questa piaga moderna. Il cancro è sempre stato presente, ma non è mai stato così diffuso come nella società di oggi. Inoltre questi annunci di svolte nella ricerca mantengono il flusso di denaro alle imprese.

Perché gli enti di beneficenza del cancro non finanziano le ricerche in tutte le terapie che sono state segnalate essere in grado di curarlo? Parlo di terapie come la vitamina C endovena, il B-17 o Laetrile, il Naltrexone a basso dosaggio, l'ozono, le tossine di Coley, l'Essiac, il protocollo Budwig, i fermenti ecc. Potremmo nominarne più di una dozzina.

Si sarebbe propensi a pensare che le associazioni di beneficenza facciano ricerca su qualsiasi possibile rimedio contro il cancro, ma non è così. Il denaro va solo per sostenere la ricerca sui metodi esistenti e sulle teorie di trattamento. La risposta non può essere che una e cioè che non fa parte dello scopo di questi enti di beneficenza trovare realmente una cura per il cancro. Interpretate questo fatto come volete. Infatti, qualsiasi terapia che possa minacciare la norma accettata riguardo alla chemioterapia viene maltrattata crudelmente. Questo è ben documentato e non necessita di esser ampliato qui.

I media debitamente sfornano le loro "scoperte", senza mai mettere in discussione la validità o la veridicità o neppure la fonte dell'annuncio. La notizia della "svolta" parte di solito dal dipartimento di pubbliche relazioni di un produttore di farmaci, che vuole promuovere i suoi prodotti in ogni modo o che vuole mantenere il flusso dei finanziamenti. I media sanno chi sono i propri finanziatori e sono sottoposti ad una forte pressione finanziaria di questi tempi, a causa della concorrenza di internet, quindi sanno bene come mettere in dubbio le altrui fonti di informazioni. Titoli accattivanti fanno bene agli affari.

GLI ORDINI PROFESSIONALI

Gli ordini professionali sono un ulteriore gruppo di interesse speciale. L'ordine professionale dei dentisti adotta una politica di porte serrate, secondo i dettami di tutte le corporazioni mediche, le quali hanno la stessa politica di chiusura all'esterno in tutto il mondo. Questo significa che solo i dentisti iscritti e qualificati possono esercitare l'odontoiatria e, considerando che ambito umano è coinvolto, questa è una precauzione molto buona. Non credo che voi vorreste che il vostro aromaterapista si mettesse ad estrarvi i denti del giudizio, dopo tutto, perché sarebbe un invito alla catastrofe.

Una categoria professionale adotta una politica di chiusura, almeno in teoria, per proteggere il pubblico. Tuttavia, questa serve anche a tutelare gli interessi dei suoi membri, ma ha anche l'effetto di frenare il progresso scientifico che proviene in primo luogo proprio dall'apertura alle diverse opinioni.

La conseguenza del mantenere una politica di chiusura è il controllo dei membri appartenenti alla corporazione. Se un membro esce dalle righe, lui o lei può essere espulso dal gruppo e, a quel punto, i suoi mezzi di sussistenza se ne sono andati. Questo è un grande incentivo per chiunque a non agitare le acque e a mantenere le cose come stanno.

Gli ordini professionali medici e dentistici si suppone siano discipline scientifiche e basate sull'evidenza. Come una nuova conoscenza viene alla luce, essa dovrebbe essere perfettamente integrata nelle arti curative, per il beneficio di tutti. È evidente che ciò non avviene.

Secondo il Lancet, la maggior parte dei trattamenti medici non sono in nessun modo scientificamente fondati. Adottare l'amalgama di mercurio come materiale di riempimento, oppure usare il fluoro nei dentifrici costituiscono esempi di questo atteggiamento della professione odontoiatrica. C'è stata sufficiente letteratura scientifica affidabile, pubblicata negli anni circa gli effetti nocivi del mercurio rilasciato dall'amalgama dentale, tanto che i ricercatori nel campo si domandano come sia possibile che venga ancora permesso l'utilizzo di questo materiale.

Per citare il professor Boyd Haley: "Argomentare la causa contro amalgama sostenendo le proprie tesi con le autorità odontoiatriche è come discutere con l'ubriacone della città: non importa quale sia la prova che hai, non si finisce da nessuna parte". Il professor Vimy va anche oltre: "Le autorità dentistiche che ancora permettono che l'amalgama venga utilizzata o sono incompetenti o sono corrotte, non c'è altra spiegazione". Entrambi i medici citati sono importanti ricercatori nel settore.

Il fluoro

Il fluoro è diventato una sorta di dogma religioso della professione odontoiatrica. La fluorizzazione dell'acqua è stata accettata in gran parte dei paesi del mondo di lingua inglese: è considerata una cosa positiva, ed è una prassi odontoiatrica che viene riconosciuta come valida in tutto il mondo, nonostante le prove contrarie.

Che ciò venga definito un bene per i dentisti di tali aree è evidente, perché i dentisti che lavorano nelle aree fluorizzate guadagnano più di quelli che lavorano in aree non sottoposte alla fluorizzazione. Funziona in questo modo, signori!

In Europa è stata adottato un approccio più pragmatico alla fluorizzazione dell'acqua. Nelle zone in cui è stata provata, si è rivelata inefficace e quindi è stata interrotta, per esempio a Basilea in Svizzera. I politici del continente europeo sono anche consapevoli di poter un giorno essere accusati di aver obbligato la popolazione all'uso di massa di farmaci, e le atrocità della seconda guerra mondiale sono ancora fresche nella loro memoria: quando si dice "farmaci di massa" si parla proprio di ciò che in effetti è l'aggiunta di fluoro all'acqua. Questo è in contrasto con la Convenzione di Norimberga.

Se la professione odontoiatrica fosse basata sull'evidenza e fosse attenta alla scienza, perché l'amalgama non viene vietata e la politica della fluorizzazione dell'acqua abbandonata?

I politici che cercano consigli su questioni di salute dentale, naturalmente, si rivolgono agli ordini professionali dentistici per ricevere delle informazioni. È del tutto normale che i politici non abbiano conoscenze particolarmente approfondite riguardo alla salute dentale.

Un politico non potrebbe sostenere da solo una campagna a favore dell'acqua pulita, qualora gli "esperti" del settore fossero contro di lui: i media lo crocifiggerebbero, a meno che anche l'opinione pubblica non fosse massicciamente a favore di acqua pulita.

Poiché i media vengono nutriti con notizie relative all'effetto positivo della fluorizzazione dell'acqua, e per numerosi motivi non cercheranno neppure di indagare meglio sui fatti, il pubblico resterà male informato circa le conseguenze reali dell'aggiunta di fluoro all'acqua (aumentato rischio di cancro, ecc). Il pubblico sa che il fluoro è buono, gli "esperti" e i media così dicono e sarebbe sorprendente se i politici non seguissero l'esempio. L'errore sta situato esattamente nella professione odontoiatrica che ha fatto della fluorizzazione dell'acqua un vero e proprio dogma religioso, nonostante l'evidenza. Il peccato è che il dogma religioso del fluoro venga nascosto dietro una maschera di pseudo-scientificità.

Le autorità professionali

Il dentista generico è meno colpevole rispetto alle autorità mediche che stanno sopra di lui. I dentisti fanno quello che gli hanno insegnato a fare. Mettere in discussione lo status quo è un business pericoloso. I dentisti fanno qualcosa per i denti e i medici prescrivono i farmaci. Questo è il modo in cui le cose sono state loro insegnate e il modo di agire per cui i dentisti vengono pagati.

Non otterrete la promozione all'interno della gerarchia odontoiatrica se fate un passo fuori dalle righe; quindi le persone che vogliono salire di grado, verso posizioni decisionali – ossia mantenere lo status, lo stile di vita e il denaro che la promozione conferisce loro – hanno interesse a mantenere le cose come sono; tutt'al più gli sforzi e il denaro della ricerca vanno a rifare quello che c'è già, migliorandolo solo un po'.

Cambiare è consentito solo se questo cambiamento avviene all'interno del quadro esistente, già accettato. Se fatti scientifici mostrano che tale concetto è in realtà difettoso, è meglio ignorare la scomoda verità, se si desidera una vita tranquilla.

Accademici dentisti e altri ci hanno detto che non vogliono "nessuna modifica del nostro orologio". Ciò significa che questi individui conoscono la verità, ma sono al servizio di se stessi, piuttosto che interessati alla verità e, come tali, sono fondamentalmente corrotti. Lo stesso vale per la medicina. I rivoluzionari o gli eretici, così noi siamo stati chiamati, insieme ad altri titoli meno lusinghieri, vengono bruciati sul rogo. Solo quando la vecchia guardia muore e viene sostituita, le nuove idee possono essere accettate. I loro successori sostengono la rivoluzione per se stessi e corrono in giro dandosi premi l'un l'altro. Questo è il modo in cui la maggior parte delle aree della scienza progrediscono: non è onesto, ma è il modo in cui stanno le cose.

> "È difficile indurre un uomo a capire qualcosa, quando il suo lavoro dipende proprio dal non capirlo".
> Upton Sinclair (importante scrittore statunitense 1878-1968)

I MEDIA

Ma c'è di peggio, in quanto l'opinione pubblica è pilotata dai media e i media possono essere facilmente manipolati dai gruppi di interesse. Oltre a ciò, la capacità di attenzione del pubblico e dei media oggi è così breve e limitata nel tempo che, anche se la corrente di opinione è contro di voi, tutto ciò che dovete fare è aspettare che i riflettori dell'attenzione vengano diretti altrove. Un funzionario britannico, che è stato il presidente di un comitato UE, riguardo all'analisi della sicurezza dell'amalgama ci ha detto che non importava quello che noi avevamo scoperto (circa l'amalgama, che fa male) perché tutto ciò che la commissione ha da fare è aspettare un paio di giorni, fino a quando l'attenzione del pubblico non sia rivolta altrove, per poi andare avanti come prima. Voleva dire che stava per dare all'amalgama un'approvazione di sicurezza, non importava quale!

Siamo riusciti a fermarlo, ma questa è un'altra storia.

Non vi è alcuna possibilità, oggi, per un giornale, di fare una campagna di stampa contro un farmaco come il Talidomide, come il Sunday Times fece nel 1960. I giornali di oggi non avrebbero tenuto in vita la storia abbastanza a lungo da costringere le autorità a prendere provvedimenti. I gossip sulle celebrità o i più recenti risultati dei reality show hanno la precedenza. I mezzi di comunicazione, di fatto, oggi sono stati castrati.

Nota: il fatto chiave in tutto questo è che i politici seguiranno l'opinione pubblica, ma solo quando il suo parere è chiaro e schiacciante. In tutti gli altri casi, i politici seguiranno il parere dei gruppi di interesse. I gruppi di interesse speciali sono preoccupati per se stessi, non per il bene pubblico in generale o per il pianeta.

COME PROTEGGERSI DAI MODERNI MEZZI DI COMUNICAZIONE, E DALLO SFRUTTAMENTO MEDICO, DENTISTICO, E INDUSTRIALE
IGNORARE I MEDIA

I media non sono lì per informarvi in modo che possiate prendere decisioni corrette su argomenti sensibili per la vostra vita. Lo scopo dei media è quello di servire gli interessi dei loro (pochi) proprietari e finanziatori. Essi cercano le notizie ad effetto, una gratificazione immediata e maliziosa dei sentimenti, per evitarvi di riflettere sulla sorte degli altri, e la manipolazione del pubblico al posto della verità.

Se siete a conoscenza di questo, allora avrete meno probabilità di cadere sotto l'influenza della manipolazione dei media.

Presto imparerete a vedere le tattiche intimidatorie al lavoro. Potrebbe essere l'influenza suina, per esempio, l'argomento, oppure l'indurvi ad ingoiare un farmaco antivirale inutile o essere vaccinati con un vaccino sperimentale. Quello di cui i media non vi informano è che la vitamina D e la vitamina C sono il modo più sicuro ed efficace sia di curare che di prevenire l'influenza suina. Ma nessuno potrebbe fare un sacco di soldi dalla vendita di vitamine non brevettabili e nemmeno ci sarebbe da occuparsi di titoli sensazionali fatti apposta per mettere in allarme il pubblico.

> "Non ho comprato un solo giornale, non ne ho letto nessuno per un mese intero, e mi sento infinitamente felice di questo".
>
> Thomas Jefferson

È un consiglio eccellente ed è altrettanto corretto oggi come lo era duecento anni fa. Lo stesso discorso è applicabile ai notiziari televisivi e radiofonici: non sintonizzatevi su di loro. Il nutrirsi con uno stillicidio costante di elementi tutti negativi non è favorevole ad un sano atteggiamento mentale e – diciamola tutta – non è necessario venire a conoscenza degli omicidi di bambini e di simili notizie che non vi riguardano, avvenute in luoghi lontani. Niente di tutto ciò è una notizia vera in ogni caso, è solo una "notizia" per scopi manipolativi.

Le soap opera sono altrettanto pessime perché prosperano sui conflitti, ma in una forma altamente drammatizzata, che non rispecchia l'esistenza di tutti i giorni. Incoraggiano a credere che tale conflitto teatralizzato sia normale nella vita e sono veicoli eccellenti per la manipolazione delle opinioni. Le soap opera sono lì per riempire il tempo, vendere idee e prodotti ed impedire il pensiero riflessivo. Ignoratele totalmente. Si tratta di una forma di Prozac televisivo.

FAI DOMANDE E RICERCA TUTTE LE POSSIBILI SOLUZIONI

Assolutamente limita l'uso di tutte le prestazioni sanitarie al minimo assoluto. Se ti viene offerto un farmaco, poniti sempre le seguenti domande:
- Che malattia ho?
- Che cosa dovrebbe fare questo farmaco?
- Per quanto tempo devo prenderlo?
- Quali sono gli effetti collaterali?
- Quali sono le alternative?

Se non si ricevono buone risposte, prendete in seria considerazione se l'assunzione del farmaco sia davvero la vostra scelta migliore. Ponete sempre domande. Se il medico ritiene che siate un semplice seccatore, cambiate medico.

A livello personale il dottor G. M-H non ha preso un farmaco di prescrizione da così tanto tempo che non riesce a ricordarne l'ultima volta, sicuramente da più di quindici anni, ed è abbastanza vecchio da ricordare quando Winston Churchill era Primo Ministro! Fate la vostra ricerca, potreste essere sorpresi del risultato.

Vaccinazioni da viaggio

Parliamo ora dei vaccini che vengono somministrati per viaggi in paesi esotici. Abbiamo viaggiato in numerosi e diversi luoghi per molti anni, senza fare alcun vaccino e senza prendere alcuna malattia, tranne una, contratta per le effusioni di un serpente troppo affettuoso di cui abbiamo parlato in un capitolo precedente; lo stesso discorso vale per la malaria.

Abbiamo fatto qualche ricerca e elaborato varie strategie per prevenire queste malattie, senza l'uso di farmaci. Non stiamo suggerend a nessuno di non fare i vaccini da viaggio o la profilassi contro la malaria, che è una decisione personale, ma noi non abbiamo voluto rischiare gli effetti collaterali del trattamento, che sono frequenti e disagevoli.

Citiamo una piccola testimonianza che ha rappresentato un grande successo per noi. Uno dei nostri pazienti viaggiò attraverso la Cambogia, il Laos e il Vietnam, per oltre due mesi, in compagnia della propria giovane famiglia. Tutti loro avevano rifiutato i vaccini e i farmaci, ma avevano preso invece alcuni rimedi omeopatici – iodio, estratto di semi di pompelmo, olio dell'albero chiamato "tee" e altri rimedi naturali – e non ebbero mai un singolo problema medico di qualsiasi natura. Questo fu in netto contrasto con ciò che accadde agli altri componenti del gruppo che avevano invece seguito la tradizionale consulenza medica occidentale. I farmaci e i vaccini sono tossine e noi vogliamo ridurre la nostra esposizione alle tossine. "Le persone avvelenate si ammalano" è il tema di fondo di questo libro, come ben sapete.

I POLITICI NON POSSONO AIUTARTI

I politici non possono proteggerci in quanto sono influenzati dai gruppi di interesse, e per i cittadini, un gruppo x di politici è alla fine molto simile a qualunque altro gruppo di politici. Nelle elezioni, al pubblico viene chiesto di scegliere tra Panco Pinco da un lato e Pinco Panco dall'altro, e ciò nel complesso fa poca differenza per la loro vita, non importa infatti quale dei due è al potere: pertanto è l'apatia pubblica ad esercitare il diritto di voto nelle democrazie. È importante personalmente per Panco Pinco e per Pinco Panco chi è al potere, ma per nessun altro.

I gruppi di interesse speciale, che stanno dietro tutti i gruppi politici, soltanto si assicurano di essere dalla parte dei vincitori, in modo che in realtà non importa chi vince e l'opinione pubblica sa solo che alla fine dovrà sempre pagare. Un approccio basato sulla cooperazione anziché sulla competizione, come proposto dal movimento Zeitgeist, sembra infinitamente più sensato per il futuro del pianeta e dei suoi abitanti, ma viviamo nell'oggi e dobbiamo fare i conti con la realtà della nostra attuale situazione.

DOVE LA MEDICINA OCCIDENTALE ECCELLE E DOVE FALLISCE

La medicina occidentale dà il suo meglio nelle patologie acute o nei traumi. Se venite fatti a pezzi in un incidente stradale, non chiedete che il personale infermieristico vi consegni al vostro omeopata. Saranno necessari gli specialisti di infortuni per mantenervi in vita e un bravo chirurgo ortopedico per rimettervi insieme.

Solitamente questo funziona molto bene, ma, come esempio personale, posso dirvi che tali esperti non si sono accorti del collo spezzato dell'autore, dottor G. M-H, causato da un incidente di moto in pista ad alta velocità. Il collo spezzato è stato riscontrato da una terapeuta Nucca, Heidi Grant, a Londra, circa vent'anni più tardi, e confermato da una radiografia ai raggi X. La vertebra del suo collo è tenuta insieme dal tessuto connettivo.

Le malattie croniche e degenerative sono decisamente un'altra cosa. I medici sono solo in parte da biasimare. La loro educazione e il loro indottrinamento sono tutti a base di farmaci, non a base nutrizionale. Anzi, tradizionalmente i medici sono sempre stati molto ostili alla buona nutrizione: per capirlo basta assistere agli annosi attacchi isterici contro le vitamine. Il sistema in cui i medici lavorano non incoraggia altro che il tradizionale approccio basato sui farmaci e le sanzioni per chi va in controtendenza rispetto al sistema sono draconiane.

I cittadini hanno pure la loro colpa. Sono stati educati o indottrinati ad aspettarsi un farmaco durante la visita dal medico e per questo, a meno che non se ne vadano con una ricetta in mano, si sentono in qualche modo truffati. Il medico è, o dovrebbe essere, un consulente medico, non il canale dei farmaci.

Il grande pubblico si sta risvegliando nella coscienza di una realtà in cui è davvero solo e sotto attacco. La diffidenza delle persone nei confronti della politica e del governo è a un livello molto alto ed in costante aumento. L'accettazione passiva dei dogmi e della pratica medica sta lentamente morendo, quanto il divario tra la propaganda e la realtà che viene percepita e vissuta.

CONSIGLI GENERALI

Noi viviamo oramai alienati dalla natura, non viviamo più come parte di essa. Quanto più ci si allontana dalla natura, tanto peggio sarà ogni aspetto dell'esistenza, per tutti noi. Se mantenete la vostra attenzione puntata sulle teorie del complotto, tutto ciò che vivrete sarà parte del piano di controllo. Le teorie della cospirazione sono divertenti e alcune possono anche essere vere, ma sono irrilevanti. Se vivrete una vita piena della vostra verità, insegnando agli altri con il vostro esempio, e riuscirete anche a non acquistare beni, indotti dalla manipolazione dei mezzi di comunicazione e degli altri gruppi di interesse speciale, allora avrete ottime possibilità di crearvi una vita sana, utile e appagante. Non lottate per combattere il sistema, ma usate piuttosto l'amore e l'esempio per creare i cambiamenti desiderati.

LA NOSTRA POSIZIONE

Non temiamo attacchi personali o professionali. Per noi, la verità, così come l'abbiamo scoperta, rappresenta il fattore più importante per vivere. Non possiamo e non vogliamo negarla, qualunque cosa accada.

Per prima cosa, siamo abbastanza vecchi per aver creato una situazione in cui possiamo vivere comodamente senza lavorare; quindi, togliendoci la licenza per esercitare la professione dentistica, non ci metteranno alcuna paura. Lavoriamo con passione, perché sappiamo che possiamo fare un'enorme differenza nella vita delle persone, creando le condizioni che consentano loro di guarire.

RIASSUNTO
- Gruppi di interesse speciali manipolano e controllano i mezzi di comunicazione e le decisioni politiche.
- Gruppi di interesse speciali servono i propri bisogni, non quelli del pubblico. Essi possono affermare di servire il pubblico, ma questa è assurdità.
- Le notizie dei mass media e le soap opera sono veicoli di manipolazione e di controllo dell'opinione pubblica.
- Per proteggervi, non assumete nulla al "valore nominale". Fate domande e fate le vostre ricerche. Oggi, grazie a internet, queste ricerche sono semplicissime da realizzare.
- Vivete pienamente la vostra verità e date l'esempio.

CAPITOLO 9
E ORA COSA FACCIO?

DENTISTI

Se, come dentista, sei arrivato a questo punto del libro e non hai avuto un colpo apoplettico o non sei morto di rabbia, allora farai parte del gruppo selezionato e crescente di professionisti che hanno capito che il modo in cui sono stati e sono tuttora formati è inadeguato alle esigenze future dei pazienti. Essendo giunto a questa coscienza dello stato delle cose, che cambia la vita, si pone questa domanda: "Che cosa devo fare adesso"? E non c'è una risposta facile.

AUTOVALUTAZIONE

Iniziate col dare un'occhiata a voi stessi e alla vostra situazione sia personale che professionale: un inventario, se volete, delle vostre abilità, delle lacune nella vostra conoscenza e del tipo di pratica medica in cui vi trovate ora. Da questo si può scoprire che cosa avete bisogno di imparare e dove cercare i posti per raccogliere le competenze teoriche e pratiche di cui avrete bisogno.

Forse il compito più importante è quello più spesso trascurato, vale a dire lo scrivere quelli che sono i vostri obiettivi professionali e personali. Se l'obiettivo non viene scritto, rimane solo un'aspirazione o un desiderio; l'obiettivo deve essere scritto e rispolverato con regolarità. Questo richiamo costante aiuta a fornire la motivazione e la disciplina che è necessaria sulla strada difficile che avete davanti.

Che tipo di prassi medica vuoi esercitare, che tipo di pazienti desideri, dove desideri esercitare, in che tipo di studio e così via. Queste sono alcune delle domande che dovete porvi. In altre parole, dove si vuole essere, quando volete essere lì e quali sono i passi che dovete intraprendere per raggiungere questo obiettivo. Non aspettatevi di trovare le risposte in una sola volta, né sarà sempre la stessa la risposta, ed è per questo che è necessario metter giù per iscritto i vostri propositi ben definiti e consultarli con regolarità.

LA PRESSIONE TRA INTER PARES

Non aspettatevi che sia facile, certamente ora non lo sarà, perché siamo all'inizio di questa rivoluzione dentale, perché è questo è che è: una vera e propria rivoluzione dell'odontoiatria. Alcuni dei vostri colleghi vi tratteranno con disprezzo, con ilarità e paura, ma sempre con la riluttanza riservata a chi si sa che sta andando dove loro non possono nemmeno immaginare di andare. Intendiamoci, è difficile iniziare un cambiamento partendo da uno status quo confortevole ed ancora più difficile se si è dentisti che fanno ancora uso di mercurio tossico, come lo è la maggior parte di noi.

Quando andiamo a "normali" riunioni dentistiche, non appena si viene a sapere chi siamo, ci troviamo in piedi da soli con tre metri di spazio intorno a noi. È come se le nostre idee fossero contagiose e una innominabile zona di quarantena dovesse essere stabilita per evitare ad una nuova idea di sfuggire, e contaminare.

Ovviamente tutto ciò è abbastanza ridicolo, ma dà un'indicazione del timore che generano le nuove idee.

NUOVA FORMAZIONE

Uno dei percorsi di apprendimento sarà quello di venire da noi, in modo che possiamo mostrarvi ciò che facciamo. Offriamo formazione per piccoli gruppi e può essere ottenuta una certificazione dell'uso dei nostri metodi. Mentre i gruppi crescono, nuove conoscenze e tecniche vengono condivise tra i membri del gruppo. Noi non pretendiamo di avere tutte le risposte e siamo sempre aperti a migliorare i modi di trattare i nostri pazienti.

La ragione per cui abbiamo adottato una precisa procedura di certificazione è quella di proteggere i pazienti. Abbiamo formato e istruito molti dentisti in passato, ma il problema è sempre stato che i dentisti cercavano una scorciatoia nei protocolli di trattamento. Non erano disposti a fare un esame completo del paziente, né ad individualizzare la supplementazione degli integratori a seconda del caso. Davano a tutti la stessa quantità minima di vitamina C nelle infusioni e non sempre rimuovevano i metalli in bocca. Questo produceva risultati contrastanti, come si può immaginare, ed il paziente perdeva tutto alla fine.

Le persone si aspettano di ricevere un trattamento completo di guarigione, non una versione ridotta, progettata per aumentare i guadagni orari del dentista. Quando noi certifichiamo un dentista, il paziente può essere sicuro che quel dentista ha ricevuto tutta la formazione e il sostegno possibile da noi nella terapia Hall V-Tox, ma non si può essere certi che il dentista non cercherà nella sua pratica quotidiana di abbreviare il processo. Tuttavia, facciamo un costante check-up al dentista e nel caso di eventuali "cadute" nella applicazione del metodo, quel dentista avrà la certificazione rimossa e noi personalmente risolveremo il problema per i suoi pazienti danneggiati.

I dentisti dovrebbero diventare membri dell'Accademia Internazionale di Medicina Orale e Tossicologia (IAOMT) ed eventualmente della Società di odontoiatria biologica o di altre società dentali senza mercurio. Queste offrono un supporto morale sul tipo di pensiero corretto che deve avere un dentista e ne diffondono ovunque la conoscenza e l'esperienza.

MEDICI E OPERATORI ALTERNATIVI

I medici comuni potrebbero essere in grado di diagnosticare in parte la tossicità dentale, ma potrebbero solo curare i sintomi, non la causa dei problemi. Di volta in volta, vediamo pazienti che sono stati sottoposti a molti trattamenti costosi, a volte per anni, da una serie di medici, specialisti e operatori alternativi, ma tutto quello che hanno potuto raggiungere è, nella migliore delle ipotesi, qualche miglioramento dei sintomi per un periodo di tempo limitato.

Certo, migliorare la dieta, instaurare una integrazione intelligente, ottenere così una digestione migliore e una migliore funzione del colon, faciliterà il benessere generale e la salute del paziente, ma a meno che i problemi di fondo di tossicità dentali non vengano gestiti correttamente, il paziente non sarà mai in grado di recuperare completamente la sua salute.

PROVE

I medici e gli altri professionisti eseguono test costosi e molteplici, ma, come abbiamo detto in precedenza, un paziente malato produce per forza solo risultati di un paziente malato. Fare degli esami assolve a tre utili funzioni:
1. I pazienti pagano bene.
2. Consente al paziente di aver la sensazione che qualcosa è stato fatto.
3. Protegge il medico in caso di azioni legali contro di lui, sia da parte del paziente che di un organismo professionale: GMC, GDC, organismi di Stato...

La paziente affetta da tumore al cervello cui abbiamo fatto riferimento in precedenza (pagina 208) è un caso emblematico per quanto riguarda gli interventi medici. Ha avuto vari trattamenti sia convenzionali che alternativi per oltre otto anni; dopo una serie di test medici il migliore risultato che ha raggiunto è stato un rallentamento momentaneo della crescita del tumore.

Poiché il problema di fondo di tossicità dentale del dente devitalizzato e l'infezione della cavitazione non erano stati affrontati, tutti i soldi e il tempo spesi per il trattamento e i test erano stati in gran parte sprecati. Abbiamo effettuato alcuni test specialistici dopo che l'infezione era stata affrontata, che ci hanno indicato la via al trattamento che avrebbe potuto avere successo.

MARTELLO E CHIODO

I medici fanno quello che sanno fare i medici. Se si dispone di un martello, ogni problema è un chiodo. Se un martello è il vostro strumento di sopravvivenza, allora tutto ciò che vi impedisce di martellare è una minaccia distinta e personale per voi e per il vostro stile di vita, oltre che una minaccia per lo stato sociale e l'ego. Questa è una delle ragioni dei gravi attacchi che noi cani sciolti, pionieri odontoiatri e medici dobbiamo superare durante la nostra vita professionale. I medici e gli operatori "tradizionali" di norma non si rendono conto della gravità o della diffusione dei problemi di tossicità dentali, e anche se lo facessero, non potrebbero fare niente per questi pazienti.

Ricordate lo psichiatra (pag. 166) e lo specialista cardiaco (pag. 166) dei capitoli precedenti? C'è uno scarso incentivo per i medici ad inviare il paziente da un esperto medico dentista per la rimozione delle tossine dentali, per ragioni abbastanza ovvie.

UN MONDO IDEALE

Ciò che dovrebbe accadere, naturalmente, è che il medico si occupi del caso e ne coordini la guarigione. Egli può inviare il paziente dal dentista per un esame (al fine di valutare le tossine dentali), per predisporre la supplementazione, le infusioni endovenose e la cura che ne seguirà. Egli può, e deve, istruire il dentista per rimuovere i problemi tossici individuati e fare in modo che vengano serviti gli interessi del paziente. Ahimè, questa è un'utopia, ovvero ciò che sarebbe alla base di un'appagante vita professionale, sia per il medico che per il dentista, se però tali rapporti fossero un fatto normale. Il medico potrebbe in questo modo curare le persone, proprio nel modo che sognava di fare quando aveva deciso di entrare nella professione medica, invece che trovarsi ad agire come un commesso da banco per l'industria farmaceutica. Il dentista potrebbe sfoderare le sue abilità di progettazione e il paziente in questo modo verrebbe adeguatamente curato.

Abbiamo pure programmi di formazione per i medici e sarebbe l'ideale se un medico lavorasse con un dentista in maniera coordinata. Finché ciò non accade, il dentista che ha il caso in mano dovrà prendersene la responsabilità. Per un medico che ha, per così dire, "visto la luce", è particolarmente deprimente dover lavorare all'interno dell'attuale sistema medico occidentale, ma per ognuno è possibile apportare modifiche, anche se vengono adottate a piccoli passi.

I PAZIENTI

Questo periodo storico è molto difficile per i pazienti. La maggior parte di loro si sente sola e abbandonata dai professionisti medici e odontoiatrici, e con buona ragione. Il vostro medico pensa che voi siate un "caso mentale" e il dentista non vuole che gli diciate come deve fare il suo mestiere. Entrambi stanno facendo quello che hanno fatto da anni e vedono la cosa priva di problemi. Il dottor L.D. Pankey, uno dei più grandi dentisti del XX secolo, una volta mi disse: "Vedo i dentisti compiere lo stesso errore per vent'anni e la chiamano esperienza".

La vostra famiglia potrebbe allontanarsi da voi e voi potreste essere ridotti in povertà a forza di pagare le parcelle a ben intenzionati medici di ogni tipo, che vi faranno ciò che gli hanno insegnato, ma che non risolveranno il problema di fondo.

ESAME A DISTANZA

Se è impossibile per voi venire da noi o da uno dei nostri dentisti o medici certificati, allora possiamo agire da una posizione di "supervisione a distanza". Se richiedete uno dei nostri pacchetti informativi, e ce lo restituite con le radiografie e le scansioni e le altre informazioni richieste, siamo in grado di aiutarvi ad andare nella giusta direzione. Senza in realtà vedervi di persona non è possibile definire un piano di trattamento preciso, ma una vasta esperienza nel corso degli anni ci ha insegnato ciò che è necessario nella maggior parte dei casi. I test per i livelli di pH di urina e saliva potrebbero essere fatti a casa, anche una forma di test di tipizzazione metabolica è disponibile per l'uso domestico.

RISULTATI

Non è fantascienza, dopo tutto, è il buon senso della casalinga: si può affermare che il metallo è metallo, l'infezione è infezione, la struttura fisica di una bocca è la struttura, e il tutto può essere valutato a distanza. Non è un metodo perfetto ma, anche se qualcosa può sfuggire rispetto a quanto si sarebbe potuto scoprire stando uno di fronte all'altro in uno studio, sarà sempre una stima dannatamente migliore che correre in giro rimuovendo le amalgame senza la protezione adeguata. I pazienti che si rivolgono a noi dopo aver trattato amalgame e denti devitalizzati, e sono ancora malati, impiegano più tempo nel trattamento e nel recupero della propria salute. Non aspettatevi dunque una gratificazione o risultati immediati. A volte, soprattutto con i disturbi mentali o psicologici, i risultati sono rapidi e permanenti. Altre volte, il recupero è più lento e graduale. Tutto dipende interamente dal paziente.

Caso studio 31

Ad esempio, ecco una lettera che abbiamo ricevuto da una paziente di 60 anni, un anno dopo aver iniziato il suo trattamento. La paziente non aveva una specifica diagnosi. Ha scritto:

> Se tu mi avessi chiesto sei mesi fa se qualcosa era cambiato, avrei detto di no. Da allora, però, le cose hanno iniziato a cambiare.
>
> 1. Sto sognando di nuovo.
> Non avevo associato questo con il trattamento, in un primo momento. Sognavo parecchio, ma negli ultimi due anni questo sembrava essersi fermato. Poi, un paio di mesi fa, ho cominciato a sognare un sacco di cose, e poi il fenomeno è rallentato. Ora io sogno normalmente con il risultato felice che il mio sonno sembra molto più tonificante di prima.
>
> 2. La mia memoria a breve termine è tornata.
> Non dimentico le parole così spesso e, quando mi accade di dimenticare, mi ricordo le parole molto più velocemente rispetto a prima. Siamo andati a stare con i parenti un paio di mesi fa e l'ultimo giorno mia cognata mi ha detto: "L'ultima volta che

sei venuta a trovarci, hai continuato a dimenticare parole ed ero molto preoccupata per te, ma tutto è cambiato adesso".

3. Nessuna orticaria quest'anno.
Ogni anno, negli ultimi quattro anni, quando esco a fare giardinaggio, torno con almeno due grandi ponfi sul mio busto che ho pensato fossero punture di insetti. Ogni giorno sapevo ne avrei avuto di nuovi e che mi avrebbero dato molto prurito. L'anno scorso ero così stufa che sono andata dal mio medico: questi mi ha indirizzato all'ospedale locale.

Hanno fatto i test cutanei e del sangue, ma hanno detto che avevo l'orticaria e, che non riuscivano a trovarne la causa. Hanno detto che forse avevo il Lupus, ma che questo sarebbe diventato un serio problema solo in futuro. Quest'anno, finalmente, posso fare giardinaggio senza alcuna reazione.
(Commento del dottor Graeme Munro-Hall: potrebbe essere stata una reazione agli insetti, al polline o a sostanze chimiche, ma ciò che conta rilevare ora è che la sua resistenza a qualsiasi elemento avesse causato l'orticaria è aumentata dopo che i fattori di tossicità dentali sono stati completamente rimossi, in modo che i sintomi non ritornano più. Si noti come siano stati utili i test medici...).

4. La guarigione è molto più veloce.
Mi sono tagliata la punta del mignolo piuttosto a fondo con un paio di forbici nuove, tanto che quasi quasi me lo taglio via! Ho messo una medicazione

e una benda intorno al dito. Non volevo guardare la ferita il mattino seguente, ma ho dovuto farlo in quanto la benda era bagnata. Con mio grande stupore la ferita mostrava segni di guarigione. Avevo fatto la stessa cosa un paio di anni prima, su un altro dito, e ci vollero mesi per guarire.

5. I miei muscoli della gola sono perfettamente funzionanti ora.
Quando ero nel letto ed ero stanca, capitava che cercassi di deglutire, ma a volte i miei muscoli della gola non rispondevano, il che era molto, molto preoccupante. Ci volevano circa tre o quattro tentativi prima che la gola cominciasse a lavorare. Ora, questo meccanismo sembra che vada bene.
(Commento del dottor G. M-H: le debolezze muscolari neurologiche come questa sono un effetto comune da tossicità dentale. Questa paziente ha avuto la fortuna che il trattamento è stato fatto prima che si verificasse un danno permanente).

6. La quantità di saliva è aumentata.
Ho sempre avuto pochissima saliva, lacrime, e secrezioni nasali. Improvvisamente, una sera, la mia bocca era così piena di saliva che ho passato tutta la serata a deglutire, tanto che la serata si è conclusa con un mal di gola. Mi sono abituata all'aumento della saliva e addirittura ora ho una goccia sulla punta del naso dopo uno sforzo pesante.

7. La stanchezza è passata.
Dopo la cura, mi sentivo molto stanca, persino esausta. Questa sensazione andava e venivmesi

> successivi al trattamento. La sensazione si è dissipata gradualmente e ora ho più energia e resistenza che mai.

Ciò che è evidente in questa paziente è il modo in cui il corpo gradualmente è tornato al normale funzionamento, nonostante anni di esposizione a una varietà di tossine dentali. Ci è voluto un po' per trovare l'omeostasi (equilibrio), ma la per fortuna capacità di guarigione innata era ancora presente.

L'EFFETTO MONTAGNE RUSSE

L'ultimo punto è molto interessante. Dopo la rimozione delle tossine dentali in modo controllato, il corpo della paziente colse finalmente la possibilità di recuperare uno stato metabolico corretto. Mentre queste regolazioni di ripristino dei vari sistemi dell'organismo erano in corso, ci volle del tempo per i sistemi per bilanciarsi uno sull'altro. Durante questo periodo, la paziente ha presentato quello che noi chiamiamo "effetto montagne russe", che è molto comune dopo il successo del trattamento. Funziona così: i sintomi del paziente migliorano, poi si verifica una lieve ricaduta, poi migliorano ancora e così via. I "bassi" non sono più così gravi come i sintomi originali e diventano sempre meno pronunciati per durata ed intensità col passare del tempo. Mantenere l'integrazione e altre infusioni endovenose di vitamina C può accorciare o addirittura a volte eliminare questo effetto. L'effetto montagne russe è vissuto da circa la metà dei nostri pazienti.

Questa era una paziente che sarebbe stata considerata sana e nella media dai medici professionisti, e questo esempio serva ad illustrare la dimensione del problema che dobbiamo affrontare.

> Quanto più sana e più felice potrebbe essere la popolazione in generale se fosse trattata adeguatamente? Che notevole risparmio in denaro, sia per le persone che per lo Stato, potrebbe essere conseguito se la popolazione non fosse avvelenata cronicamente?

RIDUCETE IL CARICO TOSSICO

Come paziente, sapere da dove cominciare questo viaggio può essere un enigma sconcertante da risolvere. Il primo passo è quello di esaminare il vostro stile di vita, le abitudini, la storia medica e dentale. Hai davvero in controllo della tua vita anche se non può sembrare così oggi, ma non importa quali siano le circostanze: piccoli passi possono essere apportati per riprendere il controllo. Non è sempre una cosa molto comoda da fare, ma si può e si deve fare. Per citare Rudyard Kipling, "Tu sei il padrone della tua anima". Come paziente devi condurre una vita il più "pulita" possibile: nessuna droga, niente tabacco, nessun consumo di alcol, nessun prodotto tossico per la cura personale (shampoo, deodoranti, ecc.) sono modi semplici ma ottimi per iniziare. Cercando su internet, troverete una vasta scelta di prodotti sicuri.

CIBO

Cercate di procurarvi alimenti non chimici; mangiate biologico, ove possibile e non toccare mai cibi geneticamente modificati (OGM). Le pubblicazioni scientifiche che mostrano gli effetti negativi di alimenti geneticamente modificati è in costante aumento, ma ancora l'industria che c'è dietro agli alimenti OGM sta cercando di imporci letteralmente di ingoiare questi cibi a forza. Stanno cercando di rimuovere l'etichettatura obbligatoria degli ingredienti geneticamente modificati, in modo che il pubblico non potrà sapere se il cibo è OGM o meno. I vantaggi dell'OGM sono interamente per i profitti dei giganti industriali che li hanno creati e tutto questo non ha niente a che fare con alcun beneficio per l'umanità. I geni inseriti nelle piante non sono stabili. Essi possono spostarsi, e spesso lo fanno, da una parte all'altra del complesso DNA, con risultati del tutto imprevedibili. Vi consigliamo di non toccare quella robaccia.

Coltivare il proprio orto è la migliore soluzione se un po' impraticabile per la maggior parte di noi, ma anche con semplici passaggi, come la rimozione di buccia o ammollo della frutta e verdura in una soluzione di perossido di idrogeno al 3% per alcuni minuti, sarete in grado di ridurre il contenuto di sostanze chimiche dannose. Aumentare l'assunzione di antiossidanti, di minerali e di vitamine è una cosa saggia da fare.

TECNICHE DI PENSIERO

Affermazioni positive scritte e ripetute, in combinazione con la visualizzazione, sono un qualcosa che chiunque può fare per contribuire a migliorare la situazione personale. Emotional Freedom Techniques (EFT), Thought Field Therapy (TFT) e il cosiddetto "processo fulmine" possono essere anche utili.

ALTRE TERAPIE

Terapie quali il drenaggio linfatico, l'omeopatia, le erbe, l'agopuntura, il risanamento spirituale, il massaggio, la tecnica di Bowen, l'osteopatia craniale, la regolazione dell'atlante secondo il metodo NUCCA, la kinesiologia applicata, l'iridologia, la riflessologia, i Fiori di Bach, le essenze floreali, la terapia delle urine (in una varietà di metodi!), e la terapia neurale sono solo alcune delle terapie aggiuntive che sono disponibili.

Abbiamo avuto pazienti che rispondono bene a queste terapie, ma soprattutto dopo che la Hall V-Tox terapia ha rimosso le tossine dentali. Le terapie sembrano incoraggiare il corpo a trovare un equilibrio omeodinamico.

ALTRI METODI DI DISINTOSSICAZIONE

Ci sono una sconcertante varietà di metodi di disintossicazione disponibili. Tuttavia, a volte, questi metodi mobilizzano le tossine, anziché semplicemente rimuoverle e ciò può portare il paziente a sentirsi peggio, quindi è necessario prestare attenzione quando si intraprende un qualsiasi regime di disintossicazione. Non è lo scopo di questo libro commentare o raccomandare uno dei vari metodi di disintossicazione, ma alcuni possono essere utili se applicati correttamente in determinate situazioni. Esempi sono le saune a raggi infrarossi, i clisteri, l'idrocolonterapia, la spazzolatura della pelle, la trazione con olio, l'avvolgimento con olio, la doccia calda e fredda, i bagni di sale Epsom e così via: la lista è lunga. Cercare una consulenza e cominciare sempre lentamente sono cose sensate da fare quando si considera qualsiasi terapia di questo tipo o qualunque metodo di disintossicazione.

VALUTAZIONE DELLA SITUAZIONE DENTALE

Il passo successivo è una corretta valutazione della vostra posizione odontoiatrica e medica. Da ciò può essere elaborato un piano per eliminare le tossine dentali e iniziare il processo di guarigione. Se questo si rivela difficile, vi suggeriamo di contattarci per un consiglio. Non è facile essere un paziente fuori attacco, ma non tutto è perduto, avete bisogno di costanza e disciplina per trovare il vostro percorso.

LA REAZIONE POST CURE DENTISTICHE

I pazienti spesso si sentono arrabbiati e frustrati dopo aver recuperato da una MCD e cercano vendetta. Questo è naturale, ma in generale non è produttivo. Attaccare gli individui o il "sistema" serve a poco, soprattutto perché produce stress e sentimenti negativi per il paziente, che sono raramente buoni dal punto di vista spirituale. Può essere richiesta un'azione legale per avviare cambiamenti positivi, ma questo è meglio farlo come azione di gruppo piuttosto che come singola persona che chiede il risarcimento o la vendetta. È meglio dare il buon esempio che predicare sulle ingiustizie.

CONCLUSIONE

Se avete un moderna malattia cronica MCD, speriamo che questo libro vi abbia ispirato a cercare una soluzione. Se siete un amico o un parente di qualcuno che ha una MCD, dovete far loro leggere questo libro. La conoscenza deve essere diffusa ampiamente e il passaparola è la migliore raccomandazione. Il libro non richiamerà l'attenzione tradizionale in quanto è sovversivo per gli attuali modelli di pensiero medico e dentale, oltre che per i gruppi di potere dei settori farmaceutico, alimentare, agro-chimico. Dal momento che questi gruppi di interesse speciale controllano i media, ci aspettiamo che la conoscenza del libro si diffonda attraverso il cyberspazio, da persona a persona. Noi stiamo arrivando alla fine della nostra vita professionale e vogliamo passare il testimone ad altri.

Grazie per essere stati parte di questo viaggio.

RIASSUNTO

- La professione odontoiatrica è una delle principali cause di molti veleni, seguita da trattamenti medici e dal complesso industriale che c'è dietro la società moderna.
- Offriamo la formazione a piccoli gruppi di dentisti e una certificazione nei nostri metodi.
- Il processo di certificazione è necessario per proteggere i pazienti e aiutarli ad evitare i dentisti che prendono scorciatoie per avere un maggiore guadagno economico.
- Il dentista può aiutare nella ripresa da queste MCD, ma questo processo richiede impegno da parte del paziente, e la modifica del proprio stile di vita.
- Non aspettatevi una gratificazione e risultati immediati. Il recupero è spesso graduale e può includere l'effetto montagne russe.
- Terapie alternative di guarigione possono essere applicate solo dopo che le tossine dentali sono state rimosse.
- Idealmente, il medico si occupa del caso e coordina la guarigione. Egli può inviare il paziente dal dentista per un esame (al fine di valutare le tossine dentali), disporre gli integratori, le infusioni per via endovenosa e il follow-up. Egli può, e deve, istruire il dentista per rimuovere i problemi tossici che ha individuato e fare in modo che venga fatto esclusivamente l'interesse del paziente.
- Molte persone potrebbero condurre una vita più felice e più soddisfacente se solo non fossero avvelenate.
- Il risparmio in denaro per la società sarebbe astronomico e l'effetto complessivo sul genere umano sarebbe estremamente positivo.

Caso Studio	Malattia	Pagina Numero
1	moderne malattie croniche	3
2	neurologico/paralisi	7
3	stanchezza cronica/allergie	15
4	denti influenzati del giudizio	71
5	denti del giudizio/tonsillite	71
6	autoimmuni/allergie	77
7	schizofrenia	80
8	stanchezza cronica/allergie	86
9	dolore cronico	87
10	stanchezza cronica/dolore	89
11	stanchezza cronica/sensibilità chimica multipla	131
12	difficoltà di deambulazione	151
13	tremore essenziale/pelle poveri	152
14	eruzione cutanea pruriginosa trasudante/allergie	155
15	ME Encefalomielite mialgica	158
16	sindrome da intestino irritabile	159
17	sindrome da intestino irritabile	160
18	malattia mentale	162
19	angina	166
20	spondilite anchilosante	169
21	spondilite anchilosante	170
22	affaticamento/grave dolore	174
23	stanchezza cronica/irite/tremore	178
24	indigestione/intorpidimento/dolore	182
25	stanchezza cronica/dolore	186
26	stanchezza cronica/tremore	191
27	è tutto nella tua testa	192
28	nessun sintomo	198
29	cancro al cervello	208
30	cuore	226
31	nessun sintomo	262

Milton Keynes UK
Ingram Content Group UK Ltd.
UKHW022337020823
426174UK00004B/14